reinhardt

Beiträge zur Frühförderung interdisziplinär – Band 23

Friedrich Voigt

Entwicklungsstörungen im Kleinkind- und Vorschulalter

2., aktualisierte Auflage
Mit 17 Abbildungen und 28 Tabellen

Ernst Reinhardt Verlag München

Dr. *Friedrich Voigt*, Dipl.-Psychologe, Psychologischer Psychotherapeut, war viele Jahre leitender Psychologe im kbo-Kinderzentrum München.

Im Ernst Reinhardt Verlag ebenfalls erschienen:
Voigt, F.: Frühdiagnostik und Frühtherapie bei Autismus-Spektrum-Störungen (2. Aufl. 2024; ISBN 978-3-497-61879-8)

Bibliografische Information der Deutschen Nationalbibliothek

Die Deutsche Nationalbibliothek verzeichnet diese Publikation in der Deutschen Nationalbibliografie; detaillierte bibliografische Daten sind im Internet über <http://dnb.d-nb.de> abrufbar.

ISBN 978-3-497-03290-7 (Print)
ISBN 978-3-497-61945-0 (PDF-E-Book)
ISBN 978-3-497-61946-7 (EPUB)
2., aktualisierte Auflage

Printed in EU
Cover unter Verwendung eines Fotos von iStock.com/FamVeld (Agenturfoto. Mit Models gestellt)
Satz: JÖRG KALIES – Satz, Layout, Grafik & Druck, Unterumbach

Ernst Reinhardt Verlag, Kemnatenstr. 46, D-80639 München
Net: www.reinhardt-verlag.de · E-Mail: info@reinhardt-verlag.de

Inhalt

Einführung

Die Früherkennung von Entwicklungsauffälligkeiten und Entwicklungsstörungen im Kleinkind- und Vorschulalter hat einen hohen Stellenwert in der kinderärztlichen Praxis, in sozialpädiatrischen Zentren und in der Frühförderung. Idealerweise möchte man Entwicklungsrückstände frühzeitig entdecken und möglichst bald die Förderung des Kindes einleiten. Dies wird oft damit begründet, dass die Stimulierbarkeit und Formbarkeit des kindlichen Gehirns und die kindliche Lernbereitschaft in den ersten Lebensjahren am größten erscheinen. Diesem Anliegen steht entgegen, dass es oft schwierig ist, die frühen Symptome von Entwicklungsstörungen in den ersten 3 Lebensjahren zuverlässig zu beschreiben und in ihrer Bedeutung für den weiteren Entwicklungsverlauf einzuordnen.

Oft genug begegnet man in der kinderärztlichen Praxis der Sorge der Eltern, mit ihrem Kind könnte etwas nicht in Ordnung sein, mit der Empfehlung zunächst abzuwarten. Trotz einer festen Abfolge von Vorsorgeuntersuchungen in den ersten Lebensjahren werden Entwicklungsauffälligkeiten relativ spät erkannt und einige langfristig wirksame Entwicklungsstörungen erst im Alter von 4 oder 5 Jahren diagnostiziert.

Hinzu kommen oft eine fehlende Eindeutigkeit in der Diagnosestellung und eine Vielzahl von Erklärungsmodellen, die dazu führen, dass die Eltern bei ihrem entwicklungsauffälligen Kind im Laufe des Vorschulalters mit sehr unterschiedlichen Diagnosen konfrontiert sind und auch ganz widersprüchliche Aussagen zu der Prognose und zu den Fördermöglichkeiten ihres Kindes erhalten.

Das Anliegen des vorliegenden Buches ist es, die Definitionen und die Verlaufsmerkmale verschiedener Formen von Entwicklungsstörungen in den ersten Lebensjahren systematisch darzustellen und zu einer frühzeitigeren Diagnosestellung und Förderplanung beizutragen. Dazu werden zwei Aspekte besonders hervorgehoben. Erstens die **entwicklungspsychologische Perspektive**. Es ist wichtig, die Entwicklung von Kindern mit spezifischen Entwicklungsstörungen in ihrer eigenen Dynamik und in der spezifischen Wechselwirkung mit einer Vielzahl von Einflussfaktoren zu verstehen. Der zweite Aspekt betrifft die **systemische Perspektive**: der Verlauf und die Beeinflussbarkeit von Entwicklungsstörungen lassen sich nur aus dem Zusammenwirken einer Vielzahl von biologischen, neurokognitiven, sozialen, psychischen und soziokulturellen Einflüssen verstehen. Entwicklungsstörungen lassen sich nicht nur als eine medizinisch definierte Diagnose definieren, sie sind vielmehr Teil eines komplexen Bedingungsgefüges. Die Anwendung der ICF-CY zur Erarbeitung von einzelnen Förderzielen in Frühförderung und Sozialpädiatrie wird im vorliegenden Buch nicht thematisiert. Dies hätte einen deutlich größeren Umfang der einzelnen Kapitel und einen anderen konzeptuellen Zugang erfordert. Die Systematik der Darstellung ist durch die klinische Praxis des Autors im Rahmen eines sozialpädiatrischen Zentrums geprägt.

Die Thematik der Entwicklungsstörungen ist überaus vielschichtig und hängt eng zusammen mit einer Vielzahl von neuropädiatrischen Krankheitsbildern. Deshalb wird in der Darstellung eine bewusste Auswahl getroffen. Dargestellt werden verschiedene Formen von spezifischen Entwicklungsstörungen, Störungen der kognitiven Entwicklung und Intelligenz. Gleichzeitig soll ein Überblick über die soziale und emotionale Entwicklung im Kleinkind- und Vorschulalter gegeben werden. Wegen der vielfältigen Fragen zum diagnostischen Vorgehen und zur speziellen therapeutischen Planung werden einige charakteristische Störungsbilder aus dem Bereich der genetischen Syndrome dargestellt. Nicht vertieft werden sollen Entwicklungsrückstände im Kontext von Sinnesschädigungen sowie von neuropädiatrischen Krankheitsbildern. Auch das Thema der psychischen Belastungsfaktoren kann hier nur am Rande behandelt werden. Anliegen des Buches ist eine praxisorientierte Darstellung der wesentlichen Formen von Entwicklungsstörungen und des Vorgehens im Rahmen von Diagnostik und Therapie im Kleinkind- und Vorschulalter.

Die Fachliteratur zu der Thematik des Buches stammt zu einem wesentlichen Teil aus dem angloamerikanischen Raum, Literaturhinweise auf einzelne deutschsprachige Publikationen finden sich am Ende der einzelnen Kapitel.

In die einzelnen Themenbereiche sind eine Reihe von Falldarstellungen eingebettet, die den Entwicklungsverlauf, diagnostische Schritte und die Fördermöglichkeiten bei einzelnen Kindern mit Entwicklungsstörungen veranschaulichen sollen. Der Name des einzelnen Kindes ist zufällig ausgewählt und Details der Familiengeschichte sind systematisch verändert, so dass eine individuelle Zuordnung zu einem konkreten Kind nicht möglich ist.

Für personenbezogene Bezeichnungen werden im Text möglichst neutrale Begrifflichkeiten für alle Geschlechter gewählt. Im Rahmen der Falldarstellungen beziehen sich die Geschlechtsbezeichnungen jeweils auf konkrete Personen.

1 Definition des Begriffs Entwicklungsstörung

Die Definition von Entwicklungsstörungen umfasst mehrere Kernelemente. Bei einer **Entwicklungsstörung** geht man von deutlichen Rückständen wichtiger Bereiche der Entwicklung aus, die Auswirkungen auf andere Entwicklungsfunktionen, auf die soziale Integration und auf die langfristige Prognose z. B. das schulische Lernen haben können. Entwicklungsstörungen werden definiert durch Auffälligkeiten in Kernbereichen der Entwicklung, die im Zusammenhang mit einer abweichenden Entwicklung des Nervensystems stehen (Reiss 2009, Straßburg et al. 2018).

DEFINITION

Man spricht von einer Entwicklungsstörung im Unterschied zu einem **Entwicklungsrückstand**, wenn sich die Auswirkungen auf die kindliche Entwicklung über einen Zeitraum von mindestens zwei Jahren dokumentieren lassen.

Qualitative Merkmale einer Entwicklungsstörung können sich verändern, da sich im Laufe der Entwicklung Funktionsstörungen verstärken oder aber die Schwerpunkte in den Störungsbereichen verschieben können. In der Neuropsychologie hat man dafür den Begriff des Hineinwachsens in eine Störung („growing into a disorder") geprägt (Heubrock / Petermann 2000). Zudem können neue Fertigkeiten und Kompetenzen entstehen, die dazu beitragen, dass sich spezifische Funktionsstörungen kompensieren lassen.

Odom et al. (2007) definieren Entwicklungsstörungen als eine Summe von Fähigkeiten und Verhaltensmerkmalen, die von der Norm insoweit abweichen, als sie die soziale Teilhabe und Akzeptanz in der Gesellschaft beeinträchtigen (Odom et al. 2007, 4). Der Begriff „Entwicklungsstörungen" ist demnach ein soziales Konstrukt, mit dem eine gemeinsame Basis für die wissenschaftliche Erforschung der beschriebenen Auffälligkeiten geschaffen wird und der Zugang zu medizinischen, therapeutischen und pädagogischen Maßnahmen erschlossen wird (Odom et al. 2007). Die Definition bezieht sich dabei sowohl auf die

Beschreibung der individuellen Fähigkeiten als auch auf den sozialen und gesellschaftlichen Rahmen.

Im Diagnostischen und Statistischen Manual Psychischer Störungen (**DSM-5**) (Falkai / Wittchen 2015) und in der Internationalen Klassifikation von Krankheiten (**ICD-11**) (von der WHO seit Beginn 2022 international eingeführt, in Deutschland noch nicht offiziell gültig (Stand 2024)) werden die verschiedenen Formen von Entwicklungsstörungen unter der Kategorie **„neurodevelopmental disorder"** klassifiziert. Auch Autismus-Spektrum-Störungen (ASS) und tiefgreifende Entwicklungsstörungen wurden unter dieser Kategorie eingeordnet. Diese Störungen haben eine komplexe Ätiologie mit einem hohen Anteil an genetischen Einflussfaktoren (z. B. nachgewiesen bei Autismus-Spektrum-Störungen, bei Sprachentwicklungsstörungen, bei Aktivitäts- und Aufmerksamkeitsstörungen (ADHS)).

Der Begriff der „neurodevelopmental disorder" wird ins Deutsche oft mit „neuronale und mentale Störung" oder „neurokognitive Störung" übersetzt. Beide Übersetzungen sind nicht optimal. Auch der Begriff entwicklungsneurologische Störung erfasst etwas andere Bedeutungsnuancen.

Entwicklungsstörungen sind komplexe Störungsbilder mit einem natürlichen Verlauf, oft langfristigen Auswirkungen auf den Entwicklungsverlauf (unter Umständen bis ins Erwachsenenleben), mit deutlichem Einfluss auf die soziale und emotionale Entwicklung und mit einem erheblichen Anteil an komorbiden Störungen. Entwicklungsstörungen sind nicht nur eine Summe von Entwicklungssymptomen, die jeweils als Grundlage der Behandlung definiert werden. Im Gegenteil lassen sich Entwicklungsstörungen häufig dadurch charakterisieren, dass ein Kind veränderte quantitative und qualitative Entwicklungsprozesse durchläuft. Zudem können Entwicklungsauffälligkeiten im Laufe der Lebensspanne mit unterschiedlichen Bedeutungen für die Integration im Alltag und sozialen / kulturellen Erwartungen an die jeweilige Altersstufe in Wechselwirkung stehen.

Die Zuordnung der Entwicklungsstörungen unter den primär psychischen Störungen hat diese vielfältigen Zusammenhänge verdeckt. Das DSM-5 und das ICD-11 versuchen, ein aktuelleres Verständnis der Störungsbilder zu definieren und die neuen Forschungsergebnisse zur Ätiologie und zum Krankheitsverlauf zu berücksichtigen.

1.1 Variabilität von Entwicklungsstörungen

Die Diagnosestellung von Entwicklungsstörungen ist in vielen Altersstufen erschwert durch die Überschneidungen zwischen den beobachteten Entwicklungsmerkmalen und ausgeprägten Komorbiditäten. Bei allen Formen von Entwicklungsstörungen finden wir neben der Kernsymptomatik assoziierte Entwicklungsauffälligkeiten. Dies zeigt sich am anschaulichsten bei Kindern mit Sprachentwicklungsstörungen und bei Kindern mit Autismus-Spektrum-Störungen.

Dieses Spektrum von variablen Verhaltensmerkmalen erschwert die Diagnosestellung im Vorschulalter. Gillberg verwendet den Begriff **ESSENCE** (Early Symptomatic Syndromes Eliciting Neuropsychiatric/Neurodevelopmental Clinical Examinations). In den ersten Lebensjahren finden sich demnach in wichtigen Merkmalen der Entwicklung und des Verhaltens starke Überschneidungen zwischen verschiedenen Formen von Entwicklungsstörungen, so dass man zunächst nur das Profil von Entwicklungsbereichen dokumentieren, aber eine genauere Diagnose erst im Rahmen von Verlaufsbeobachtungen stellen kann (Gillberg 2010). Typische frühe Symptome umfassen motorische Auffälligkeiten, globale Entwicklungsrückstände, Sprachrückstände, soziale Defizite, Verhaltensprobleme, Hyperaktivität und Impulsivität, manchmal Hypoaktivität, Aufmerksamkeitsprobleme, Schlafprobleme und selektives Essverhalten. Diese Merkmale sieht Gillberg als Hinweise auf eine entwicklungsneurologische Störung (neurodevelopmental disorder), deren Kernsymptome und Verlauf sich erst im Laufe des Vorschulalters genauer beschreiben lassen (Gillberg 2010). Astle et al. (2022) dokumentieren die aktuellen wissenschaftlichen Perspektiven bei der Untersuchung von Kindern mit Neuroentwicklungsstörungen. Im Rahmen der transdiagnostischen Perspektive versuchen sie in ihrer Übersicht, die vielfältigen Überschneidungen zwischen verschiedenen Formen von Entwicklungsstörungen zu verdeutlichen.

Bei der Abklärung der Diagnose verfolgt man zwei Ebenen. Zum einen versucht man, eine Diagnose auf der phänomenologischen Ebene von Entwicklung und Verhaltensmerkmalen zu stellen. So beschreibt man bei einem leichten globalen **Entwicklungsrückstand** im Einzelnen den Entwicklungsstand der sozialen, sprachlichen und kognitiven Entwicklung und dokumentiert typische Verhaltensmerkmale des Kindes. Aus dieser inhaltlichen Analyse kann eine erste Diagnose abgeleitet und eine vorsichtige Prognose gestellt werden.

Als zweiten Schritt versucht man, auch eine **ätiologische Diagnose** zu stellen, also die Ursache der Entwicklungsstörung herauszufinden. Bei einem globalen Entwicklungsrückstand kann sich etwa aus der Anamnese und den weiteren neurobiologischen Untersuchungen ein Hinweis auf eine frühkindliche Hirnschädigung oder ein genetisches Syndrom ergeben (Voigt, R. 2018, Shulman et al. 2011). Selbst bei Kindern mit einer eindeutig diagnostizierten Intelligenzstörung lässt sich bei einem hohen Prozentanteil die Ursache bzw. die mögliche Ätiologie der Störung allerdings nicht klären (Van Karnebeek et al. 2005).

Interessant sind Veränderungen des Entwicklungsbilds im Laufe der kindlichen Entwicklung. Dies hat zum Teil mit der Unschärfe der Diagnosestellung in der frühen Kindheit zu tun. Entwicklungssymptome können sich wesentlich verändern und eine Entwicklungsdiagnose kann im Laufe von einigen Jahren neu zugeschrieben werden. Man könnte auch sagen, dass eine komorbide Störung, die anfangs mit beschrieben wurde, nun die Kernsymptomatik darstellt.

1.2 Verlaufsmerkmale von Entwicklungsstörungen

Der Zeitpunkt des Beginns und der klinischen Relevanz einer Entwicklungsstörung sind schwierig zu benennen. Manche Früherkennungszeichen sind unspezifisch und erlauben keine eindeutige Klassifikation. Es kann sein, dass sich auffällige Symptome erst zeigen, wenn in den Kompetenzen ein bestimmtes Organisationsniveau erreicht wurde.

Entwicklungsstörungen können im Verlauf Phasen von relativer Stagnation und Phasen einer scheinbar beschleunigten Entwicklung zeigen. Phasen von relativer Stagnation können durch Grenzen der Lernbereitschaft entstehen, aber auch durch Vermeidungsverhalten und emotionale Anpassungsprobleme beeinflusst sein (Abb. 1). Zudem kann sich im Übergang zum Schulalter oder im Schulalter eine Phase eines deutlichen Aufholprozesses zeigen, der die langfristige Prognose nachhaltig verändern kann.

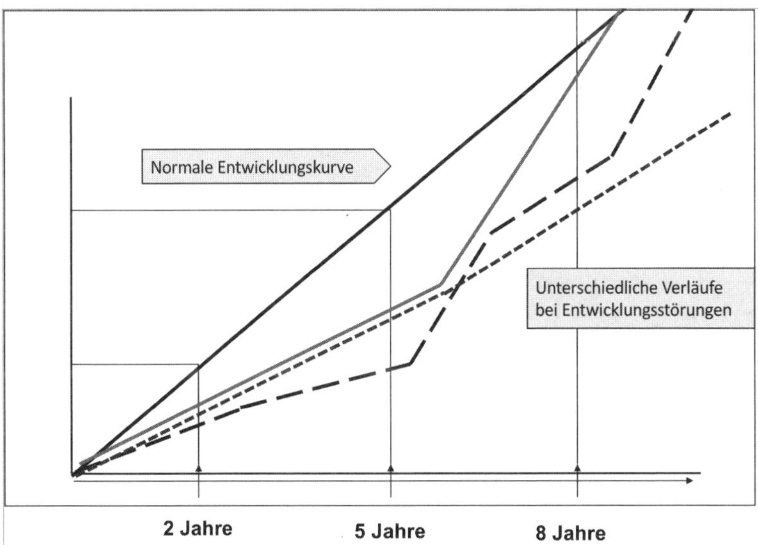

Abb. 1: Verlaufsmerkmale von Entwicklungsstörungen

Wie lange eine Entwicklungsstörung über das Kindes- und Jugendalter hinweg besteht, lässt sich im Einzelfall oft schwer vorhersagen. Ohne Zweifel gibt es Formen von Entwicklungsstörungen, die mindestens bis zum beginnenden Erwachsenenalter oder über die ganze Lebensspanne wirksam sind. Dies gilt natürlich für viele Formen von Intelligenzstörungen. Umgekehrt finden sich Kinder und Jugendliche, bei denen eine spezifische Entwicklungsstörung nach einigen Jahren mit qualitativ auffälligen Symptomen nicht mehr nachweisbar ist. Beispiele dafür sind Symptome einer visuellen **Wahrnehmungsstörung**/auditiven Wahrnehmungs- und Verarbeitungsstörung, die sich stark abschwächen, oder Symptome einer Sprachentwicklungsstörung etwa mit Auffälligkeiten der grammatikalischen Entwicklung, die man im Laufe des Schulalters nicht mehr nachweisen kann.

Entwicklungsstörungen können einen qualitativ unterschiedlichen Verlauf im Vergleich zur normalen Entwicklung zeigen, so dass ein Vergleich über ein (relatives) **Entwicklungsalter** unter Umständen keinen Sinn macht. Bei einem Kind könnten in einer Phase der Stagnation bestimmte Entwicklungsvoraussetzungen fehlen, die man im Einzelfall genauer überprüfen müsste. Werden Teilbereiche der Kompetenzen nur langsam aufgebaut und braucht das Kind Zeit, die verschiedenen Wissensbereiche zu integrieren, kann dies zu stufenartigen Fortschritten führen: einer Phase der Stagnation folgt wieder eine Phase, in der die Entwicklung des Kindes schnellere Fortschritte macht. Dies kann allerdings dazu führen, dass zu verschiedenen Untersuchungszeitpunkten die Ausprägung der erfassten Entwicklungsrückstände unterschiedlich groß sein kann (Abb. 2).

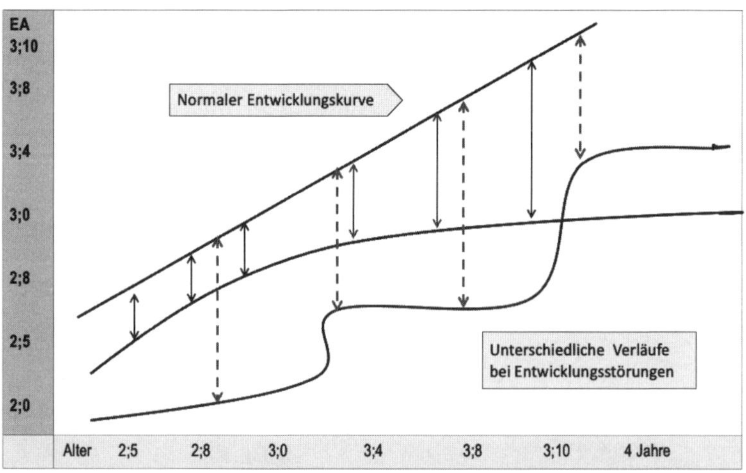

Abb. 2: Variable Verlaufsmerkmale von Entwicklungsstörungen

1.3 Umschriebene Entwicklungsstörungen

Unter dem Begriff der umschriebenen Entwicklungsstörungen werden Störungen zusammengefasst,

- deren Beginn in den ersten Lebensjahren liegt,
- die Funktionen betreffen, welche eng mit der biologischen Reifung des Zentralnervensystems verbunden sind,
- die einen stetigen Verlauf ohne spontane Remissionen oder Rezidive (d.h. deutliche Rückfälle) zeigen (Straßburg et al. 2018).

Im ICD-10 werden unter den umschriebenen Entwicklungsstörungen unter anderem aufgeführt (Remschmidt et al. 2006):

- Umschriebene Entwicklungsstörungen des Sprechens und der Sprache (F80.0, F80.1, F80.2)
- Umschriebene Entwicklungsstörungen schulischer Fertigkeiten (z.B. Lese- und Rechtschreibstörung) (F81.0)
- Umschriebene Entwicklungsstörung motorischer Funktionen (F82)
- Kombinierte umschriebene Entwicklungsstörungen (F83)

In der Darstellung von Esser / Wyschkon (2008) werden umschriebene Entwicklungsstörungen als „isolierte Leistungsstörungen“ definiert. Als mögliche Ursache auf der neuropsychologischen Ebene werden Störungen in der Informationsverarbeitung und in der Handlungsplanung genannt.

Wichtige Definitionsmerkmale nach Esser / Wyschkon (2008) sind die Normalitätsannahme und die Diskrepanzannahme.

Normalitätsannahme: Bei dem Kind besteht eine normale abstrakte Denkfähigkeit, abgebildet durch einen Intelligenztest. Das Ergebnis im Testverfahren darf nicht durch die spezifischen Leistungsstörungen stark beeinflusst sein bzw. soll von den Funktionsstörungen unabhängig sein. Sonst muss man auf Intelligenztests ausweichen, welche die speziellen Intelligenzbereiche ausklammern (z.B. nonverbale Intelligenztests bei Sprachentwicklungsstörungen).

Diskrepanzannahme: Die abweichenden Funktionen liegen mindestens 1 ½ Standardabweichungen unter dem Mittelwert der Altersgruppe (oder Klassengruppe bei Schulleistungstests). Das Leistungsniveau des Kindes wird von 7% oder weniger der Bezugsgruppe erreicht. In den Forschungskriterien des ICD-10 hat man als Kriterium 2 Standardabweichungen festlegt. Das erfasste Leistungsniveau des Kindes wird von 2% oder weniger der Bezugsgruppe erreicht.

Dieses Definitionsmerkmal hängt davon ab, wie zuverlässig man die Verteilung von einzelnen Entwicklungs- und Leistungsmerkmalen messen kann. Bei Kindern vor allem im Altersbereich von 1 ½ bis 3 Jahren ist es oft schwierig, das genaue Leistungsniveau des Kindes zu bestimmen. Dann ist es gleichzeitig schwierig, die Ausprägung der Entwicklungsrückstände oder den Prozentrangwert zuverlässig anzugeben.

Entwicklungstests erfassen nicht alle Funktionsbereiche der Entwicklung, zudem lassen sich qualitative Aspekte oft schwer abbilden. Solche Grenzen sieht man etwa bei der Untersuchung von Kindern mit genetischen Syndromen. Bei Kindern mit Neurofibromatose Typ 1 findet sich häufig ein charakteristisches Bild von grob- und feinmotorischen Koordinationsstörungen gekoppelt mit Aufmerksamkeitsproblemen (Rietman et al. 2017). Diese Verhaltensmerkmale bilden sich nicht in allen Altersstufen angemessen in den verfügbaren Motoriktests ab, so dass man einerseits qualitative Auffälligkeiten der motorischen Entwicklung in der Langzeitbeobachtung beschreiben kann, die Diskrepanzdefinition im oben genannten Sinne aber nicht in allen Altersstufen erfüllt wird.

Die Grundannahmen bei der Definition von Entwicklungsstörungen werden von Thomas / Karmiloff-Smith (2002) kritisch diskutiert. Demnach geht man bei dem Diskrepanzmodell von spezifischen Entwicklungsdefiziten aus, die man im Verhältnis zu einer weitgehend normal verlaufenden Entwicklung in anderen Funktionen definiert. Bei einer Entwicklungsstörung würde man also davon ausgehen, dass der Rest der Entwicklung normal verläuft („residual normality"). Man definiert Entwicklungsstörungen dann ähnlich wie neurologische Funktionsstörungen bei Erwachsenen, die durch eine akut auftretende Schädigung entstehen. Bei Entwicklungsstörungen im Kindesalter treten die Schädigungen bzw. die atypischen Prozesse aber vor dem eigentlichen Erwerb von neuen Fähigkeiten auf. Deshalb muss man den Prozess der Entwicklung beim Verlauf einer Störung ständig berücksichtigen. Funktionsstörungen der Sprache, der Kognition oder der sozial-kommunikativen Entwicklung stehen danach in enger Wechselwirkung mit anderen Bereichen der Entwicklung (Iverson 2010). Entwicklungsdefizite werden als Störungen oder Unterbrechungen von adaptiven Lernprozessen in verschiedenen Funktionsbereichen interpretiert (Thomas 2005).

Eine weitere Frage stellt sich hinsichtlich der Erfassung einer normalen intellektuellen Entwicklung im Vorschulalter. Kann man tatsächlich davon ausgehen, dass man die Intelligenz eines Kindes unabhängig von der spezifischen Störung erfassen kann? Gelingt es z. B., die nonverbale Intelligenz bei Kindern mit Sprachstörungen unabhängig von den spezifischen Funktionseinschränkungen zu bewerten? Man geht davon aus, dass in nonverbalen Intelligenztests bei manchen Aufgaben implizite sprachliche Instruktionen oder das Verständnis von begrifflichen Zusammenhängen eine Rolle spielen (Kuschner 2013).

1.4 Diagnosestellung im Rahmen der medizinischen Diagnosesysteme

Um die Entwicklungsmerkmale eines Kindes zu definieren, benennt man im Rahmen des gängigen Systems zur Klassifikation von Krankheiten (Internationale Klassifikation von Krankheiten (**ICD-10**)) eine Hauptdiagnose, welche die Entwicklung die nächsten beiden Jahre am stärksten beeinflusst (z.B. die Kategorien F83, F80.1, F84.0). Diese Diagnose stützt sich öfters auf quantitative Kriterien. Das Kind erreicht z.B. einen niedrigen Prozentrangwert in einem bestimmten Entwicklungsbereich – erhoben mit einem standardisierten Entwicklungstest. Bei einem Teil der Kinder wird die Diagnose aber an qualitativen Merkmalen der Entwicklung festgemacht (z.B. bestimmten sprachlichen Symptomen) (Remschmidt et al. 2006).

Das Benennen einer wichtigen Nebendiagnose im ICD-10 sollte nur erfolgen, wenn z.B. die spezifische Symptomatik verdeutlicht werden soll oder zur Begründung von spezifischen Therapieindikationen notwendig ist. Eine Auflistung von mehreren komorbiden Störungen im Diagnoseschema sollte vermieden werden. Bei einer umschriebenen kombinierten Entwicklungsstörung (F83) können in Klammern die einzelnen Funktionen aufgelistet werden (z.B. Feinmotorik, Gedächtnis, expressive Sprache) (Remschmidt et al. 2006).

Diagnosesystem im DSM-5: Das **DSM-5** führt den Begriff der „neurodevelopmental disorders“ ein, in der deutschen Version wird dieser Begriff als „Störung der neuronalen und mentalen Entwicklung“ übersetzt (Falkai/Wittchen 2015). Diese veränderte Klassifikation ist wichtig, weil viele Überlegungen auch in die ICD-11 als Neufassung der ICD-10 übernommen werden. Bei den Intelligenzstörungen und den Autismus-Spektrum-Störungen werden verschiedene Schweregrade nach den Symptommerkmalen und dem Maß an sozialer Unterstützung definiert. Die Systematik enthält einige Verschiebungen in der Zuordnung, die im ICD-11 weiter geprüft werden. Im DSM-5 ist es zulässig, dass mehr als eine Entwicklungsstörung im Diagnoseschlüssel aufgeführt wird, es wird nicht mehr davon ausgegangen, dass sich bestimmte Diagnosen zwingend ausschließen müssen (Falkai/Wittchen 2015). Zum Beispiel kann bei einem Kind mit einer Autismus-Spektrum-Störung eine zusätzliche Sprachentwicklungsstörung oder eine Intelligenzstörung diagnostiziert wird. Dies wird auch heute schon im ICD-10 in der klinischen Praxis so gehandhabt, ist aber eigentlich nicht im Sinne der einzelnen Definitionen von Entwicklungsstörungen.

Diagnosesystem im ICD-11: Im ICD-11 hat man die Klassifikation neu zusammengestellt und ordnet die Entwicklungsstörungen unter dem Leitbegriff der entwicklungsneurologischen Störung (neurodevelopmental disorder) ein.

Damit wird eine Reihe von Störungen zusammengefasst, die sowohl die kognitive als auch die sozial-kommunikative Entwicklung beeinflussen, deren Ursachen als multifaktoriell gelten und die einen chronischen Verlauf haben, der bis ins Erwachsenenalter reichen kann (Gaebel et al. 2024). Diese Störungen werden von emotionalen Störungen unterschieden, die sich aus den Belastungen und dem Verlauf der psychosozialen Entwicklung ergeben, die nur in einer bestimmten Lebensphase auftreten können und sich nicht chronisch entwickeln müssen.

Die Einführung des ICD-11-Systems ist vorläufig für Januar 2022 geplant. Diese Systematik der Entwicklungsstörungen ist im Wesentlichen identisch mit dem DSM-5 und wird dem Oberbegriff der „neurodevelopmental disorders“ zugeordnet. Auch hier können bestimmte Diagnosen parallel zueinander auftreten z. B. Autismus-Spektrum-Störung und Aktivitäts- und Aufmerksamkeitsstörung, man versucht also den Aspekten der **Komorbidität** besser Rechnung zu tragen. Im ICD-11 werden die folgenden Störungsbilder der Kategorie der entwicklungsneurologischen Störungen (neurodevelopmental disorder) zugerechnet (WHO 2024):

- Intelligenzstörungen
- Entwicklungsstörungen der Sprache und des Sprechens
- Autismus-Spektrum-Störungen
- Entwicklungsstörungen des Lernens
- Entwicklungsstörungen der motorischen Koordination
- Aktivitäts- und Aufmerksamkeitsstörungen
- Stereotype Bewegungsstörungen
- eine Restkategorie „andere entwicklungsneurologische Störungen“ (other neurodevelopmental disorder)

Der Vergleich der Klassifikationen in ICD-10, DSM-5 und ICD-11 (Tab. 1) zeigt, dass einzelne übergeordnete Begriffe unterschiedlich verwendet werden. Wichtig sind aber im Vergleich die spezifischen Definitionsmerkmale, so hat das ICD-10 insgesamt 5 Formen von Autismus unterschieden, die man nun im DSM-5 und im ICD-11 unter einem Begriff „Autismus-Spektrum-Störung“ zusammenfasst. Verändert haben sich auch die Definitionen der Schweregrade und die Beschreibung von unterschiedlichen Ebenen der erforderlichen Unterstützung im Rahmen der Intelligenzstörungen. Im ICD-11 hat man zusätzlich spezifische Merkmale zur Beschreibung der Entwicklungsstörungen („specifiers“) eingefügt, die z. B. einzelne Untergruppen von Autismus-Spektrum-Störungen oder von Sprachentwicklungsstörungen kennzeichnen (WHO 2024).

Tab. 1: Klassifikation von Entwicklungsstörungen im ICD-10, DSM-5 und ICD-11

Vergleich der Klassifikationssysteme von Entwicklungsstörungen mit Fokus auf das Vorschulalter		
ICD-10	**DSM-5**	**ICD-11**
Umschriebene Entwicklungsstörungen des Sprechens und der Sprache (F80.x)	Kommunikationsstörungen	Entwicklungsstörungen der Sprache und des Sprechens
Umschriebene Entwicklungsstörung schulischen Lernens (F81.x)	Spezifische Lernstörung	Entwicklungsstörungen des Lernens
Umschriebene Entwicklungsstörung motorischer Funktionen (F82.x) Tic-Störungen (F95.x)	Motorische Störungen: Entwicklungsbezogene Koordinationsstörung Stereotype Bewegungsstörungen Tic-Störungen	Entwicklungsstörungen der motorischen Koordination
Stereotype Bewegungsstörung (F98.4)		Stereotype Bewegungsstörung
Umschriebene kombinierte Entwicklungsstörung (F83)		
Frühkindlicher Autismus (F84.0) Weitere Formen von Autismus (F84.x)	Autismus-Spektrum-Störung Abstufungen im Schweregrad und komorbide Störungen	Autismus-Spektrum-Störung mit Beschreibung verschiedener Unterformen
Intelligenzminderung mit Schweregraden definiert über Intelligenzbereiche (F70.x)	Intellektuelle Beeinträchtigungen mit unterschiedlichen Schweregraden	Intelligenzstörungen mit Abstufungen in den Schweregraden
Aktivitäts- und Aufmerksamkeitsstörung (F90.x)	Aufmerksamkeitsdefizit-/Hyperaktivitätsstörung	Aktivitäts- und Aufmerksamkeitsstörungen

Klassifikationssystem ICF-CY: Werden mit der Einführung des ICF-CY die Diagnosesysteme an Bedeutung verlieren? Im Rahmen des ICF-CY spielen die medizinischen Diagnosen zunächst eine Rolle bei der Definition der Gesundheitsprobleme bzw. „Gesundheitssorgen“ (Pretis 2020). Um Behandlungsziele zu definieren, ist ein genaues Verständnis der Stärken und Schwächen eines Kindes notwendig. Diagnosen können Grenzen und Funktionseinschränkungen definieren, die im Rahmen der Formulierung von Zielen für die Teilhabe ständig berücksichtigt werden müssen. Das ICF-CY wird also die medizinischen Diagnosesysteme nicht ersetzen. Die Anwendung der ICF-CY zur Erarbeitung von Förderzielen im Rahmen von Frühförderung und Sozialpädiatrie wird in der vorliegenden Darstellung aus Platzgründen ausgeklammert. Die medizinischen Diagnosesysteme haben Fragen der sozialen und persönlichen Einflussfaktoren und das Thema Teilhabe zunehmend in die Diagnoseschemas miteingearbeitet. Dies betrifft die multiaxiale Diagnostik im Rahmen der ICD-10 und ICD-11 und die mehrdimensionale Bereichsdiagnostik, die im Rahmen der Sozialpädiatrie systematisch verwendet wird (Schmid et al. 2016). Das ICF-CY dient nicht der Diagnosestellung, sondern der Erarbeitung von teilhabeorientierten Förderzielen.

Ätiologische Abklärung: Robert Voigt (2018) unterscheidet zwischen einer deskriptiven Diagnose, die sich auf die Beschreibung der Entwicklungsmerkmale und des Verhaltens stützt. Eine ätiologische Diagnose gründet auf den Ergebnissen der Untersuchung von neurobiologischen Faktoren. Dazu gehören genetische und epigenetische Faktoren, Stoffwechselstörungen, Infektionen, Schädigungen bei der Geburt oder ein Schädelhirntrauma nach der Geburt. Diese neurobiologischen Faktoren stehen in enger Wechselwirkung mit Umweltfaktoren und sozialen Einflüssen.

Ist die Symptomatik sehr breit ausgeprägt oder zeigt einen hohen Schweregrad (z.B. eine eher schwere Intelligenzstörung oder eine Autismus-Spektrum-Störung mit starken Einschränkungen der sozialen und sprachlichen Kommunikation), so gelingt eine ätiologische Abklärung sehr viel häufiger. Viele Entwicklungsstörungen und Entwicklungsrückstände sind aber in der Symptomatik leichtgradig ausgeprägt. Bei diesen Kindern gelingt es nur bei einem Teil, eine genaue Ursache zu benennen (Voigt, R. 2018).

Zur Abklärung der Ätiologie gehört neben der Untersuchung verschiedener neurobiologischer Faktoren auch die Bewertung von möglichen psychosozialen Belastungen. Dabei geht es nicht um das Summieren von **Risikofaktoren** und sozialen Einschränkungen, sondern um die Beschreibung von spezifischen Einflüssen auf den Entwicklungsverlauf eines Kindes. Sheridan/McLaughlin (2016) unterscheiden zwischen mangelnder kognitiver und sozialer Stimulation im Sinne einer Deprivation und der Wirkung von bedrohlichen und traumatisierenden Erfahrungen. Sie gehen davon aus, dass sich die Effekte der Deprivation und der Erfahrung von bedrohlichen Situationen auf typische entwicklungsneurologische Prozesse unterscheiden. Auswirkungen der Deprivation sind demnach eher auf übergeordnete kognitive Prozesse wie Sprachlernen und **exekutive Funktionen** zu erwarten, traumatisierende Erfahrungen wirken sich stärker auf Emotionsverarbeitung und soziale Regulation aus (Sheridan/McLaughlin 2016). In der individuellen Situation sind diese Mechanismen oft schwer im Detail aufzuklären, es ist für die Therapieplanung aber hilfreich, spezifische Hypothesen zu frühen Belastungsfaktoren eines Kindes zu formulieren.

1.5 Komorbidität

Mit Komorbidität bezeichnet man das gleichzeitige Auftreten verschiedener Störungen bzw. Symptomatiken. Die Untersuchung von Komorbiditäten ermöglicht Rückschlüsse auf die Ätiologie von Störungen und mögliche (kausale) Zusammenhänge. Die **Komorbidität** von Entwicklungsstörungen beeinflusst den Störungs- und Behandlungsverlauf und die langfristige Prognose.

Man spricht von einer **homotypischen** Komorbidität, wenn diese zwischen Entwicklungsstörungen innerhalb einer diagnostischen Gruppierung beobachtet werden, z. B. Komorbidität zwischen Sprachentwicklungsstörungen und Sprechstörungen (Artikulation, Redeflussstörungen). Bei einer **heterotypischen** Komorbidität treten Entwicklungsstörungen innerhalb unterschiedlicher diagnostischer Gruppierungen zusammen auf z. B. Komorbidität zwischen Sprachentwicklungsstörungen und umschriebenen Entwicklungsstörungen motorischer Funktionen (Angold et al. 1999). Man unterscheidet zudem zwischen einer gleichzeitigen und einer sukzessiven Komorbidität. Bei der **gleichzeitigen** Komorbidität treten verschiedene Formen von Entwicklungsstörungen parallel zueinander auf. Dies bedeutet nicht, dass die Störungen zum gleichen Zeitpunkt begonnen haben oder gleichzeitig aufgehoben werden. Bei der **sukzessiven** Komorbidität findet sich zwar eine Verknüpfung zwischen verschiedenen Entwicklungsstörungen, diese zeigen aber keine zeitliche Überlappung, sondern treten in der Entwicklung nacheinander auf (Angold et al. 1999). Dies beobachtet man z. B. bei Sprachentwicklungsstörungen und Aktivitäts- und Aufmerksamkeitsstörungen. Das verbindende Element über eine längere Entwicklungsphase könnten in diesem Fall Funktionseinschränkungen im prozeduralen Lernen und in exekutiven Funktionen bilden (Lum et al. 2012).

Gillberg (2010) hält den Begriff Komorbidität für eine Fehlbezeichnung. Er geht davon aus, dass wir uns nicht mit genau abgrenzbaren Störungen befassen. Vielmehr gibt es viele Überschneidungen zwischen den verschiedenen Kategorien von Entwicklungsstörungen. Gleichzeitig finden sich unterschiedliche Theorien für das Entstehen dieser Komorbiditäten, aus denen sich interessante Überlegungen zur Ätiologie der einzelnen Störungen ergeben.

Welche Konsequenzen hat das Thema der Komorbidität für das diagnostische Vorgehen? Entwicklungsstörungen und Verhaltenssyndrome zeigen heterogene Verhaltensmerkmale, für die in der Normalverteilung verschiedene Grenzwerte definiert werden können („**Spektrum-Störung**"). Viele Syndrome umfassen eine Mischung von Symptomen, die je nach Perspektive und Problemstellung zu unterschiedlichen Klassifikationen führen können. Assoziierte oder komorbide Verhaltensmerkmale entscheiden wesentlich über die soziale Integration und psychische Anpassung.

Das diagnostische Vorgehen soll die Zuordnung zu festen „Schubladen" kritisch betrachten. Für einzelne Störungen soll in der Diagnostik ein komplexes Entwicklungsbild mit charakteristischen Verhaltensmerkmalen erhoben werden (z.B. **exekutive Funktionen** bei ADHS, sensorische Verarbeitung bei ASS). Das diagnostische Vorgehen sollte den langfristigen Entwicklungsverlauf und sich verändernde Zuordnungen beachten. Kinder mit komplexen Störungsbildern sollten langfristig durch ein speziell qualifiziertes Team aus Neuropädiatrie und Psychologie und weiteren Fachgruppen interdisziplinär im Verlauf betreut werden (Reiss 2009).

Bei Entwicklungsstörungen findet sich im Verlauf von einigen Jahren oft Unklarheiten in der genauen Zuordnung des Störungsbildes und der Prognose. Diese Unsicherheiten in der Zuordnung sollte man akzeptieren und auch Übergänge zwischen Formen von Entwicklungsstörungen als plausibel ansehen.

Welche Konsequenzen ergeben sich daraus für das therapeutische Vorgehen? Die vielfältigen Symptommerkmale müssen adäquat abgebildet werden und in einen individuellen Behandlungsplan übersetzt werden. Elterntrainings und Elternschulungen sollten auf das Verständnis der speziellen Entwicklungsprobleme abgestimmt sein. Dabei sollten familiär gehäuft auftretende Entwicklungsstörungen mitberücksichtigt werden. Wesentliche Aufträge der Behandlung sind das Verständnis der spezifischen Entwicklungssymptomatik und ein verhaltens- und entwicklungsorientiertes Vorgehen. Auch für das therapeutische Vorgehen sollte man die Zuordnung zu festen Kategorien kritisch betrachten. Für einzelne Syndrome sollte in der Behandlung auf die komplexe Entwicklungssymptomatik eingegangen werden (z.B. exekutive Funktionen bei ADHS, sensorische Verarbeitung bei ASS). Solche Diagnose übergreifenden Therapiekonzepte sind seit dem Jahr 2010 vielfältig diskutiert worden (z.B. Sauer et al. 2016).

Medizinische Diagnosen sind wichtig für die Präzisierung der spezifischen Entwicklungsprobleme und für die prognostische Einschätzung. Diagnosen sind zudem notwendig für die Begründung von Therapien sowie für die Finanzierung von Maßnahmen der Eingliederungshilfe. Diagnosen sind demnach ein wichtiger Teil der Entscheidungsfindung, sie bilden aber nur einen Ausschnitt der vielfältigen Einflüsse in der Entwicklung eines Kindes ab. Die klinische Praxis zeigt, dass die aktuellen Diagnosesysteme an Grenzen stoßen, vor allem nicht in der Lage sind, Übergänge zwischen Entwicklungssymptomen gut abzubilden (Bishop 2014).

Von großem Interesse in diesem Zusammenhang sind **Symptommerkmale**, die bei verschiedenen Formen von Entwicklungsstörungen vorkommen und die in der Praxis die Zuordnung einer Diagnose und die prognostische Einschätzung erschweren. Für einzelne Entwicklungsstörungen finden sich extrem diskrepante Entwicklungsprofile mit einzelnen Funktionsbereichen, die altersentsprechend sind, andere Bereiche, die sehr deutliche Rückstände abbilden. Diese Dissoziation zwischen Funktionen findet sich bei einem Teil der Kinder mit Autismus-Spektrum-Störungen und lässt sich auch bei einigen genetischen Syndromen beobachten (Voigt et al. 2006).

Störungen der kognitiven Funktionen können in Teilbereichen bei Sprachentwicklungsstörungen vorkommen, sie sind charakteristisch für Kinder mit Autismus-Spektrum-Störungen und Intelligenzstörungen. Umgekehrt finden sich Teilbegabungen oder Sonderbegabungen bei Kindern mit Autismus-Spektrum-Störungen, im Rahmen von Intelligenzstörungen und speziell bei einzelnen genetischen Syndromen. Diese starken Diskrepanzen werfen im Einzelfall vielfältige Fragen zur Ätiologie und der Bedeutung von Einflüssen der sozialen Umwelt auf.

Das Phänomen der Entwicklungsregression ist ein charakteristisches Merkmal bei einem Teil der Kinder mit Autismus-Spektrum-Störungen, bei einzelnen genetischen Syndromen und kommt in Einzelfällen auch bei Sprachentwicklungsstörungen vor (Michelson / Ashwal 2003). Störungen des Aufmerksamkeitsverhaltens, der exekutiven Funktionen und der sensorischen Verarbeitung kennzeichnen verschiedenste Formen von Entwicklungsstörungen. Diese Funktionsschwächen machen es verständlich, warum lange Zeit der Begriff der **Wahrnehmungsstörung** als Erklärungsmodell und als Grundlage für therapeutische Strategien verwendet wurde. Eine Überschneidung zwischen leichten kognitiven Störungen bzw. Intelligenzrückständen und Symptomen einer Aktivitäts- und Aufmerksamkeitsstörung werden häufig dokumentiert (Voigt et al. 2006). Sekundäre emotionale Störungen und Störungen der sozialen Anpassung begleiten schließlich verschiedenste Formen von Entwicklungsstörungen (Williams / Lind 2013). Zusammengenommen lassen sich Entwicklungsstörungen nur sehr schwer über eine Liste von charakteristischen Einzelsymptomen definieren, weil sich zu viele Überschneidungen und ähnliche Symptommerkmale finden (Tab. 2). Konzentriert man sich zu einem bestimmten Zeitpunkt der

Entwicklung auf ein charakteristisches Symptom, muss man sich bewusst sein, dass die beschriebenen Entwicklungs-und Verhaltensmerkmale unterschiedliche Formen von Entwicklungsstörungen begleiten können.

Tab. 2: Entwicklungs- und Verhaltensmerkmale bei Entwicklungsstörungen

	SES	UEMF	ADHS	ASS	IS	Genetische Syndrome
Stark diskrepantes Entwicklungsprofil				X	Je nach Ätiologie	X (bei einzelnen Syndromen)
Störungen der kognitiven Entwicklung	X (20-30 %)			X	X	X
Besondere Teilbegabungen				X		bei einzelnen Syndromen
Regression in der frühen Entwicklung	Selten			X (20-30 %)		bei einzelnen Syndromen
Störungen der sensorischen Verarbeitung	Selten	Selten	X (10-15 %)	X (20-30 %)		bei einzelnen Syndromen
Aufmerksamkeitsstörungen	X (Modalitätsabhängig)		X	X	X	X
Defizite exekutive Funktionen	X	X	X	X		
Langfristige Lernstörungen	X	X		X	X	X

Sekundäre emotionale Störungen	X (15-20 %)	X (10-15 %)	X	X	X	X
Soziale Anpassungs-störungen	X (20-25 %	X (10-15 %)	X (25-30 %)	X	X	X

Abkürzungen: SES (Sprachentwicklungsstörungen), UEMF (umschriebene Entwicklungsstörungen motorischer Funktionen), ADHS (Aktivitäts- und Aufmerksamkeitsstörung), ASS (Autismus-Spektrum-Störung), IS (Intelligenzstörung)

1.6 Entwicklungsorientiertes Modell

Im Rahmen des Defizitmodells werden Entwicklungsauffälligkeiten oder Entwicklungsstörungen im Vergleich zum Entwicklungsstand oder Funktionsniveau von normal entwickelten Kindern beschrieben (Hodapp et al. 1990). Auch wenn man typische Stärken oder Inselbegabungen herausarbeitet, werden diese im Vergleich zu einer Reihe von Defiziten eines Kindes definiert. Dieses Verständnis liegt oft auch der Darstellung kognitiver Fähigkeiten oder der Bewertung der Intelligenz zugrunde.

Im Rahmen eines systemisch verstandenen Entwicklungsmodells zeigen sich Veränderungen von Fähigkeiten und Entwicklungskompetenzen in allen Entwicklungsphasen und bezogen auf alle Entwicklungsbereiche (Darling-Hammond et al. 2020, 98). Damit wird nicht nur verdeutlicht, dass es enge und stetige Wechselbeziehungen zwischen verschiedenen Entwicklungsbereichen gibt. Emotionale und soziale Erfahrungen können Lernerfahrungen beeinflussen oder blockieren und wirken sich auch auf Aufmerksamkeitsverhalten, Gedächtnis und kognitive Prozesse aus.

Bishop (1997) geht bei Entwicklungsstörungen von einem Muster von assoziierten Störungsbereichen aus. Sie spricht von einem Kaskadeneffekt, der sich aus frühen Defiziten auf den weiteren Entwicklungsverlauf auswirkt. Ähnlich spricht Karmiloff-Smith (1998) davon, dass der Entwicklungsverlauf bei angeborenen Störungen z.B. genetischen Syndromen wichtige Informationen erschließt. Auch bei angeborenen strukturellen Störungen der kognitiven, sozialen und sprachlichen Entwicklung wird man von vielfältigen Wechselwirkungen mit der sozialen Umwelt und individuellen Lernerfahrungen ausgehen. Man kann also eine Entwicklungsstörung nicht nur durch ein Muster von aktuellen Defiziten und Störungsbereichen definieren, sondern muss das Zusammenspiel verschiedener Kompetenzbereiche und externer Einflüsse über die Zeit betrachten.

Im Rahmen eines entwicklungsorientierten Ansatzes liegt der Fokus auf dem Prozess der Entwicklung selbst und weniger auf dem Endergebnis und der abschließenden Diagnose. Paterson et al. (2016) versuchen, dies anhand verschiedener Prinzipien zu verdeutlichen. Sieht man Entwicklungsprozesse als wesentlich an und nicht primär das Endprodukt und die schließlich erreichten Kompetenzen, so sind als erstes Verlaufsbeobachtungen ein wesentlicher Zugang zum Verständnis der Entwicklung und zur Analyse der Einflussfaktoren.

Das führt im zweiten Schritt zu einem dimensionalen Ansatz anstelle eines kategorialen Vorgehens. Zu jedem Zeitpunkt der Entwicklung ist es wichtig, die Stärken und Schwächen eines Kindes zu analysieren. Dies ermöglicht es zu erkennen, ob sich im Verlauf der Entwicklungsstörung nur quantitative Unterschiede beobachten lassen oder ob bestimmte Entwicklungsfunktionen qualitativ deutlich anderes verlaufen (Paterson et al. 2016, 572-573).

Der Zeitpunkt der Entwicklung bestimmter Fertigkeiten und Kompetenzen kann eine prägende Rolle spielen. So führt ein langsamer Entwicklungsverlauf der Motorik oder Sprache dazu, dass auch die soziale Umwelt unterschiedlich auf ein Kind reagiert und damit auch das Entwicklungstempo mit beeinflussen kann (Iverson 2010).

Zum anderen ist es charakteristisch für die normale Entwicklung, dass verschiedene Entwicklungsbereiche in engem Zusammenspiel aufgebaut werden. Ein Kind baut eine Kompetenz langsamer auf, diese Verzögerung trägt dann auch zu einem verzögerten Verlauf der darauf aufbauenden komplexen Fähigkeiten auf, die wiederum in Wechselwirkung zu Einflüssen der sozialen Umwelt und Verhaltensmerkmalen des Kindes stehen können. Dies nennt man in der epidemiologischen Forschung einen Kaskadeneffekt (Masten/Cicchetti 2010). Zugleich kann ein Kind eine Fähigkeit zunächst langsam aufbauen, wenn es aber schließlich das Fundament für die komplexeren Fähigkeiten erworben hat, kann sich der Aufholprozess deutlich beschleunigen.

Deshalb ist die Beobachtung **individueller Entwicklungsverläufe** so wichtig, weil durchschnittliche Werte einer Gruppe diese Unterschiede nicht sichtbar machen können. Aus den Verlaufsbeobachtungen können sich Phasen von Stagnation oder Rückschritten in Entwicklungskompetenzen ergeben, die man nur aus der individuellen Beobachtung ableiten kann (Paterson et al. 2016, 576-577). Genauso kann man in solchen individuellen Beobachtungen Phasen eines deutlichen Aufholens im Vergleich zu gleichaltrigen Kindern erkennen.

In der klinischen Praxis und im Rahmen von Therapiekonzepten wurden in den letzten Jahrzehnten oft Modediagnosen in den Vordergrund gestellt, die gerne auch als Erklärungsmodelle herangezogen wurden. Solche Modebegriffe waren in den 1970er Jahren die minimale cerebrale Dysfunktion, in den 1980er Jahren die Teilleistungsstörungen/Wahrnehmungsstörungen, in den 1990er

Jahren die Aktivitäts- und Aufmerksamkeitsstörungen, in den 2000er Jahren die auditiven Verarbeitungs- und Wahrnehmungsstörungen, seit einigen Jahren die Autismus-Spektrum-Störungen. Wenn solche Modediagnosen für die Erklärung von Entwicklungsauffälligkeiten und als Grundlage für Therapiekonzepte stark betont werden, wird der Blick auf die individuellen Entwicklungsmerkmale und die spezifischen Entwicklungsthemen eines Kindes verstellt.

1.7 Prävalenz von Entwicklungsstörungen

Im Rahmen des National Health Interview Survey (NHIS) in den USA wurden die Eltern von 88.530 Kindern im Alter von 3 bis 17 Jahren befragt, inwieweit bei ihrem Kind eine Entwicklungsstörung diagnostiziert wurde. Für diese Altersgruppe werden für 17% der Kinder und Jugendlichen von den Eltern berichtet, dass bei ihrem Kind eine Entwicklungsstörung zugeordnet wurde (Zablotsky et al. 2019). Es wird über eine Zunahme im Vergleich des Zeitraums von 2009 bis 2011 (16,2%) und von 2015 bis 2017 (17,8%) berichtet. Interessant ist vor allem die Zunahme in den Diagnosen Aktivitäts- und Aufmerksamkeitsstörung (von 8,5% auf 9,5%), Autismus-Spektrum-Störungen (1,1% auf 2,2%) und Intelligenzstörung (0,9% auf 1,2%). Es werden verschiedene **Risikofaktoren** benannt, die zu einer höheren **Prävalenz** beitragen können (Geschlecht, Geburtsgewicht < 2500g, sozialer Bildungsstatus der Mutter, städtisches Umfeld). Zunahmen werden in der Regel mit einem erhöhten Bewusstsein für einzelne Störungsbilder, Fortschritten im Screening und der Frühdiagnose sowie den Zugangsmöglichkeiten zu medizinischen und therapeutischen Einrichtungen in Zusammenhang gebracht (Zablotsky et al. 2019, Zablotsky et al. 2023, Boyle et al. 2011) (Abb.3).

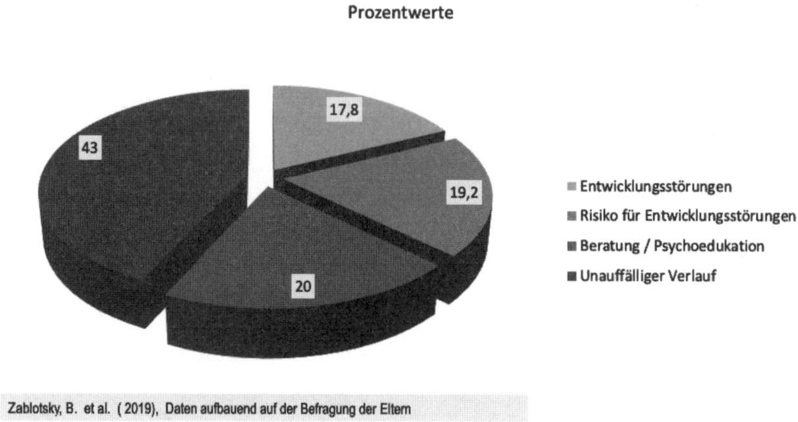

Abb. 3: Häufigkeit von Entwicklungsauffälligkeiten im Kindes- und Jugendalter (3 bis 17 Jahre)

Die Studien in Deutschland gehen von ähnlichen Prävalenzdaten aus (Pietz et al. 2015). Die KIGGS-Studie bezieht sich primär auf den Anteil von psychischen Auffälligkeiten bei Kindern, so dass aus deren Ergebnissen weniger Rückschlüsse auf die Verteilung von Entwicklungsstörungen möglich sind (Baumgarten et al. 2018).

Im Rahmen der Amerikanischen Pädiatrischen Gesellschaft hat man versucht, für das Kleinkind- und Vorschulalter eine Schätzung vorzunehmen, welche Häufigkeiten man für Entwicklungsstörungen erwarten kann. Dabei unterscheidet man zwischen einer Gruppe von Kindern, die bereits eindeutig eine Entwicklungsstörung aufweisen, und Kindern, bei denen das Risiko für eine Entwicklungsstörung besteht. Diese Abstufung soll dabei helfen abzuwägen, bei welchen Kindern man intensive Fördermaßnahmen einleiten sollte und bei welchen Kindern man vor allem eine engmaschige Begleitung und Beratung der Familien anstrebt (Glascoe 2005, Council on Children with Developmental Disabilities 2006) (Abb. 4).

Nach dieser Beschreibung haben 11% der Kinder ein hohes Risiko für komplexe Störungen der Entwicklung und benötigen eine ausführliche Diagnostik und kontinuierliche Begleitung. 20% zeigen ein mäßiges Risiko für eine Entwicklungsstörung oder Entwicklungsauffälligkeiten und benötigen ein Screening der Entwicklungsfortschritte und erhöhte Aufmerksamkeit. 26% der Kinder haben ein niedriges Risiko für Entwicklungsauffälligkeiten und benötigen vor allem eine Beratung der Eltern zum intuitiven Umgang mit Verhalten und Alltagsaufgaben (z. B. Themen wie Temperament, Schlafen, Selbstständigkeit, Essverhalten). 43% haben ein geringes Risiko für Entwicklungsauffälligkeiten und benötigen nur eine regelmäßige Begleitung durch Vorsorgeuntersuchungen (Glascoe 2005).

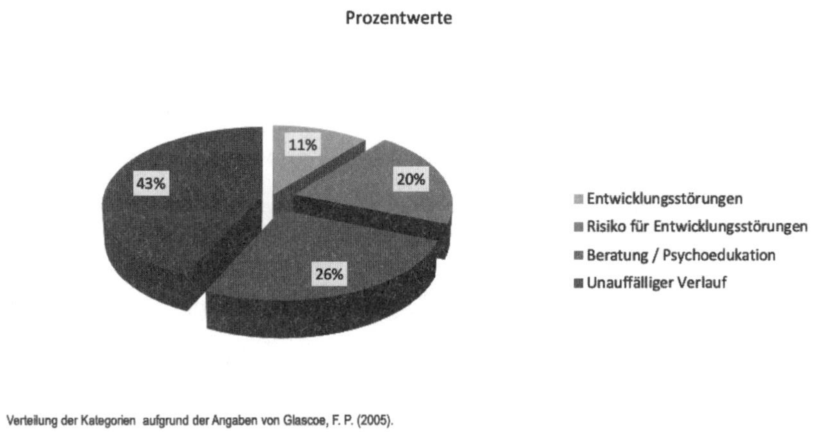

Abb. 4: Häufigkeit von Entwicklungsauffälligkeiten im Kleinkind- und Vorschulalter

Wie häufig man Entwicklungsauffälligkeiten diagnostiziert, hängt wesentlich von den verwendeten Screeningverfahren und den ausführlicheren diagnostischen Methoden und den jeweiligen Cut-off-Werten ab. Als Kennwerte wählt man oft Rückstände von ein oder zwei Standardabweichungen in einem Verfahren. Dabei lehrt die klinische Praxis, dass man sich für eine Diagnosestellung nicht auf eine einzelne Methodik verlassen kann.

Im Rahmen des IVAN-Konzepts der Kinderärzteverbände in Deutschland wird als Grundlage für die Entscheidungsfindung im Vorschulalter von einem Wert von 11% diagnostizierter Entwicklungsstörungen plus weiteren 6% mit Risiko für das Entstehen einer Entwicklungsstörung ausgegangen. Dies würde zusammengefasst dem Anteil von Kindern unter einer Standardabweichung entsprechen (Abb. 5). Ziel des Konzepts ist es, eine frühe Diagnosestellung und Förderplanung für die Kinder mit eindeutig diagnostizierten Entwicklungsstörungen sicherzustellen (Schmid et al. 2016). Die Versorgungssituation in diesem Bereich ist vielschichtig, weil einerseits Kinder mit Entwicklungsstörungen spät oder gar nicht vor der Schule im Rahmen von speziellen Therapie- oder Frühfördermaßnahmen betreut werden. Andererseits findet sich ein hoher Anteil von Kindern, bei denen sich die Indikationsstellung mehr auf die sozialen und emotionalen Anpassungsprobleme bezieht als auf eine eindeutig diagnostizierte Entwicklungsstörung. Ziel des IVAN-Konzepts ist es, dazu beizutragen, dass bei Kindern mit komplexen Entwicklungsauffälligkeiten einerseits eine sorgfältige ätiologische Abklärung erfolgt, andererseits eine gut abgestimmte Förderplanung und familiäre Begleitung sichergestellt werden (Schmid et al. 2016).

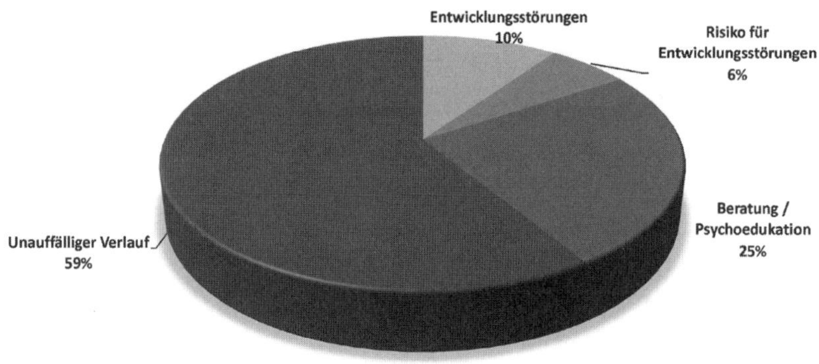

Verteilung der Kategorien aufgrund der Angaben von Schmid et al. (2016).

Abb. 5: Häufigkeit von Entwicklungsauffälligkeiten im Kleinkind- und Vorschulalter (IVAN-Konzept)

BEISPIEL

Pia ist bei der Erstvorstellung im sozialpädiatrischen Zentrum 3 Jahre und 4 Monate alt. Sie erhält zu diesem Zeitpunkt bereits seit 8 Monaten Frühförderung. Neben einer heilpädagogischen Förderung wurde inzwischen auch eine logopädische Behandlung begonnen. Wegen der langsamen sprachlichen Fortschritte fand bereits zweimal eine pädaudiologische Untersuchung statt mit unauffälligem Befund für das periphere Hörvermögen.

Zum Untersuchungszeitpunkt im Alter von 3;4 Jahren (40 Monaten) verwendet Pia aktiv etwa ein Dutzend einsilbige Wörter. Sie kann ihre Wünsche durch Wörter und unterstützende Zeigegesten oder einzelne natürliche Gesten deutlich machen. Sie begleitet ihr Spiel und Konversation oft mit einer eigenen Phantasiesprache, mit der sie scheinbar eigene Kommentare auszudrücken versucht.

Pia zeige sich fröhlich und kontaktfreudig und verstehe nach Ansicht der Eltern alle Fragen und Aufforderungen, die an sie gerichtet werden. Das Mädchen zeige sich sehr selbstständig bei Aufgaben im Alltag, esse eigenständig, habe die Sauberkeitsentwicklung tagsüber abgeschlossen und helfe den Eltern gerne bei häuslichen Aufgaben. Im Spiel sei Pia eher sprunghaft, liebe es aber, mit ihrer Puppe und dem Puppenwagen verschiedene Alltagsszenen nachzuspielen.

Aus der Anamnese ergeben sich keine Auffälligkeiten, die eine Erklärung der Entwicklungsrückstände ergeben würden. Schwangerschaft und Geburtsverlauf werden als komplikationslos beschrieben. Als Kleinkind zeigte sich das Kind sozial leicht zugänglich. Die Meilensteine der frühen motorischen Entwicklung wurden leicht verzögert durchlaufen, das freie Laufen wurde mit 18 Monaten erreicht.

Bei der entwicklungsdiagnostischen Untersuchung ergeben sich Entwicklungsrückstände zwischen 6 und 10 Monaten für die Bereiche Grob- und Feinmotorik, für das Sprachverständnis und die kognitive Entwicklung. Die Entwicklungsalter werden anhand der Bayley Scales of Infant Development und der Münchener Funktionellen Entwicklungsdiagnostik für das 2. und 3. Lebensjahr in ähnlicher Weise eingestuft. Die expressive Sprache ist am deutlichsten verzögert und entspricht einem Entwicklungsstand um 18 Monate.

Die Vordiagnose aus der Frühförderung und von Seiten des Kinderarztes lautet Sprachentwicklungsrückstand. Die entwicklungsneurologische Untersuchung im sozialpädiatrischen Zentrum ergibt keine Hinweise auf eine mögliche Ursache der Entwicklungsrückstände, zur Sicherheit werden ein Wach- und ein Schlaf-EEG durchgeführt. Die Bewertung von Seiten des sozialpädiatrischen Zentrums betont den globalen Entwicklungsrückstand des Kindes, aus der klinischen Erfahrung wird von den verantwortlichen Mitarbeitern abgeleitet, dass sich die Entwicklungsrückstände im Laufe der nächsten beiden Jahre eher vergrößern dürften. Eine weitergehende genetische Diagnostik zur Klärung der Ätiologie wird angeboten und für die nächsten Monate ins Auge gefasst.

Die Eltern stellen das Kind dann erneut im Alter von 5 Jahren vor. In den Therapieberichten der Frühförderung wird zu diesem Zeitpunkt von einem leichten allgemeinen Entwicklungsrückstand gesprochen. Von Seiten der Logopädin wird eine rezeptive und expressive Sprachentwicklungsstörung diagnostiziert, während die von den Eltern privat hinzugezogene Ergotherapeutin die Begriffe Wahrnehmungsstörung und Störung der sensorischen Integration auflistet. Wegen der zunehmenden Anpassungsprobleme im Regelkindergarten führt der überweisende Kinderarzt die Diagnose soziale Verhaltensstörung mit oppositionellem Verhalten auf.

Die entwicklungsdiagnostische Untersuchung im Alter von 5;0 Jahren ergibt deutliche Belege dafür, dass sich die Entwicklungsrückstände des Mädchens trotz der intensiven Frühfördermaßnahmen über die letzten 2 Jahre erheblich vergrößert haben. Im Alter von 5 Jahren streuen die erfassten Kompetenzen in der Grob- und Feinmotorik, im Sprachverständnis und der kognitiven Entwicklung in einer Altersspanne zwischen 3 und 3 ½ Jahren. Nach wie vor ist die expressive Sprache am deutlichsten verzögert. Der Wortschatz umfasst inzwischen 40 bis 50 Wörter und erste Zwei- bis Dreiwortkombinationen.

Der untersuchende Psychologe betont einerseits, dass beim jetzigen Entwicklungsstand noch keine aussagekräftige Prognose gestellt werden kann. Gleichzeitig wird im Untersuchungsbericht von einer globalen Entwicklungsstörung gesprochen und der Verdacht auf eine Störung der Intelligenzentwicklung geäußert. Die Eltern lehnen diese Einschätzung vehement ab und wollen das bisherige Förderprogramm wenn möglich nochmal deutlich intensivieren. Sie sind immerhin mit einem Wechsel des Kindes in eine schulvorbereitende Einrichtung einverstanden, die im Rahmen einer heilpädagogischen Gruppe auch intensive Therapiemaßnahmen einschließt.

Bei der Einschulungsuntersuchung im Alter von 6;8 Jahren erfolgt schließlich nochmals eine eingehende Intelligenzdiagnostik, die den früher geäußerten Verdacht auf eine Intelligenzstörung bestätigt. Die zuvor erfolgten neuropädiatrischen Untersuchungen und die genetische Diagnostik haben keine weiteren schlüssigen Hypothesen zur möglichen Ätiologie dieser Entwicklungsstörung ergeben. Die Nachuntersuchungen im Alter von 8 und 10 Jahren belegen eindeutig die Verdachtsdiagnose einer Intelligenzstörung, die auch die langfristige Prognose bis zum Erwachsenenalter bestimmen wird. Die Ursache der Störung konnte nicht geklärt werden. Im Laufe des Vorschulalters wurden bei dem Kind eine Reihe von Diagnosen gestellt, die den Eltern oft die Hoffnung gaben, man könne die speziellen Entwicklungsprobleme vollständig ausgleichen.

> **!** Die medizinischen Diagnosesysteme versuchen, eine eindeutige Klassifikation von Entwicklungsstörungen zu erreichen.
> Übergänge zwischen Entwicklungsstörungen und komorbiden Störungen sind im Laufe des Kindesalters aber sehr häufig.
> Das Verständnis der Entwicklungsprozesse innerhalb der verschiedenen Formen von Entwicklungsstörungen ist grundlegend für die Prognose und die Behandlungsplanung.

Literaturhinweise:

Jenni, O. (2021): Die kindliche Entwicklung verstehen. Praxiswissen über Phasen und Störungen. Springer, Berlin/Heidelberg. Ein aktuelles Standardwerk, das die normale Entwicklung und Entwicklungsauffälligkeiten von Kindern insbesondere auf dem Hintergrund der Züricher Längsschnittstudien darstellt.

Straßburg, H.-M., Dacheneder, W., Kreß, W. (2018): Entwicklungsstörungen bei Kindern. Praxisleitfaden für die interdisziplinäre Betreuung. 6. Auflage, Urban & Fischer in Elsevier, München. Ein Standardwerk zur Übersicht über die Ursachen, Diagnostik und Behandlungsmöglichkeiten bei Kindern.

2 Diagnostische Ebenen in der Frühdiagnostik

Ziel der Früherkennung von Entwicklungsstörungen ist es, frühzeitig Auffälligkeiten der Entwicklung zu erkennen, mögliche Ursachen abzuklären und Fördermaßnahmen einzuleiten. In der Literatur finden sich Angaben zwischen 12 bis 16% für den Anteil der Kinder mit Entwicklungsstörungen im Vorschulalter und beginnenden Schulalter (Boyle et al. 2011, Li et al. 2023). Gleichzeitig geht man in verschiedenen Studien davon aus, dass nur zwischen 30 und 50% dieser Kinder bis zum Schuleintritt eine eindeutige Diagnosestellung erhalten (Morelli et al. 2014, Boulton et al. 2023). Das Dilemma verstärkt sich, weil eine enge Wechselbeziehung mit dem sozialen Status, niedrigem Einkommen und familiären Belastungsfaktoren zu beobachten ist (Emerson 2012, Lampert/Richter 2013). Familiäre Belastungsfaktoren können sich zudem auf den Verlauf und den Schweregrad einer Entwicklungsstörung auswirken. Obwohl die Wirksamkeit von Frühfördermaßnahmen für Kinder aus diesen sozialen Risikolagen mehrfach nachgewiesen wurde (Guralnick 2018), führt die späte Diagnosestellung dazu, dass nur ein Teil dieser Kinder vor Schuleintritt eine systematische Frühförderung erhält.

2.1 Entscheidungsschritte in der Frühdiagnostik

Für die Organisation der Früherkennung wird ein abgestuftes Vorgehen empfohlen. In den USA wurde eine Systematik für das Screening und die weiterführende diagnostische Abklärung von frühen Entwicklungsstörungen bereits 2006 veröffentlicht (Council on Children with Disabilities 2006, aktualisiert Lipkin et al. 2020). In Deutschland wurde eine aktuelle Systematik über eine Arbeitsgruppe verschiedener pädiatrischer Gesellschaften (IVAN-I) (Interdisziplinäre Verbände übergreifende Arbeitsgruppe Entwicklungsdiagnostik der Deutschen Gesellschaft für Sozialpädiatrie und Jugendmedizin (DGSPJ), des Berufsverbands der Kinder- und Jugendärzte (BVKJ) und der Deutschen Gesellschaft für Ambulante Allgemeine Pädiatrie (DGAAP) zur Behandlung von Entwicklungsauffälligkeiten in Praxis, Klinik und im sozialpädiatrischen Zentrum (SPZ) erstellt (Schmid et al. 2016).

Die Grundidee dieser Diagnoseschemas ist es, das diagnostische Vorgehen übersichtlich zu planen, um die verfügbaren fachlichen und zeitlichen Ressourcen optimal zu nutzen. In der kinderärztlichen Praxis und im öffentlichen Gesundheitsdienst werden auf der ersten Ebene Möglichkeiten für das **Screening von Entwicklungsauffälligkeiten** zusammengestellt. Ziel der Vorsorgeuntersuchungen in der kinderärztlichen Praxis ist die zuverlässige Identifikation von Entwicklungsauffälligkeiten, die Beratung der Eltern zur Alltagsförderung und die Entscheidung über weitere Maßnahmen auf der Ebene von Diagnostik und Therapie. In der kinderärztlichen Praxis stützt sich das Screening für frühe Entwicklungsstörungen auf Informationen aus der Anamnese und dem bisherigen Entwicklungsverlauf und die Bewertung von Meilensteinen der Entwicklung für die jeweilige Altersstufe. Das Schema zur Screeninguntersuchung im Rahmen der Vorsorgeuntersuchungen in kinderärztlichen Praxen im Kleinkind- und Vorschulalter (U1- U9) folgt dem Konzept des Gemeinsamen Bundesausschusses (GBA 2020). Im Untersuchungsheft sind wesentliche Entwicklungsthemen und **Meilensteine** der Entwicklung aufgeführt, die im Rahmen der Screeninguntersuchung bewertet werden. Zusätzlich wird ein Elternfragebogen eingesetzt.

Mit der zweiten Ebene – der **Basisdiagnostik** – versucht man, in diesem System eine weitere Entscheidungsebene einzuführen. Die Früherkennung im Rahmen der Vorsorgeuntersuchungen führt nicht immer zu einer aussagekräftigen Bewertung. Vor allem um die Indikation für eine Therapie zu prüfen, versucht man deshalb, anhand ausgewählter standardisierter Verfahren ein genaueres Bild der kindlichen Entwicklung zu bekommen. Der zeitliche Aufwand für diese Verfahren soll im Bereich von 20 bis 40 Minuten liegen, erfordert also eine Auswahl von Entwicklungsfunktionen und Bereichen.

Bestandteile der Basisdiagnostik sind nach der Darstellung des IVAN-Papiers eine ausführliche Anamnese, eine entwicklungsdiagnostische Basisuntersuchung und eine Bewertung der emotionalen Entwicklung und der Verhaltensregulation, der Interaktion und des Spielverhaltens. Zur Früherkennung von **Risikofaktoren** im sozialen Umfeld versucht man, eine Reihe von red flags zu definieren, die eine Zuweisung an die nächsthöhere Betreuungsebene begründen (Schmid et al. 2016). Eine Basisdiagnostik kann in der kinderärztlichen Praxis stattfinden, teilweise findet sie aber auch in den sozialpädiatrischen Zentren als Eingangsuntersuchung zur ersten Abklärung statt.

Für die Basisdiagnostik wurden eine Reihe von entwicklungsdiagnostischen Verfahren für die einzelnen Altersstufen empfohlen (Tab. 3).

Tab. 3: IVAN-Stufenkonzept – Empfehlungen von Testverfahren für das Screening und die Basisdiagnostik im Kleinkind und Vorschulalter (Stand 2022)

	Empfohlene Testverfahren für die Altersspanne		
Entwicklungs-bereich	**6 bis 12 Monate**	**3 bis 4 Jahre**	**5 bis 6 Jahren**
Globale Ent-wicklung / Kognition	MFED 1. Lj / MFED 2-3. Lj. ET6-6-R	ET6-6-R BUEVA-III (ab 4;0 Jahre)	ET6-6-R BUEVA-III
Sprache	FRAKIS-K ergänzend ET6-6-R MFED 2-3. Lj.	SBE-3-KT (3;0 Jahre) HASE (ab 4;0 Jahre) BUEVA-III (ab 4;0 Jahre)	HASE BUEVA-III
Motorik	ET6-6-R MFED2-3. Lj.	ET6-6-R	ET6-6-R
Emotionale und soziale Entwick-lung	ET6-6-R	ET6-6-R MEF	ET6-6-R MEF

Eine Übersicht der Testverfahren und der aufgeführten Abkürzungen findet sich in der Tab. 28 im Kapitel 12.

Dabei ist auch bei der Verwendung von Verfahren zur Basisdiagnostik kritisch zu betrachten, wieviel Routine die untersuchende Person bei der Anwendung der einzelnen Untersuchungsschritte hat. Da die Verfahren der Basisdiagnostik oft an geschulte medizinische Fachangestellte in der Praxis delegiert werden, muss immer wieder überprüft werden, wie gut die methodischen Kenntnisse sind und wie zuverlässig die Anwendungen des Verfahrens erfolgen. Auch bei diesen Methoden sind für die Entscheidungsfindung die klinische Expertise, vertiefte Kenntnisse über die Differentialdiagnostik und ein sorgfältiger Blick auf die aktuelle Entscheidungssituation wichtig. Entwicklungsbewertungen wirken oft als Momentaufnahme, wichtig ist aber vor allem, den Verlauf der Entwicklung in den letzten Monaten und mögliche wirksame Anpassungsprozesse zu verstehen. Dies entscheidet mit über die Treffsicherheit der vorläufigen diagnostischen Zuordnung.

Prinzipiell verbessert die Verwendung standardisierter Beobachtungen die Treffsicherheit der Entscheidungsstrategien (Glascoe 2005). Im deutschsprachigen Raum stehen nur für einzelne Altersstufen zufriedenstellende Methoden für diese Basisdiagnostik zur Verfügung, einige der aufgeführten Methoden müssten überarbeitet oder aktualisiert werden. Die Verfahren eignen sich nur zu einer vorläufigen Diagnosestellung.

Die Angaben zur **Sensitivität** und **Spezifität** der aufgeführten Methoden sind nur teilweise zufriedenstellend, vor allem wenn man an Entwicklungsstörungen mit niedriger **Prävalenz** denkt. Nach wie vor werden globale Störungen mit niedriger Prävalenz relativ spät erfasst, z. B. Kinder mit globalen Entwicklungsstörungen etwa beim fragilen X-Syndrom (Bailey et al. 2009) oder Kinder mit Autismus-Spektrum-Störungen (Sheldrick et al. 2017).

Die Feststellung einer Störung wird auf den Prozentrangwert < 10 in den einzelnen Entwicklungsskalen bezogen. Die verfügbaren Verfahren bilden allerdings einzelne Symptombereiche nicht ausreichend ab (z. B. bei Sprachentwicklungsstörungen). Dies erschwert eine genau Einstufung.

Mit der **mehrdimensionalen Bereichsdiagnostik**, die als Aufgabe den sozialpädiatrischen Zentren zugeordnet ist, versucht man, sich über mehrere Ebenen der Entwicklung eines Kindes und die möglichen Einflussfaktoren einen Überblick zu verschaffen. Weitere Facheinrichtungen mit Spezialisierung in der Entwicklungspädiatrie und Kinderpsychiatrie lassen sich in diese Systematik sicherlich miteinordnen.

Die **mehrdimensionale Bereichsdiagnostik** in der Sozialpädiatrie umfasst eine Prüfung von Entwicklung/Intelligenz (E) durch eine psychometrisch-klinische Diagnostik, die Erfassung des körperlich-neurologischen Befundes (K) durch eine pädiatrisch-neuropädiatrische Untersuchung, die Erhebung des psychischen Befundes (P) durch eine ärztliche bzw. psychologisch-klinische Diagnostik sowie eine weiterführende Umfeldanalyse des sozialen Hintergrundes (S).

Im Rahmen der mehrdimensionalen Bereichsdiagnostik stellt sich die Aufgabe, eine eindeutige Entwicklungsdiagnose zu stellen, die Ätiologie einer möglichen Entwicklungsstörung abzuklären und einen systematischen Behandlungsplan zu erstellen. Die Ergebnisse werden im Zusammenhang mit einer Ressourcenanalyse sowie unter Berücksichtigung der krankheits- bzw. störungsspezifischen prognostischen Faktoren, einer Teilhabeanalyse unter Berücksichtigung von ICF-Faktoren (T) und einer Abklärung der Ätiologie (Ä) zu einem umfassenden Behandlungsplan zusammengeführt (Schmid et al. 2016). Der Behandlungsplan soll im Abstand von 6 bis 12 Monaten überprüft und wenn notwendig revidiert werden. Die Entscheidungsebenen werden in der Tab. 4 übersichtlich präsentiert.

Tab. 4: Entscheidungsebenen bei Entwicklungsauffälligkeiten im Kleinkind- und Vorschulalter (nach IVAN-I)

Ebene	Zuständigkeit	Untersuchungsbereiche
Screening Zeitkorridor: 10 bis 30 Minuten.	**Kinderärztliche Praxis** **Öffentlicher Gesundheitsdienst**	Zuverlässige Identifikation von Entwicklungsauffälligkeiten im Rahmen der „U"- Vorsorgeuntersuchungen Früherkennungsuntersuchungen Prospektive Gesundheitsvorsorge
Basisdiagnostik Zeitkorridor: 30 bis 50 Minuten	**Kinderärztliche Praxis** **Frühförderstelle**	Basisdiagnostik Ziel: Einordnung von Entwicklungsauffälligkeiten Behandlungsplanung für eine begrenzte Behandlungsphase
Mehrdimensionale Diagnostik	**Sozialpädiatrisches Zentrum**	Mehrdimensionale Bereichsdiagnostik in der Sozialpädiatrie (MBS) Ziel: differentialdiagnostische Zuweisung der Entwicklungsstörung und mehrdimensionale Behandlungsplanung Abklärung der Ätiologie und möglichen Risikofaktoren Erfassung von Intelligenz / Entwicklung, Bewertung der sozialen Situation, psychische Entwicklung, familiäres Umfeld, Teilhabe Erstellen eines Ressourcenprofils / Klassifikation nach ICF-CY

Die Rahmenbedingungen für das konkrete Vorgehen werden durch die zeitlichen Möglichkeiten der Facheinrichtung definiert. Ein zeitlich abgestuftes Vorgehen ist sinnvoll, weil nur für einen Anteil von 12 bis 16% der Kinder in einer Altersstufe von Entwicklungsauffälligkeiten ausgegangen wird, für die auch eine spezifische Behandlung notwendig wird. Diese abgestuften Entscheidungsebenen finden sich bereits seit Beginn der 2000er Jahre im Rahmen der Amerikanischen Pädiatrischen Gesellschaft (Glascoe 2005).

Die Qualifikation der untersuchenden Person und die Gestaltung einer standardisierten Untersuchungssituation sind auf den drei Stufen der Entwicklungsdiagnostik entscheidend für die Aussagekraft aller durchgeführten Verfahren. Dies gilt insbesondere für Kinder im Kleinkind- und Vorschulalter. Weiterbildungsangebote auf allen Ebenen, sowohl für die Pädiatrie, die Kinder- und Jugendpsychiatrie sowie deren Fachpersonal als auch für die ärztlichen und psychologischen Fachkräfte des sozialpädiatrischen Zentrums sind entscheidend für den Erfolg dieser Stufendiagnostik, vor allem die Ausbildung in der qualitativ hochwertigen Durchführung von Untersuchungsverfahren, aber auch im Erkennen der eigenen Grenzen in der Entscheidungskompetenz.

Die verfügbaren Daten zur Qualität der Durchführung von psychologischen Testverfahren belegen immer wieder, dass nur ein Teil der Untersuchungen objektiv und zuverlässig durchgeführt werden und die Entscheidungsprozesse eine hohe Fehleranfälligkeit zeigen. Entwicklungsscreening und Entwicklungsdiagnostik erfordern aber eine stetige Qualitätskontrolle und kritische Überprüfung in der klinischen Praxis (International Test Commission 2001).

Das Stufenmodell für die frühe Diagnostik ist nur effektiv, wenn die Entscheidungskriterien für den Übergang auf die nächste diagnostische Stufe eindeutig sind. In der Praxis ist dieses Modell seit 2015 in den Curricula für Sozialpädiatrie für die kinder- und jugendärztliche Praxis enthalten und wird entsprechend geschult. Im Rahmen der Frühförderung dürfte dieses Entscheidungsmodell bislang weniger bekannt sein.

Für die Zuweisung zur mehrdimensionalen Bereichsdiagnostik bzw. zu einer komplexen diagnostischen Abklärung gibt es auf der Ebene des Screenings einige konkrete Empfehlungen. Bei einer klinisch eindeutig erkennbaren schweren globalen Entwicklungsstörung etwa bei Verdacht auf ein genetisches Syndrom oder auf eine Autismus-Spektrum-Störung sollten unmittelbar weitere Schritte zu einer komplexen Diagnostik eingeleitet werden (Shevell et al. 2003). In der Praxis gelingt diese Abklärung nicht so frühzeitig, wie man es sich wünschen würde, vielmehr werden gerade komplexe Störungsbilder oft relativ spät identifiziert. Auch Hinweise auf komplexe familiäre Belastungssituationen z. B. der Verdacht auf eine mögliche psychosoziale Deprivation oder der Verdacht auf psychische Störungen auf Seiten der Eltern sollten unmittelbar dazu führen, dass eine komplexe mehrdimensionale Diagnostik erfolgt (Schmid et al. 2016). Problematisch kann in diesem Zusammenhang sein, dass die Facheinrichtungen lange Wartezeiten haben oder keine beschleunigte Aufnahmeprozedur anhand von Risikokriterien verfolgen.

Die Basisdiagnostik dient dazu, Kinder mit leichteren Formen von Entwicklungsstörungen engmaschig zu begleiten und flexible Therapieoptionen anzubieten. Diese Ebene ist deshalb in der niedergelassenen kinderärztlichen Praxis oder im öffentlichen Gesundheitsdienst angesiedelt. Bei fehlenden Entwicklungsfortschritten und geringer Wirksamkeit der Therapie über einen Zeitraum von 6 bis 12 Monaten sollte in Richtung einer komplexen Diagnostik entschieden werden. Im Rahmen der Frühförderung, welche die Komplexbehandlung über einen Zeitraum von 12 Monaten plant, dürfte erst nach diesem zeitlichen Rahmen eine Entscheidung getroffen werden. Liegen aufgrund der Beobachtungen im Rahmen der Basisdiagnostik Hinweise auf komplexe Störungsbilder, z.B. Entwicklungsstörungen mit komorbiden Symptomen, vor oder sind familiäre Belastungsfaktoren schon länger bekannt, so sollte dies stets Anlass sein, eine komplexe Diagnostik einzuleiten.

Aus der Systematik ergibt sich zusammenfassend, dass eine **mehrdimensionale Bereichsdiagnostik** oder eine Komplexdiagnostik bei unklaren globalen Entwicklungsrückständen, bei komplexen Störungsbildern, bei erheblichen familiären Belastungsfaktoren und bei einem stagnierenden Verlauf der Entwicklung auch unter der Therapie notwendig ist. In der Darstellung der einzelnen Formen von Entwicklungsstörungen wird auf die Entscheidungsschritte im Rahmen einer komplexen Diagnostik im Detail eingegangen. Das IVAN-I-Konzept wurde inzwischen erweitert – mit dem Anliegen, eine Systematik für die Therapieplanung (IVAN-II) zu erarbeiten. Eine Fortführung dieses Arbeitskonzepts ist in Planung (Schmid 2022).

In der Praxis kann die mangelnde Verfügbarkeit von Facheinrichtungen und der erhöhte finanzielle Aufwand zur komplexen Diagnostik bzw. zur mehrdimensionalen Bereichsdiagnostik dazu führen, dass Untersuchungsschritte erst verzögert aufgegriffen werden. Für die aufgeführten Entscheidungsschritte gibt es noch keine Untersuchungen über die Zuverlässigkeit der Zuweisungskriterien. Wünschenswert ist stets eine enge interdisziplinäre Zusammenarbeit zwischen Fachleuten auf den drei Ebenen. Die Zuweisungskriterien für einzelne Formen von Entwicklungsstörungen sollten systematischer ausgearbeitet werden.

> Die Früherkennung von Entwicklungsstörungen gelingt in der Praxis nur unvollständig. Vor allem Kinder mit eher schweren Entwicklungssymptomen werden oft zu spät entdeckt.
> Eine gute Zusammenarbeit der beteiligten Fachgruppen im Bereich von Kinderheilkunde, Frühförderung und sozialpädiatrischen Zentren kann zu einer Verbesserung der Frühdiagnostik beitragen.
> Die Systematik der Früherkennung baut auf den Bausteinen des Entwicklungsscreenings, der Basisdiagnostik und der mehrdimensionalen Bereichsdiagnostik auf.

2.2 Entwicklungsorientiertes Vorgehen

Für jede Altersstufe können wir typische **Entwicklungsaufgaben** und Entwicklungsthemen definieren. Bei der Bewertung der Entwicklung interessieren wir uns weniger für einzelne Fertigkeiten, sondern für die Veränderungsprozesse über einen gewissen Zeitraum. Entwicklungstests bilden ein statisches Bild der kindlichen Entwicklung ab und vergleichen ein Kind mit den Kindern gleichen Alters oder mit jüngeren Kindern, sie sind aber nicht für die Erfassung von Veränderungsprozessen konzipiert.

Betrachtet man einzelne Altersstufen, so lassen sich typische **Entwicklungsthemen** zusammenstellen, die man bei der aktuellen Untersuchung des Kindes oder in der Verlaufsbeobachtung besonders beachten sollte.

Zwischen **6 und 12 Monaten** zeigt ein Kind vermehrt Aufrichtungstendenzen, es versucht, sich über beide Seiten zu drehen, sich über Robben oder Krabbeln vorwärts zu bewegen und sich an Möbeln hochzuziehen. In der sensomotorischen Entwicklung findet sich eine intensive Exploration von Gegenständen. Das Kind greift zunächst nach einem Gegenstand, hält dann vermehrt mit beiden Händen Gegenstände fest und versucht, diese auch miteinander in Beziehung zu setzen. Charakteristisch für diese Altersspanne sind die Veränderungen der sozialen Kommunikation, das Kind sucht aktiv sozialen Kontakt zu seiner Umwelt, nimmt am sozialen Wechselspiel teil und geht auf vertraute soziale Spiele ein. Im sozialen Bereich zeigt sich eine Orientierung des Kindes an einem vorhersehbaren Ablauf, es sucht intensiv Kontakt zu den engen Bezugspersonen und reagiert zögerlich bis ausweichend gegenüber fremden Personen (Tait 2017).

Kritische Themen in dieser Altersspanne sind ein deutlich verlangsamtes Durchlaufen der motorischen **Meilensteine**, ein geringes Interesse an Spielgegenständen und eine fehlende oder wenig ausdauernde Exploration sowie wenig Interesse am Kontaktverhalten und der sozialen Kommunikation. Da sich Entwicklungsbereiche gegenseitig beeinflussen können, ist bei unklarer Zuordnung stets eine Entwicklungsdiagnostik sinnvoll, um zu erfassen, wie groß die Entwicklungsrückstände eines Kindes sind und ob sich Diskrepanzen im **Entwicklungsprofil** zeigen (Dosman/Andrews 2012).

Zwischen **12 und 18 Monaten** erreicht das Kind neue Fortbewegungsmöglichkeiten mit dem freien Laufen, koordinierten Krabbeln und der Möglichkeit, die nähere Umgebung intensiv zu explorieren. In der **sensomotorischen Entwicklung** gelingt es dem Kind, Zusammenhänge zwischen Gegenständen systematisch zu untersuchen, z.B. etwas einfügen und wieder herausnehmen. Ein wichtiger Schritt im Verständnis ist der Erwerb des Funktionsspiels, der sich aus der alltäglichen Interaktion und Imitation mit den vertrauten Erwachsenen entwickelt. In dieser Entwicklungsphase werden lautliche Merkmale der Sprache intensiv erprobt und das Kind erlernt erste Bausteine der phonologischen Entwicklung, die den Übergang zu ersten gesprochenen Wörtern vorbereiten. Charakteristisch ist schließlich, dass ein Kind zunehmend aktiv mit der sozialen Umgebung kommuniziert, dazu Mimik, Gestik und sprachliche Elemente einsetzt. Viele Kinder schaffen es nun, einen festen Rhythmus im Bereich der Selbstständigkeit und der Alltagsroutinen durchzuhalten.

Kritische Themen in dieser Altersspanne sind das langsame Durchlaufen der motorischen Meilensteine und reduzierte Fortbewegungsmöglichkeiten, die sich auch auf andere Entwicklungsfunktionen auswirken können (Iverson 2010). Das fehlende Verständnis des Funktionsspiels sollte die beobachtende Person ebenso aufmerksam machen wie eine stagnierende Entwicklung der sozialen Kommunikation und des sozialen Kontaktverhaltens. Ein geringes Eingehen auf soziale Spiele und ein verzögertes Sprachverständnis können die Anpassung an vertraute Alltagsroutinen wie Essen, Schlafen und Sauberkeitserziehung erschweren. Erneut ist bei Hinweisen auf eine stagnierende Entwicklung im Bereich von Motorik, Spielverhalten oder sozialer Kommunikation eine systematische Entwicklungsdiagnostik sinnvoll.

In der **Altersspanne zwischen 18 und 24 Monaten** baut sich mit dem Erreichen des freien Laufens eine zunehmende Erprobung der körperlichen Koordination und der Exploration der näheren Umwelt auf. Bei funktionellen Spielen schafft das Kind, Zusammenhänge gezielter zu erfassen und Gemeinsamkeiten von Mustern und Farben zu beobachten. Eine wichtige Etappe bildet auch das symbolische Spiel, das Kinder aber mit unterschiedlicher Intensität und variablen Themen ausgestalten. Im Bereich der sozialen und sprachlichen Kommunikation stabilisiert das sich stetig ausweitende Sprachverständnis die Anpassung im Alltag. Mit der einsetzenden sprachlichen Imitation der Erwachsenen erfolgt bei vielen Kindern ab 16 bis 18 Monaten eine Wortschatzspurt, in dem sie täglich neue Wörter imitieren und diese auch zur Kommunikation einsetzen.

Kritische Merkmale in dieser Altersspanne sind ein sehr unbeholfener Bewegungsablauf beim freien Laufen, eine geringe Ausprägung der Handgeschicklichkeit, die oft dazu führt, dass ein Kind verschiedenste Spielaktivitäten meidet oder leicht aufgibt. Setzt das symbolische Spiel nicht ein, kann dies eine relative Stagnation der kognitiven oder sozial-kommunikativen Entwicklung anzeigen. Es gibt aber auch Kinder, die diese Spielform zunächst wenig interessiert. Fehlende Fortschritte im Sprachverständnis auf der Wortebene, z.B. ablesbar am Zeigen von Körperteilen oder Bildern im Bilderbuch, und eine geringe Bereitschaft zur sprachlichen Imitation werden häufig eine Untersuchung des Hörens, aufbauend auch eine Untersuchung des sprachlichen Entwicklungsstands erforderlich machen.

In der **Altersspanne zwischen 24 und 30 Monaten** zeigt sich oft eine deutliche Dynamik der grobmotorischen Entwicklung, ablesbar an vermehrtem Wagemut der Kinder, am Interesse an schnelleren Bewegungen und am Treppensteigen. Das funktionelle Spiel wird vielfältiger und zeigt Fertigkeiten in der gezielten Zuordnung von Formen, beim konstruktiven Bauen und im Erproben neuer Aktivitäten der Handgeschicklichkeit. Dem Kind gelingt es, Muster, Farben, Bilder und Formen anhand der Beobachtung der Details zuzuordnen. Das Kind wird ein zunehmend aktiverer Teilnehmer am sozialen Kontakt, geht auf einfache sprachliche Dialoge ein. Es hat ein intensives Interesse an den Tätigkeiten der Erwachsenen und versucht, über Erlebnisse und eigene Gefühle zu sprechen.

Kritische Merkmale in dieser Altersspanne sind weiterhin ein unbeholfener Bewegungsablauf, das Meiden von bestimmten grobmotorischen und feinmotorischen Aktivitäten. Eine geringe Ausdauer im Spiel, das häufige Wechseln von Spielaktivitäten und das Meiden von bestimmten Aufgaben sollten aufmerksam beobachtet werden. Die Sprachentwicklung ist wegen der großen Variabilität nicht leicht als Indikator für Entwicklungsauffälligkeiten zu nutzen. Dennoch sollte auch bei langsamen Fortschritten in der expressiven Sprache ein gutes Sprachverständnis, ein intensives Interesse an der Kommunikation und ein Experimentieren mit einzelnen Sprachelementen vorkommen. In dieser Altersspanne sind schließlich ausgeprägte soziale Anpassungsprobleme manchmal ein Indiz für Entwicklungsrückstände, weil das Kind sich nur schwer auf Alltagsroutinen einstellt und sich wiederholende Abläufe nicht ausreichend versteht.

Kennzeichen für die **Phase zwischen 30 und 36 Monaten** sind Fortschritte im sozialen Verhalten, ablesbar an einer größeren Selbstständigkeit, aber auch an der Fähigkeit, sich in andere Personen hineinzuversetzen und über Gefühle bei sich selbst und anderen zu sprechen. Im Bereich des Denkens beobachtet man, wie Kinder erste abstrakte Zusammenhänge vorbereiten, z. B. die ersten Zählversuche beginnen, Gegenstände zusammen gruppieren können und mehr Zusammenhänge zwischen aktuellen Erlebnissen und früheren und zukünftigen Aktivitäten herstellen können. Am auffälligsten sind die schnellen Fortschritte im Alltagswortschatz und in den grammatikalischen Fertigkeiten, die es dem Kind erlauben, zunehmend aktiv an einem Gespräch teilzunehmen.

Kritische Merkmale in dieser Altersspanne sind ein stagnierender Verlauf der expressiven Sprache mit nur geringen Fortschritten im Wortschatz und in grammatikalischen Kompetenzen. Eine Stagnation im Spielverhalten bildet sich oft in starker Ablenkbarkeit im Spiel, vermeidendem Verhalten oder intensiver Fixierung auf wenige Spielaktivitäten ab. Den Eltern fallen vor allem die langsamen Fortschritte in der Selbstständigkeit auf. Das Kind zeigt wenig Eigeninitiative und verlässt sich sehr stark auf die Fürsorge der Eltern. Der soziale Kontakt zu Gleichaltrigen gestaltet sich eher schwierig, das Kind agiert ebenfalls eher selbstbezogen. Motorische Defizite können sich in vermeidendem Verhalten oder zu großem Wagemut abbilden.

Im **Altersbereich zwischen 36 und 48 Monaten** zeigt sich ein flexibler Umgang mit motorischen Aktivitäten und der Nutzung von verschiedenen Fahrzeugen. Die feinmotorischen Fertigkeiten bilden sich in der großen Geschicklichkeit im Umgang mit Besteck, im Interesse für handwerkliche Tätigkeiten und insgesamt in einer stabilen Selbstständigkeit ab. Auf der sprachlichen Ebene kann ein Kind Erlebnisse im Zusammenhang darstellen, beherrscht grundlegende grammatikalische Regeln und verwendet abstrakte Konzepte wie die Farben und Mengen. Im kognitiven Bereich beobachtet man sowohl die aktive Teilnahme an Rollenspielen mit Gleichaltrigen als auch das zunehmende Verständnis von Regelspielen. Viele Kinder gestalten erste gegenständliche Motive beim Zeichnen ab 3 ½ Jahren und versuchen, Formen nachzuahmen, die der Erwachsene vormacht.

Kritische Merkmale in dieser Altersspanne sind starke Unsicherheiten bei motorischen Aktivitäten, das Vermeiden von einzelnen feinmotorischen Aufgaben, etwa von Basteln und Malen in der Kindergartengruppe. Langsame sprachliche Fortschritte können dazu führen, dass ein Kind sich unter Gleichaltrigen sozial deutlich zurückhält, weil es zu wenig verstanden wird. Oft fällt den Eltern in dieser Altersspanne vor allem die Stagnation der Satzbildung auf, auch wiederkehrend ähnliche Fehler auf der grammatikalischen Ebene. Im kognitiven Bereich können sich Entwicklungsrückstände wiederum an der Fixierung auf einzelne Spielaktivitäten, einer geringen Flexibilität etwa bei Regelspielen und einem fehlenden Verständnis für abstrakte Konzepte (z. B. die Farben) abbilden.

2.3 Global oder bereichsspezifisch?

Für die erste Untersuchung von Kindern im Kleinkind- und Vorschulalter dienen meist Entwicklungs- und Intelligenztests, die einen globalen Index für die Entwicklung berechnen lassen. Auch wenn ein Entwicklungstest in mehrere Funktionsbereiche aufgeteilt wird, erfolgt eine Bewertung im Sinne eines allgemeinen **Entwicklungsquotienten** oder in der Darstellung anhand des Prozentrangs bezogen auf die jeweilige Altersgruppe. Verwendet man spezifische Entwicklungstests, so werden einzelne Funktionsbereiche z. B. der Sprache, Wahrnehmung oder Motorik gezielter bewertet. Auch hier erfolgt eine Bewertung anhand von quantitativen Kriterien im Vergleich zur jeweiligen Altersstufe.

Da bei spezifischen Entwicklungstests Angaben zum **Entwicklungsalter** fehlen, werden manchmal Vergleichswerte anhand der Altersnormen oder Altersäquivalente geschätzt, die aber eher fragwürdig sind. So steht dann in einem Bericht, die Sprachentwicklung des sprachauffälligen Kindes mit 3 ½ Jahren entspricht einem Kind mit 20-22 Monaten.

- Um diese Vergleichsmaßstäbe zu korrigieren, kann man einerseits sorgfältig die qualitativen Merkmale der Entwicklung herausarbeiten. Dies erfolgt z. B. bei Sprachentwicklungsstörungen oder bei Autismus-Spektrum-Störungen in systematischer Form bei der Beschreibung einzelner sprachlicher oder sozialer Kompetenzen.
- Zum anderen kann man eine genaues **Entwicklungsprofil** zusammenstellen, das die Stärken und Schwächen graphisch anschaulich abbildet. Dieses Vorgehen ist z. B. bei genetischen Syndromen sehr vorteilhaft.
- Eine dritte Möglichkeit ist es, spezifische Entwicklungsvoraussetzungen zu analysieren. Solange ein Kind bekannte Fundamente für eine bestimmte Entwicklungskompetenz noch nicht erworben hat, lässt sich deshalb eine Vorhersage für den weiteren Entwicklungsverlauf noch nicht treffen.

In der Entwicklungspsychologie wird dies mit den Begriffen Kontinuität und Diskontinuität beschrieben. Ob man qualitative Veränderungen erkennen kann, hängt oft von der Zeitspanne ab, in der man ein Kind beobachtet. Untersucht man ein Kind jeweils im Abstand von einigen Monaten, erkennt man eher Aspekte der Kontinuität. Qualitative Prozesse können sich als plötzliche Veränderungen abbilden, das Kind springt sozusagen auf eine neue Ebene des

Verstehens oder erschließt sich neue Kompetenzen, die es wenige Wochen vorher noch nicht bewältigt hat.

Diese qualitativen Veränderungen werden mit den sogenannten Stufenmodellen assoziiert, die in der Entwicklungspsychologie aktuell aber wenig thematisiert werden (Young 2019). Im Kontext von Entwicklungsstörungen zeigen sich solche qualitativen Veränderungen in der Wechselwirkung zwischen den aktiven Lernprozessen beim Kind und den Anregungen der sozialen Umgebung. Diese qualitativen Prozesse werden aber bislang zu wenig beachtet, weil die Entwicklung oft primär in Beziehung zur normalen Entwicklung beschrieben wird.

Zusammengefasst bezieht man sich in der diagnostischen Bewertung auf mehrere Informationsquellen. Neben den Bewertungen der Ausprägung des Entwicklungsrückstands anhand standardisierter Entwicklungstests und der vorläufigen Einschätzung eines Entwicklungsalters, sollte man qualitative Merkmale einzelner Entwicklungsbereiche und spezifische **Risikofaktoren** hinzuziehen.

2.4 Zeitpunkt der Diagnosestellung

Für den Zeitpunkt der Früherkennung gibt es optimale Zeitspannen, die man als Orientierungswerte für die Frühdiagnostik und die Planung der Förderung definieren könnte. In der klinischen Praxis wird ein erheblicher Anteil an Kindern spät identifiziert. Dies kann negative Auswirkungen auf die Akzeptanz der Diagnosestellung auf Seiten der Eltern haben, zu sozialen Anpassungsproblemen bei Kindern führen und spezifische Fördermaßnahmen werden versäumt. Für die einzelnen Formen von Entwicklungsstörungen gibt es optimale Altersbereiche, in denen eine Diagnosestellung erfolgen sollte. Gleichzeitig finden sich vielfältige Daten zur späten Diagnosefindung bei einzelnen genetischen Syndromen (z. B. fragiles X-Syndrom, Williams-Syndrom) (z. B. Gabis et al. 2018), bei Autismus-Spektrum-Störungen, bei Sprachentwicklungsstörungen (Prelock et al. 2008), bei kombinierten Entwicklungsstörungen. In der Abb. 6 werden optimale Zeitpunkte für die frühe Diagnosestellung zusammengestellt.

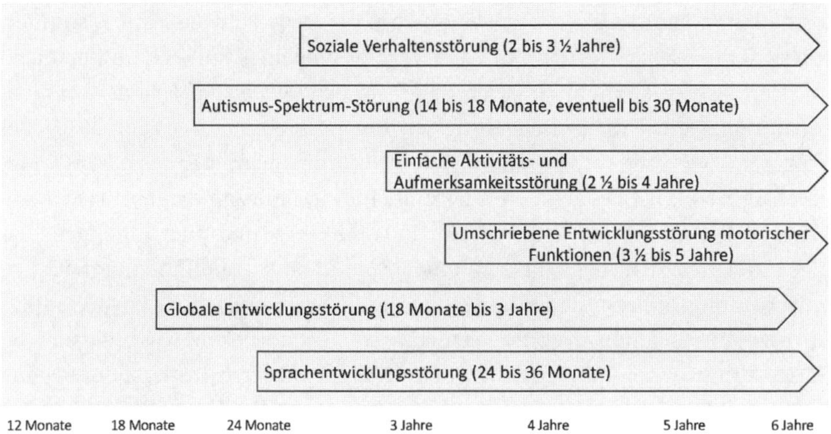

Abb. 6: Frühdiagnose von Entwicklungsstörungen im Kleinkind- und Vorschulalter: optimaler Zeitpunkt der Frühdiagnose

Sprachentwicklungsstörungen lassen sich im Altersbereich zwischen 24 und 36 Monaten diagnostizieren, in der klinischen Praxis erfolgt eine Diagnosestellung oft erst im Altersbereich zwischen 3 ½ bis 4 Jahren. Autismus-Spektrum-Störungen lassen sich im Altersbereich zwischen 18 und 30 Monaten diagnostizieren, in der Praxis erfolgt die Diagnosestellung bei vielen Kindern erst im Altersbereich zwischen 4 und 5 Jahren. Globale Entwicklungsstörungen können im Altersbereich zwischen 18 und 30 Monaten diagnostiziert werden, in der Praxis erfolgt die Diagnosestellung zwischen 3 ½ und 4 ½ Jahren, manchmal noch später.

Bei der Bewertung von Entwicklungsauffälligkeiten ist der Begriff des „Entwicklungsrückstands" oft irreführend. Ist ein Kind mit 2 ½ Jahren als „late talker" identifiziert, erfolgt die Diagnose Sprachentwicklungsrückstand oft ohne weitere Einleitung von Maßnahmen. Besteht bei einem Kind mit 3 ½ Jahren ein allgemeiner Rückstand, findet sich als vorläufige Diagnose allgemeiner **Entwicklungsrückstand**, oft wird erst im Alter von 5 bis 6 Jahren eine eindeutige Diagnose erstellt. Der typische Verlauf von Entwicklungsstörungen umfasst einen späten Beginn von spezifischen Kompetenzen, ein verlangsamtes Entwicklungstempo und spätere Phasen mit stagnierenden Lernfortschritten (Levy 2018).

Wie kann eine frühzeitigere Diagnosestellung erreicht werden? Man muss sich stets bewusst machen, dass ein Entwicklungsscreening fehleranfällig ist. Deshalb sollten neben den typischen Meilensteinen der Entwicklung stets Informationen zur medizinischen Vorgeschichte sowie Hinweise auf **Risikofaktoren** herangezogen werden, die den Verlauf einzelner Entwicklungsbereiche mitbeeinflussen können. Hilfreich dabei sind in den ersten Lebensjahren Algorithmen, welche die Entscheidungsschritte definieren (Silver et al. 2017). Bei unklarer Bewertung sind kurzfristige Kontrolluntersuchungen nach 3 bis 6 Monaten sinnvoll, bei Bedarf die Einleitung einer komplexen diagnostischen Abklärung. Die einzelnen Verfahren zur Entwicklungs- und/oder Intelligenzdiagnostik eignen sich nicht für eine eindeutige Diagnosestellung. Eine wichtige Entscheidungshilfe ist die Einschätzung des Schweregrads einer Entwicklungsstörung. Mit dem **Schweregrad** versucht man auszudrücken, wie breit sich die Entwicklungssymptomatik auswirkt, welche spezifischen Risikofaktoren eine Rolle spielen und inwieweit komorbide Störungen den Verlauf beeinflussen. Diese Bewertung erfordert natürlich ein hohes Maß an klinischer Routine. Bei Kindern mit mittelgradigem bis schweren Verlauf sollte stets auf eine interdisziplinäre Abklärung hingearbeitet werden.

Bei der Erfassung von Risiko- und **Schutzfaktoren** ist es nicht sinnvoll, eine Liste von Faktoren durchzugehen und aufzustellen. Vielmehr wird man versuchen, individuelle Faktoren zu beschreiben, die in einer bestimmten Entwicklungsphase des Kindes und in konkreten Lebenssituationen der Familie eine Rolle gespielt haben. Entwicklungsfaktoren sind oft spezifisch in einer bestimmten Entwicklungsphase wirksam und stehen in vielfältiger Wechselwirkung zu verschiedenen Entwicklungsprozessen (Bornstein 2017).

3 Sprachentwicklungsstörungen

Sprachentwicklungsstörungen im Vorschulalter sind in der kinderärztlichen Praxis und im Rahmen der Frühförderung die am häufigsten auftretenden Formen von Entwicklungsauffälligkeiten, gleichzeitig werden die Symptome öfters übersehen oder unvollständig eingeordnet. Das liegt sicherlich an der Vielfalt der Fragen, die in den Vorsorgeuntersuchungen thematisiert werden. Zudem zeigen die Studien zum Screening von Sprachstörungen, dass die Zurückhaltung in der kinderärztlichen Praxis bei der Diagnosestellung auch mit der Skepsis zu tun hat, ob eine Therapie für eine bestimmte Symptomatik wirksam ist (Siu 2015). Eine wichtige Rolle dürfte auch spielen, dass die Unterscheidung von Sprachrückständen und Sprachstörungen in einer zeitlich sehr begrenzten Untersuchung erschwert ist. Hinzu kommen Variationen in einem bestimmten sozialen Umfeld, Einflüsse von Dialekt und mehrsprachiger Erziehung (Prelock et al. 2008). Insgesamt ist die große Variabilität in der Sprachentwicklung von Kindern zwischen 2 und 4 Jahren ein Hindernis für die Früherkennung und genaue Klassifikation von auffälligen Kindern. Eine ätiologische Abklärung gelingt nur bei einem kleinen Teil der Kinder mit Sprachentwicklungsstörungen. Obwohl man viele Wirkfaktoren kennt, ist die Zuordnung einer Ursache für das einzelne Kind oft schwierig.

In den letzten Jahren haben verschiedene Forschungsgruppen dafür plädiert, den Begriff Sprachentwicklungsstörung (developmental language disorder) zu verwenden. Damit wird dem langfristigen Verlauf dieses Störungsbilds in der Kindheit und Jugend Rechnung getragen (Bishop 2017). Die Symptomatik von Sprachentwicklungsstörungen verändert sich mit dem Alter, mit Einflüssen in der sozialen und sprachlichen Umwelt und mit der Anforderungssituation in Kindergarten und Schule. Manche Symptome können sich abmildern z. B. Einschränkungen des Sprachverständnisses, während andere Symptome stärker hervortreten können z. B. sprachliche Abrufprobleme und Schwierigkeiten im sprachlichen Ausdruck bei höheren Erwartungen an die Gesprächskompetenzen (McGregor et al. 2020). In der Tab. 5 werden im Überblick Hinweise zu Symptomen und Ursachen, zu Verlaufsmerkmalen, zu komorbiden Störungen und zu Behandlungsstrategien bei Sprachentwicklungsstörungen zusammengestellt.

Tab. 5: Sprachentwicklungsstörungen im Überblick

	Sprachentwicklungsstörungen
Prävalenz	5–7,5 % im Alter zwischen 2 und 5 Jahren (Norbury et al. 2016, Zablotsky et al. 2023)
Ursachen	Multigenetische Verursachung mit vielfältigen Wechselwirkungen mit sozialen Einflüssen und der sprachlichen Umgebung wird angenommen Deutliche familiäre Häufung vor allem bei komplexeren Störungsbildern Soziale Einflüsse prägen sehr stark die Variabilität der Störung
Symptom-Merkmale	Symptome können einzelne oder mehrere linguistische Funktionsbereiche betreffen Der Schweregrad ist abhängig davon, wie viele Funktionsbereiche betroffen sind und von der Wechselwirkung mit komorbiden Störungen
Komorbide Störungen	Kognitive Störung (z.B. visuell-räumliche Funktionen, Kurzzeitgedächtnis, prozedurales Gedächtnis) Umschriebene Entwicklungsstörungen motorischer Funktionen Einfache Aktivitäts- und Aufmerksamkeitsstörungen Emotionale Störungen / soziale Verhaltensstörungen vor allem bei chronischem Verlauf
Klinischer Verlauf	Abhängig vom Schweregrad kann die Symptomatik sich über mehrere Jahre, aber auch bis ins Erwachsenenleben auswirken Sprachbezogene Lernschwierigkeiten in der Schule vor allem beim Lese- und Rechtschreiberwerb können sich ebenfalls über mehrere Jahre auswirken
Behandlung	Optionen der frühen Sprachanbahnung ab 2 Jahren mit intensiver Elternberatung und günstiger Gestaltung der sozialen und kommunikativen Umwelt Intensive Behandlungsphase im Alter zwischen 3 und 6 Jahren Langfristige Behandlungsstrategien, wenn die Symptomatik sich bis ins Jugendalter auswirkt

3.1 Verlaufsmerkmale

Obwohl in einigen Studien ein auffälliger Verlauf der frühen phonologischen Entwicklung im ersten Lebensjahr bei Kindern mit Sprachentwicklungsstörungen beschrieben wurde, sind diese Beobachtungen nicht für eine frühe Diagnose nutzbar (Lang et al. 2019). Im zweiten Lebensjahr können eine fehlende Aufmerksamkeit für die Sprache, langsame Fortschritte im Sprachverständnis vor allem im vertrauten Kontext und ein geringes Experimentieren mit Sprachlauten mögliche Hinweise auf einen auffälligen Spracherwerb sein. Viele Kinder beginnen, die ersten Wörter zwischen 1 und 2 Jahren zu verwenden. Aufbauend auf dem schnellen Erwerb des frühen Wortschatzes zeigen sich dann im Altersbereich zwischen 2 und 4 Jahren sehr dynamische Fortschritte in der Sprachentwicklung.

Bei Kindern mit Sprachentwicklungsstörungen kann der frühe Spracherwerb ein bis zwei Jahre später beginnen. Im Alter von 5 Jahren zeigen Kinder mit Sprachentwicklungsstörungen oft sprachliche Kompetenzen, die eher einem normal entwickelten 3-jährigen Kind entsprechen (Rice 2013). Im weiteren Verlauf sind die quantitativen und qualitativen Fortschritte vergleichbar zur normalen Entwicklung, aber der Rhythmus ist verlangsamt. Wegen des langsamen frühen Sprachaufbaus kann die Entwicklung auch noch in der frühen Adoleszenz verzögert sein (Paul et al. 2018).

Bei Kindern mit sprachlichen Auffälligkeiten in den ersten Lebensjahren erschwert die Entscheidungsfindung das Thema der „late talker“. Dabei handelt es sich um Kinder, die im Altersbereich von 24 bis 30 oder 36 Monaten einen langsamen Rhythmus im Aufbau der expressiven Sprache zeigen. In den wissenschaftlichen Studien werden late talker definiert als Kinder, die zwischen 18 und 23 Monaten einen expressiven Wortschatz von weniger als 10 Wörtern haben und zwischen 24 und 34 Monaten einen Wortschatz von weniger als 50 aufweisen und keine Zweiwortkombinationen einsetzen. Dabei ist man sich bei der Definition der großen Variabilität der Entwicklung auch bei dieser Gruppe bewusst (Thal et al. 2013). Als Hinweise auf ein reduziertes Risiko für eine Sprachstörung gelten sichere Kompetenzen auf der Ebene des Sprachverständnisses, die Verwendung einer Reihe von kompensierenden Gesten zur Kommunikation und stetige Fortschritte im Aufbau von sprachlichen Kompetenzen (z. B. langsame, aber stetige Erweiterungen im Wortschatz) (Rescorla/Dale 2013). Als **Risikofaktoren** für den verlangsamten Verlauf der sprachlichen Entwicklung gelten z. B. das Geschlecht (Jungen haben ein größeres Risiko für spätere Sprachstörungen), Belastungen während der Schwangerschaft und der Geburt (z. B. Zwillingsstatus, niedriges Geburtsgewicht), rezidivierende und nicht regelmäßig behandelte Mittelohrentzündungen, soziale und ökonomische Belastungen der Familie und spezielle soziale Anpassungsprobleme des Kindes (vor allem externalisierendes Verhalten) (Harrison/McLeod 2010). Als wichtiges Hinweiszeichen wird stets die anhaltende Sorge der Eltern um die Entwicklung ihres Kindes angesehen (Ellis/Thal 2008).

Man geht davon aus, dass 20 bis 30% der late talker anhaltende Schwierigkeiten im Spracherwerb und später auch mögliche Lernschwierigkeiten haben (Paul et al. 2018, Sachse 2015). Bei diesen Kindern wird im weiteren Verlauf die Diagnose Sprachentwicklungsstörung gestellt und es erfolgen koordinierte Behandlungsmaßnahmen. 70 bis 80% der late talker erreichen sprachliche Kompetenzen entsprechend den Alterserwartungen bis zum Schulbeginn („late bloomer") (Hawa/Spanoudis 2014). Im Verlauf werden bei diesen Kindern dennoch Schwächen in der Sprachverarbeitung und Planung, in exekutiven Funktionen und in der auditiven Aufmerksamkeit beschrieben (Paul et al. 2018). Diese Schwächen können zu sprachbezogenen Lernschwierigkeiten beitragen.

Kinder, die einen späten Sprechbeginn zeigen, liegen in ihren sprachlichen Kompetenzen in der mittleren Kindheit und im Jugendalter oft im leicht unterdurchschnittlichen Bereich. So zeigen sich bereichsspezifische Schwächen in der sprachlichen Verarbeitung auf der grammatikalischen Ebene und in sprachbezogenen kognitiven Leistungen (Rescorla 2011). Leider werden Symptome von Sprachentwicklungsstörungen im Jugendalter oft wenig systematisch untersucht und es fehlt oft an gezielten und wirksamen Behandlungskonzepten (Nippold 2016).

Prinzipiell muss man davon ausgehen, dass ein erheblicher Anteil der Kinder, die als late talker imponieren, im Laufe des Vorschulalters und im beginnenden Schulalter Sprachentwicklungsstörungen zeigen. Es findet sich eine weitere Gruppe von Kindern mit einem anfangs weniger auffälligen Verlauf der Sprachentwicklung im Alter von 2 bis 2 ½ Jahren, bei denen die Entwicklung in späteren Phasen des Spracherwerbs stagniert bzw. sich zunehmende Auffälligkeiten z. B. auf der grammatikalischen Ebene zeigen (Tomblin et al. 1997, Ukoumunne et al. 2011). Die Entwicklung des frühen Wortschatzes, der sich anfangs stark auf Objekte bezieht, zeigt einen engen Zusammenhang mit der weiteren Differenzierung der Grammatikentwicklung (Bates et al. 1988). Grammatikalische Einschränkungen, z. B. ablesbar an Wortstellungsfehlern oder Schwierigkeiten in der Verbkonjugation, sind wichtige Indikatoren für Sprachentwicklungsstörungen. Im Vorschulalter bilden darüber hinaus Kinder mit Sprechstörungen, also unterschiedlich ausgeprägten Abweichungen der phonetischen und phonologischen Entwicklung einen erheblichen Anteil bei den verordneten Behandlungen (Tomblin et al. 1997).

Bei Kindern mit einem signifikanten Rückstand der Sprachentwicklung mit 4 Jahren kann man davon ausgehen, dass sich die sprachlichen Kompetenzen auch noch im Grundschulalter im unteren Durchschnittsbereich bewegen. Da sich Kinder sehr unterschiedlich über einen Zeitraum von zwei bis drei Jahren entwickeln können, ist es wenig sinnvoll, allgemeingültige Kriterien festzulegen, wie lange ein Kind begleitet werden soll und Therapiemaßnahmen indiziert sind (McKean et al. 2017). Mit dem Erreichen der frühen Adoleszenz verlangsamt sich die Geschwindigkeit des Spracherwerbs, im Verlauf finden sich nur langsame Fortschritte oder eine Stagnation im Erwerb neuen sprachlichen Wissens bis ins Erwachsenenalter (Rice/Hoffmann 2015).

> **!**
> Kinder mit deutlich verzögertem Sprechbeginn zwischen 2 bis 3 Jahren können im Alter von 4 und 5 Jahren deutliche Fortschritte auf der sprachlichen Ebene machen.
> Der langsame Verlauf der frühen Sprachentwicklung kann bei bis zu einem Drittel der Kinder in eine Sprachentwicklungsstörung im Alter zwischen 3 und 4 Jahren übergehen.
> Risikofaktoren sind z.B. eine geringe Anregung in der sozialen Umwelt, assoziierte Entwicklungsschwächen und Vorbelastungen in der Familie mit Sprachproblemen.
> Kinder mit diagnostizierten Sprachentwicklungsstörungen im Alter von 4 ½ bis 6 Jahren zeigen oft deutliche sprachliche Auffälligkeiten in der Schulzeit, manchmal auch noch im Jugendalter.

3.2 Definition und diagnostische Kriterien

In den Definitionen von Sprachentwicklungsstörungen, die von der **ICD-10** geprägt sind, werden die sprachlichen Merkmale auf das Niveau der nonverbalen Intelligenz bezogen. Man geht also von einer normalen kognitiven Entwicklung aus. In den S2 Leitlinien zur Diagnostik von Sprachentwicklungsstörungen wird dies anhand mehrerer Kriterien präzisiert.

DEFINITION

Definition von Sprachentwicklungsstörungen

- Die mit einem standardisierten und normierten Test erfassten Fähigkeiten der rezeptiven/expressiven Sprache liegen auf einer oder mehreren sprachlich-kommunikativen Ebenen 1,5 bis 2 Standardabweichungen unterhalb der Altersnorm des Kindes.
- Die mit Hilfe strukturierter Verhaltensbeobachtung und linguistischer Analysen erfassten Fähigkeiten der rezeptiven/expressiven Sprache liegen bedeutsam unterhalb der Fähigkeiten der Altersgruppe.
- Die Verwendung und das Verständnis nonverbaler Kommunikation liegen innerhalb der Altersnorm.
- Es fehlen neurologische, sensorische, emotionale, soziale oder körperliche Störungen, die die Sprachproblematik erklären können. Es besteht keine Intelligenz- bzw. Begabungsminderung (IQ <85, gemessen mit einem nonverbalen Intelligenztest). (S2k Leitlinien 2013, Diagnostik von Sprachentwicklungsstörungen).

Im **DSM-5** werden die Kriterien weniger streng abgegrenzt. Die Symptome werden breiter gefasst. Rezeptive und expressive Sprache werden im Sinne einer dimensionalen Sichtweise interpretiert. Es werden mehrere Sprachebenen aufgeführt. Zudem unterscheidet das System unterschiedliche Schweregrade. Von entscheidender Bedeutung ist aber, dass das Kriterium der nonverbalen Intelligenz nicht mehr als Ausschlusskriterium verwendet wird. Damit soll auch Kindern mit unterdurchschnittlichen kognitiven Kompetenzen oder unterdurchschnittlicher nonverbaler Intelligenz der Zugang zu spezifischen Therapiemaßnahmen erschlossen werden (Falkai/Wittchen 2015). Im Rahmen des ICD-11 wird das Diskrepanzkriterium ebenfalls nicht mehr herangezogen. Sprachentwicklungsstörungen können danach auch bei verschiedenen Abstufungen der intellektuellen Begabung auftreten (WHO 2024). Eine besondere Berücksichtigung erfährt der Bereich der pragmatischen Entwicklung mit der zusätzlichen Aufnahme der sozial-pragmatischen Kommunikationsstörung.

In dem Lehrbuch von Paul et al (2018) werden drei Gruppen von Kindern unterschieden, die im Wesentlichen das Therapiekontingent für die Förderung der Sprache definieren:

- Kinder mit spezifischen Sprachentwicklungsstörungen, bei denen die sprachlichen Auffälligkeiten oder Sprechstörungen im Vordergrund stehen.
- Kinder im Schulalter mit spezifischen Sprachentwicklungsstörungen und parallel bestehenden Störungen im Lese- und Rechtschreiberwerb. Für diese Kinder benutzen die Autorinnen den Begriff der sprachbezogenen Lernstörung (language learning disorders).
- Kinder mit spezifischen Sprachentwicklungsstörungen, bei denen die sprachlichen Verarbeitungsprobleme sekundär zu anderen Entwicklungsstörungen (z.B. bei Autismus-Spektrum-Störungen) bestehen und bei denen sich enge Wechselwirkungen zwischen der primären Entwicklungsstörung und den speziellen Schwierigkeiten im Erlernen der Sprache finden.

In den diagnostischen Kriterien für Sprachentwicklungsstörungen findet sich kein einheitliches Bild in der Fachliteratur. Sprachliche Merkmale verändern sich sehr stark mit dem Alter, es findet sich eine große Vielfalt und Heterogenität der Symptome und der Entwicklungsverlauf wird durch eine Reihe von komorbiden Störungen beeinflusst (Norbury 2011, Paul et al. 2018, Siegmüller 2014).

> *„Die diagnostische Kategorie, die einem Kind zugeordnet wird, wird nicht immer geeignet sein, das sprachliche und kommunikative Verhalten zu erklären oder vorherzusagen… Es findet sich eine beträchtliche Variabilität innerhalb einer einzelnen diagnostischen Kategorie, manchmal sind die Unterschiede zwischen Kindern innerhalb einer diagnostischen Kategorie genauso markant wie die Ähnlichkeiten." (Paul et al. 2018, Übersetzung des Autors).*

3.3 Klassifikation von Sprachentwicklungsstörungen

Versuche zur Klassifikation von spezifischen Sprachentwicklungsstörungen haben zu keinem allgemein anerkannten Ergebnis geführt. Die Schwierigkeiten ergeben sich aus den vielfältigen Wechselwirkungen zwischen den verschiedenen linguistischen Systemen und den Wechselbeziehungen mit nichtsprachlichen Kompetenzen.

In der Klassifikation von Rapin/Allen (1983) finden sich drei übergeordnete Kategorien.

- Als erste wird die gemischte rezeptive-expressive Sprachentwicklungsstörung aufgeführt, in der auch die verbale auditorische Agnosie und die phonologisch-syntaktische Störung mit eingeordnet werden.
- Zu den expressiven Sprachentwicklungsstörungen werden auch die verbale Dyspraxie und die Störung der Sprachplanung (speech programming deficit disorder) einbezogen.
- Als dritte Form von übergeordneten Sprachverarbeitungsstörungen zählen die lexikalische Störung und die Störung der semantisch-pragmatischen Entwicklung.

Diese Begriffe tauchen in den Übersichtsreferaten zu Sprachentwicklungsstörungen in vielfältiger Form auf, es ist aber nicht klar, wie man die einzelnen Subformen abgrenzen kann und welche therapeutische Bedeutung die Klassifikation haben kann.

Leonard (2009) argumentiert im Detail, dass die Definition von expressiven Sprachentwicklungsstörungen deutlich erschwert ist. Er begründet dies damit, dass in den verfügbaren Sprachentwicklungstests die Trennung zwischen rezeptiven und expressiven Leistungen nicht immer eindeutig erfolgen kann. Bei Auffälligkeiten in der expressiven Sprache können Einschränkungen im sprachlichen Wissen, im Wortabruf oder in der Planung der Sprache eine Rolle spielen. Dementsprechend sieht er die Versuche einer Klassifikation von verschiedenen Formen von Sprachentwicklungsstörungen als problematisch an. Selbst die Trennung zwischen Form, Inhalt und Anwendung von Bloom/Lahey (1978) erscheint ihm empirisch nicht ausreichend belegt.

Interessant sind auch die Beobachtungen, dass ein Kind im Laufe seiner Entwicklung zwischen verschiedenen Subtypen von Sprachentwicklungsstörungen wechseln kann (Botting/Conti-Ramsden 2004). Es gibt demnach erhebliche Zweifel, ob man eindeutig zwischen verschiedenen Subkategorien oder Subtypen von Sprachentwicklungsstörungen unterscheiden kann.

Nach Ansicht von Parisse/Maillart (2009) sollte man Sprachentwicklungsstörungen als eine Anzahl von Syndromen (set of syndromes) ansehen, die einem gewissen pathologischen Zustand des Sprachsystems entsprechen. Wie Bishop gehen sie davon aus, dass man auf der Grundlage von klinischen Urteilen zwischen der verbalen Entwicklungsdyspraxie, der linguistischen Dysphasie und der (semantisch)-pragmatischen Störung unterscheiden kann. Diese drei Syndrome kann man ihrer Ansicht nach klarer unterscheiden und es finden sich im Verlauf der Entwicklung keine Änderungen in der zugeordneten Kategorie. Den

Begriff der schweren rezeptiven Sprachentwicklungsstörung, der mit dem Begriff der verbalen auditorischen Dysphasie (verbal auditory agnosia) verknüpft ist, stellen sie in Frage, während andere Autorinnen und Autoren an dieser Kategorie festhalten – auch wenn sie extrem selten vorkommt (Parisse/Maillart 2009, 7-8, Bishop 2004).

Für die Beschreibung dieser Syndrome wird man sich nicht nur auf sprachliche bzw. linguistische Symptome beziehen, es gibt vielmehr auch nicht-sprachliche Auffälligkeiten, die charakteristisch für die Teilgruppen sind. Diese assoziierten **Teilleistungsstörungen** bzw. Auffälligkeiten der nicht-sprachlichen Kompetenzen sind noch wenig systematisch belegt, so dass man sich auf eine möglichst umfassende klinische Untersuchung beim einzelnen Kind stützen muss. In der Tabelle 6 sind assoziierte Funktionsschwächen oder Störungen zu den aufgeführten Formen von Sprachentwicklungsstörungen aufgelistet, die im Rahmen einer umfassenden neuropsychologischen Untersuchung überprüft werden sollten. Je komplexer das Störungsbild, desto stärker sind nicht-sprachliche Funktionen wahrscheinlich mit betroffen (Tomas/Vissers 2019). Die systematische Aufstellung des Entwicklungsprofils erlaubt es auch, weitere Hypothesen hinsichtlich der Ätiologie einer Störung zu bilden und erste Ziele für die Behandlungsplanung zu formulieren.

Tab. 6: Verlaufsmerkmale von Sprachentwicklungsstörungen und komorbide Störungen

Ebenen der sprachlichen Störung (Bloom & Lahey)	Mögliche andere komorbide Störungen	Auswirkungen auf	Verlaufsmerkmale der sprachlichen Entwicklung
Störung beim Aufbau des phonologischen Regelsystems Schwere Formen als Verbale Entwicklungsdyspraxie	Myofunktionelle Störung / Dyspraxie Umschriebene Entwicklungsstörungen motorischer Funktionen (Feinmotorik, Visuomotorik)	Soziale Entwicklung Grammatikalische Entwicklung (je nach Schwere der Störung)	evtl. auffällige phonologische Entwicklung im 1. Lebensjahr Verzögerte Phase des Nachsprechens mit sehr undeutlicher Aussprache, starke Verzögerung im Aufbau des Wortschatzes

Störung beim Aufbau des morphologisch-syntaktischen Regelsystems	Umschriebene kombinierte Entwicklungsstörung (Visuomotorik, sequentielle Handlungsplanung) Umschriebene Entwicklungsstörungen motorischer Funktionen (Grobmotorik, Feinmotorik) Störung auditives Kurzzeitgedächtnis	Auditives Gedächtnis Sprachliches Gedächtnis Wortschatz Soziale Entwicklung	Auffällige phonologische Entwicklung im 1. Lebensjahr Wortschatz beginnt sich zwischen 2 und 3 Jahren nur langsam aufzubauen, grammatikalische Entwicklung differenziert sich erst zwischen 3 und 4 Jahren
Störungen in der auditiven Verarbeitung und beim Aufbau des Sprachverständnisses Schwere Formen als verbal-auditorische Agnosie	Umschriebene kombinierte Entwicklungsstörung (Visuomotorik, sequentielle Handlungsplanung, visuelle Wahrnehmung)	Erhebliche Verzögerung der expressiven Sprache Soziale Entwicklung Auditives Gedächtnis	Sprachverständnis erscheint im 2. Lebensjahr stark kontextbezogen Stark verzögerte Phase des Nachsprechens (3-4 Lj.) Grammatikalische Entwicklung setzt stark verzögert ein

Lancaster/Camarata (2019) sehen in ihrer Studie primär Belege für ein Modell im Sinne eines Kontinuums oder einer Spektrum-Störung für Sprachentwicklungsstörungen. Belege für verschiedene Subtypen von Sprachstörungen sind demnach nicht ausreichend zu finden. Sie empfehlen für die Klassifikation und Behandlung der Kinder, dass man primär den Schweregrad der einzelnen Funktionsstörungen erfasst und abgestimmte Therapiestrategien einsetzt. Sie sehen weniger Sinn darin, unterschiedliche Subtypen von Sprachentwicklungsstörungen zu identifizieren und auf diese Subtypen abgestimmte und wirkungsvolle Behandlungen zu finden (Lancaster/Camarata 2019).

Im Rahmen des CATALIZE-Projekts wurde ebenfalls von einer Klassifikation in Subtypen von Sprachentwicklungsstörungen abgesehen, weil die Abgrenzung zwischen den beschriebenen Formen meist unklar bleibt. Im Rahmen des Projekts wurde empfohlen, verschiedene sprachliche Ebenen systematisch zu erfassen und das erhobene kommunikative und sprachliche Profil als Grundlage für die Behandlungsplanung zu verwenden (Bishop 2017). Die beschriebenen sprachlichen Ebenen sind:

- Grammatik mit der Erfassung von syntaktischen und morphologischen Regeln. Dazu rechnen die Autorinnen und Autoren auch das Satzverständnis.
- Semantik mit dem Verständnis von Wörtern und dem Wissen um die bedeutungsvolle Verknüpfung von Wörtern. Der Wortschatz und die Differenzierung von Wortbedeutungen sind bei Kindern mit Sprachentwicklungsstörungen oft verzögert.
- Wortfindung und spezielle Probleme beim Abruf von Wörtern aus dem Gedächtnis.
- Pragmatik mit dem Wissen, um den angemessenen kommunikativen Gebrauch von sprachlichen Einheiten und der Fähigkeit, die Äußerungen von Kommunikationspartnern im jeweiligen Kontext einzuordnen.
- Gesprächskompetenzen: Darstellung von Ereignissen im logischen Zusammenhang, Eingehen auf Gesprächsregeln.
- Sprachliches Gedächtnis und Lernen: Gedächtnisleistungen für Worte und Satzmuster, auditives Kurzzeitgedächtnis, Einschränkungen des Sprachverständnisses durch Grenzen des Gedächtnisses.
- Phonologie (Bishop 2017).

Zur Beschreibung der Symptomatik von spezifischen Sprachentwicklungsstörungen beziehen sich Paul et al. (2018) auf die Taxonomie vom Bloom/Lahey (1978), die am systematischsten in dem Buch von Lahey (1988) dargestellt ist. Bloom und Lahey unterscheiden 3 Ebenen der Sprache, die für die klinische Bewertung relevant sind. Erstens die Form der Sprache. Darunter fallen Merkmale wie Syntax, Morphologie und Phonologie. Der Aspekt des Inhalts der Sprache bezieht sich auf die semantischen Bestandteile der Sprache; Wortschatzwissen, Wissen über Gegenstände und Ereignisse. Schließlich werden unter der Kategorie der Verwendung der Sprache pragmatische Aspekte oder die Fähigkeiten, Sprache im sozialen Kontext zu verwenden, eingeordnet.

Paul et al. (2018) stellen anhand dieser Kategorien typische linguistische Merkmale von spezifischen Sprachentwicklungsstörungen zusammen. Diese Merkmale bilden auch verschiedene Beobachtungsebenen und darüber hinausführende diagnostische Methoden mit ab (Tab. 7)

Tab. 7: Typische linguistische Merkmale bei spezifischen Sprachentwicklungsstörungen (modifiziert nach Paul et al. 2018)

Form	– Fehler bei der Aussprache und geringe phonologische Bewusstheit – Fehler in der grammatikalischen Regelbildung z.B. bei der Pluralbildung, bei Vergangenheitsformen und in der Kasusmarkierung – Vereinfachte grammatikalische Strukturen und Fehler bei der Verwendung von komplexen grammatikalischen Regeln z.B. bei Passivkonstruktionen – Schwierigkeiten im sprachlichen Ausdruck und der sprachlichen Darstellung von Erlebnissen
Inhalt	– Verzögerter Erwerb von Wortschatz und typischen sprachlichen Wendungen – Stark eingeschränkter Wortschatz und / oder Schwierigkeiten in der Wortfindung beim Benennen von Gegenständen oder beim Formulieren von sprachlichen Inhalten – Einschränkungen im Umfang und der Differenzierung des Wortschatzes
Anwendung	– Schwierigkeiten, komplexe sprachliche Inhalte und einen Gesprächszusammenhang zu verstehen – Schwierigkeiten, etwas im Zusammenhang für einen Zuhörer darzustellen – Schwierigkeiten, abstrakte und mehrdeutige Sprache zu verstehen – Sprachliche Äußerungen sind nicht auf den Zuhörer oder die Gesprächssituation abgestimmt (z.B. Achten auf den Sprecherwechsel, Umformulieren, wenn etwas nicht verstanden wurde, Verwendung von Floskeln und sprachlichen Wendungen außerhalb der passenden sozialen Situation)

3.4 Prävalenz von Sprachentwicklungsstörungen

Für die Häufigkeit von Sprachentwicklungsrückständen, die das Sprachverständnis, die expressive Sprache oder beide Entwicklungsbereiche betreffen werden, finden sich im Altersbereich zwischen 2 und 5 Jahren Angaben von 5% bis 16% (Law et al. 2000). Durchgängig sind Jungen in allen Altersstufen deutlich mehr betroffen als Mädchen. Diese Prozentangaben beziehen sich auf sehr unterschiedliche Definitionen von Störungsbildern und beziehen Sprach- und Sprechprobleme mit ein.

In der Studie von Norbury et al. (2016) wurde versucht, die **Prävalenz** von Sprachentwicklungsstörungen anhand der Kriterien des **DSM-5** zu bewerten. Im DSM-5 wird der nonverbale Intelligenzquotient nicht mehr als Ausschlusskriterium verwendet. In der Studie fand sich als durchschnittliche Prävalenz ein Prozentsatz von 7,58% für Kinder beim Schuleintritt, bei denen eine signifikante Sprachstörung besteht, zudem in Verbindung mit einer deutlich erhöhten Rate von sozialen und emotionalen Problemen. Vergleicht man Kinder mit einer durchschnittlichen nonverbalen Intelligenz und Kinder mit unterdurchschnittlicher nonverbaler Intelligenz, so stellt man fest, dass das **Entwicklungsprofil** und der Schweregrad der Sprachentwicklungsstörung sowie der assoziierten funktionellen Anpassungsprobleme sich nicht unterscheiden. In der Studie von Tomblin et al. (1997) fanden sich Prozentangaben von 7,4%, gültig für Kinder mit einer diagnostizierten Sprachentwicklungsstörung. Es zeigt sich jeweils ein höherer Anteil von Jungen im Vergleich zu Mädchen. Kinder, die in einem sozial benachteiligten Umfeld aufwachsen, zeigen höhere Prozentanteile von Sprachentwicklungsstörungen (Lindsay/Strand 2016). Die Erfahrung zeigt, dass bei Kindern mit geringer sprachlicher Stimulation im Alltag und/oder mit Migrationshintergrund ein erheblicher Förderbedarf bestehen kann, der sich aus den deutlichen sprachlichen Rückständen und der mangelnden Anregung aus dem sozialen Umfeld begründet. Hier stößt das medizinisch geprägte Klassifikationssystem an seine Grenzen.

In der klinischen Praxis findet man das Paradox, dass im Vorschulalter im Altersbereich zwischen 5 und 7 Jahren ein relativ hoher Anteil von Kindern Logopädie verordnet bekommt, gleichzeitig aber ein erheblicher Anteil von Sprachentwicklungsstörungen bis zum Schulbeginn nicht diagnostiziert und die Symptomatik erst erkannt wird, wenn sich im schulischen Rahmen sprachbezogene Lernschwierigkeiten zeigen. Dies hängt sicherlich damit zusammen, dass Störungen der Artikulation und der Deutlichkeit der Aussprache im Übergang zur Schule ein sehr großes Gewicht erhalten (Zhang/Tomblin 2000). In der Studie von Morgan et al. (2017) wird beschrieben, dass sich beim Zugang zu sonderpädagogischen Maßnahmen Faktoren wie Migrationsstatus und Zugehörigkeit zu einer Minderheit, sozioökonomische Faktoren, Geschlecht und Verhaltensmerkmale auswirken. Diese Einflussfaktoren dürften in Deutschland bei der diagnostischen Bewertung und dem Zugang zu logopädischer Therapie sicherlich auch eine wesentliche Rolle spielen.

3.5 Ursachen von Sprachentwicklungsstörungen

Bei der Beschreibung der Ursachen und Einflussfaktoren von Sprachentwicklungsstörungen führen Paul et al. (2018) vier Ebenen auf.

- **Biologische Faktoren** beziehen sich auf Unterschiede in den genetischen Risiken und in neurologischen Strukturen und Funktionen, auf Funktionsstörungen der Sprechwerkzeuge und Einschränkungen des Hörens, die mit der Störung assoziiert sind.
- Unter den **kognitiven Faktoren** werden die spezifischen Merkmale der Wahrnehmung und Informationsverarbeitung aufgelistet, die mit der Störung im Zusammenhang stehen.
- Die **Verhaltensfaktoren** beziehen sich auf erkennbare Merkmale im Verhalten und der psychischen Entwicklung, welche die Störung charakterisieren oder mit auslösen können.
- Die **Umweltfaktoren** stehen in enger Wechselwirkung mit den vorgenannten Ebenen und beschreiben die Erfahrungseinflüsse, die entweder das Risiko für die Störung erhöhen oder die auf dem Hintergrund von biologischen Risiken präventiv oder protektiv sind.

Für das einzelne Kind ist es oft sehr schwierig, die wirksamen Ursachenfaktoren zu benennen oder konkret nachzuweisen. Oft wird man eine Hypothese formulieren (z. B. Verdacht auf Vorbelastung durch eine familiäre Sprachstörung, Auswirkungen einer geringen sprachlichen Förderung in einer kritischen Phase der Entwicklung), deren Plausibilität man aber nur im langfristigen Verlauf überprüfen kann. Das Vierfelderschema in Tab. 8 hat ursprünglich Wendlandt (2016) eingeführt, es wurde an die aktuelle Klassifikation angepasst und durch weitere mögliche Ursachen von Sprachstörungen ergänzt.

Bishop (2006) betont, dass der Spracherwerb überaus robust gegenüber verschiedensten Entwicklungsbedingungen ist. Das erkennt man etwa im Zusammenhang mit deprivierenden Umständen in der sozialen Umgebung. Aus ihrer Sicht gibt es multiple Wege zu einem effektiven Erlernen der Sprache. Nur wenn zwei oder drei Wege blockiert sind, führt dies zu einer deutlichen Einschränkung des Spracherwerbs (Bishop 2006, 219-220). Bishop argumentiert deshalb auch, dass es wenig plausibel ist, dass ein einzelner kognitiver Prozess z. B. das auditive Kurzzeitgedächtnis als ursächlich für eine Sprachstörung angesehen werden kann. Gleichzeitig schließt sie daraus, dass spezifische Sprachentwicklungsstörungen nicht als ein einheitliches Syndrom angesehen werden können, vielmehr sollten verschiedene Dimensionen für die Störungsbereiche definiert werden. Dies würde auch wenig plausibel machen, abgrenzbare Subtypen von Sprachstörungen zu definieren (Bishop 2006, 220). Auch wenn man vor allem bei den schweren Formen von Sprachstörungen einen prägenden genetischen Einfluss annimmt, lassen sich vielfältige Wechselwirkungen mit Umweltbedingungen feststellen (Bishop 2006) (Tab. 8).

Tab. 8: Ursachen von Störungen der Sprache und des Sprechens

Neuropsychologische Ebene	Organische Ursachen
Spezifische Sprachentwicklungsstörung Kombinierte Entwicklungsstörungen (Motorik, Wahrnehmung)	Periphere Hörstörung (Schallempfindungsschwerhörigkeit, Schallleitungsschwerhörigkeit)
Globale Entwicklungsstörung	Mundmotorische Dyspraxie
Teilleistungsstörungen (serielle Störung, auditive Wahrnehmungsstörung)	Missbildung der Sprechwerkzeuge (Lippen-Kiefer-Gaumenspalte)
Spezifische sprachliche Gedächtnisprobleme	Neurologische Störung (Dysarthrie im Rahmen einer spastischen Bewegungsstörung, Aphasie)
	Epilepsie (Landau-Kleffner-Syndrom, Rolando-Fokus)
	Genetische Syndrome

Psychische Ebene	Soziale / kulturelle Ebene
Psychische Belastungen im sozialen Umfeld	Kulturelle Wertvorstellungen Sprachliche Stimulation im familiären Rahmen / in der Kinderkrippe / im Kindergarten
Sozial-emotionale Störung als Folge der Kommunikationsstörung	Dialekt
Neurotische Fehlhaltung z.B. bei mutistischem Verhalten	Zweisprachigkeit und kulturelle Identität
Erziehungsverhalten und kommunikatives Verhalten der Eltern	Anregungsbedingungen für eine Sprache („doppelte Halbsprachigkeit“?)

Sprachentwicklungsstörungen sind Begleitsymptome bei einer Reihe von komplexen Entwicklungsstörungen, deshalb stellt sich die Frage, ob man die sprachlichen Kompetenzen stärker in einem übergeordneten Rahmen von kognitiven Funktionen, des Gedächtnisses, der Aufmerksamkeit und der exekutiven Funktionen betrachten sollte (Tomas/Vissers 2019). Vor allem bei erworbenen Sprachstörungen im Rahmen von einzelnen Epilepsiesyndromen sollte man in der klinischen Diagnostik auf verschiedene neuropsychologische Funktionen besonders achten. Überaus interessant sind der Verlauf und die spezifischen Merkmale der Sprachentwicklung bei einer Vielzahl von genetischen Syndromen.

3.6 Komorbidität

Unter den Kindern mit Sprachentwicklungsstörungen wird ein hoher Anteil beschrieben, der motorische Auffälligkeiten zeigt. Vuolo et al. (2017) beschreiben z.B. deutliche Leistungsdefizite in der Grob- und Feinmotorik bei Kindern mit Sprachentwicklungsstörungen, bei etwa einem Drittel werden klinisch bedeutsame motorische Störungen beschrieben. Betont werden signifikante Auffälligkeiten in der beidhändigen Koordination und der Ausführung von sequentiellen Abläufen. Die Autorinnen und Autoren sehen eine Einschränkung primär bei der Verarbeitung und Ausführung von koordinierten und sequentiellen Elementen in der Motorik. Dabei werden Zusammenhänge mit dem prozeduralen Lernen vermutet, die auch bei der Entwicklung der Grammatik eine Rolle spielen könnten. Insgesamt zeigen sich vielfältige Überschneidungen zwischen den beiden Störungsbildern, die man noch wenig systematisch interpretieren kann (Sanjeevan et al. 2015). Treten Störungen parallel zueinander auf, darf man nicht ohne weiteres auf einen ursächlichen Zusammenhang schließen.

Eine häufige Verknüpfung findet sich mit Aktivitäts- und Aufmerksamkeitsstörungen. Oft ist es im Alter zwischen 4 und 6 Jahren nicht klar, ob die sprachliche Symptomatik oder die Aufmerksamkeitsstörung im Vordergrund steht. Auch hier vermutet man Zusammenhänge zwischen den Einschränkungen in exekutiven Funktionen, im Arbeitsgedächtnis und den sprachlichen Lernprozessen (Tomblin/Mueller 2012).

Ein dritter Bereich, der sehr große Aufmerksamkeit bekommen hat, sind parallele soziale und emotionale Störungen bei sprachauffälligen Kindern. Diese Verknüpfung wird in klinischen Beobachtungen häufig beschrieben und aus der Wechselwirkung zwischen den kommunikativen Möglichkeiten und der sozialen Anpassung von Kindern in verschiedenen Altersstufen interpretiert. Belege für die Zusammenhänge zwischen sozialen und emotionalen Problemen und Sprachentwicklungsstörungen fanden sich vor allem in den Längsschnittstudien der Arbeitsgruppe um Beitchman (Beitchman et al. 2001, Lindsay/Dockrell 2012). Komorbide Symptome finden sich schließlich bei sprachbezogenen Lernstörungen und speziell bei Lese- und Rechtschreibstörungen (Catts et al. 2005) (Abb. 7).

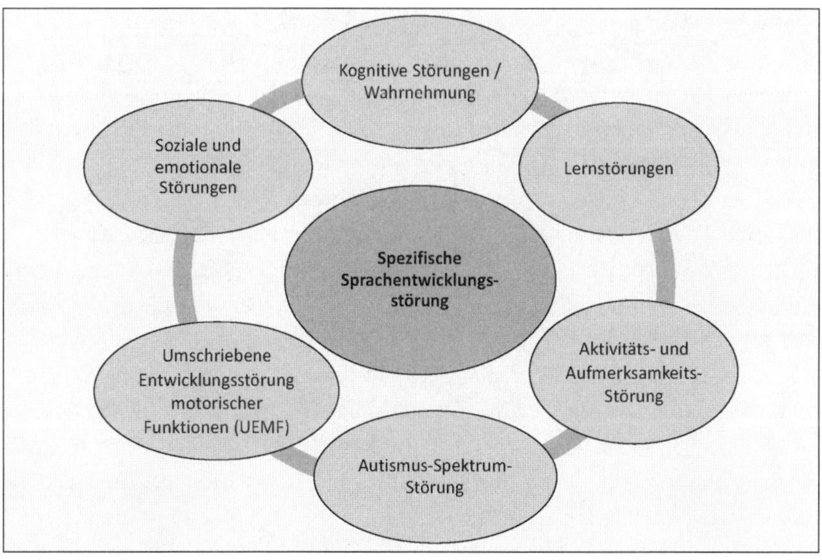

Abb. 7: Komorbiditäten bei spezifischen Sprachentwicklungsstörungen

3.7 Diagnostisches Vorgehen

Für die Früherkennung von Sprachentwicklungsstörungen liegt ein Fokus auf der Altersspanne zwischen 18 und 30 Monaten, weil in dieser Entwicklungsphase ein wichtiges Indiz der Aufbau des Wortschatzes ist (Imitation von Wörtern und kommunikativer Gebrauch der Wörter im Alltag). Früherkennungszeichen in der sozial-kommunikativen Entwicklung und in der phonologischen Entwicklung in der Altersspanne zwischen 10 und 18 Monaten werden oft als zu unspezifisch angesehen. Auch im Altersbereich ab 18 Monaten ist die klinische Bewertung nicht einfach, weil die einsetzende aktive Sprachentwicklung auf der Wortebene eine sehr hohe Variabilität aufweist. Leider werden Auffälligkeiten im Sprachverständnis auf der Wort- und Satzebene in dieser Altersspanne leicht übersehen. Dabei ist die Bewertung der sprachlichen Kompetenzen oft nicht einfach, weil sich ein Teil der Kinder in dieser Altersspanne nicht auf eine standardisierte Untersuchung einlässt. Gleichzeitig muss man die sozialen Rahmenbedingungen ebenso im Auge behalten wie die Einflüsse von zweisprachiger Erziehung, Verzögerungen der psychomotorischen Entwicklung und Temperamentsmerkmale.

Für die Frühdiagnose von Sprachentwicklungsstörungen stehen wie früher diskutiert drei Ebenen zur Verfügung. Im Rahmen des **Screenings** erfolgt eine vorläufige Einschätzung, ob sich sprachliche Auffälligkeiten zeigen. Bei positivem Ergebnis des Screenings wird man in der Regel eine phoniatrische Untersuchung veranlassen, um Einschränkungen des Hörens zuverlässig auszuschließen. Solche Entscheidungsschritte sind in der kinderärztlichen Praxis im Rahmen der Vorsorgeuntersuchungen und bei Screeninguntersuchungen im Rahmen des öffentlichen Gesundheitsdienstes verankert.

Das Screening stützt sich meist auf das Abfragen von Meilensteinen, Auskünfte der Eltern zum Entwicklungsverlauf und mögliche Besorgnisse der Eltern hinsichtlich der sprachlichen Entwicklung ihres Kindes. Die Verlaufsmerkmale von Sprachentwicklungsrückständen erschweren eine eindeutige Diagnosestellung oft vor dem 3. Lebensjahr.

Früherkennungssymptome sind oft unspezifisch für sich alleine gesehen, in der Kombination können sie eine Verdachtsdiagnose nahelegen. Die Symptome haben eine begrenzte Spezifität, d.h. sie können auch bei anderen Entwicklungsstörungen vorkommen. Im Rahmen der Vorsorgeuntersuchungen in der kinderärztlichen Praxis ist die frühe Bewertung von Sprachauffälligkeiten ab einem Alter von zwei Jahren verankert. Die Tabelle 9 listet Hinweiszeichen für die einzelnen Altersstufen auf.

Tab. 9: Ausgewählte Früherkennungszeichen von Sprachentwicklungsstörungen

Lebens-alter in Monaten	Auffällige Entwicklungsmerkmale der sprachlichen und kommunikativen Entwicklung	
12	– Auffällige soziale und kommunikative Entwicklung – Mangelnde Ausdifferenzierung kommunikativer Funktionen (geht nicht auf soziale Spiele ein, kein Eingehen auf einfache Spieldialoge)	– Geringe Vokalisation – Über mehrere Monate hinweg kein Experimentieren mit Sprachlauten – Über mehrere Monate hinweg keine Beschäftigung mit Silbenreduplikationen
18	– Unsicherheiten im Sprachverständnis auf der Wortebene (zeigt z.B. keine Körperteile, sucht nicht nach Spielgegenstand, mit dem es zuletzt gespielt hat, reagiert nicht auf ein „nein“)	– Geringes Experimentieren mit Sprachlauten, Sprechrhythmus, prosodischen Merkmalen – Phase des Nachsprechens setzt nicht ein
24	– Sprachverständnis auf der Satzebene z.B. für einfache Aufforderungen nicht vorhanden – Zeigt keine Fortschritte im kommunikativen Verhalten (z.B. kommunikatives Zeigen; Gesten)	– Nachgesprochene Worte werden nicht eingesetzt, um Wünsche deutlich zu machen – Nachgesprochene Worte sehr undeutlich (geringe Variation in der phonologischen Regelbildung)
30	– Geringes sprachliches Wissen (z.B. in der Differenzierung der Namen für Alltagsgegenstände und Tiere) – Hört beim Vorlesen einer kurzen Geschichte nur kurz oder gar nicht zu – Auffälligkeiten in der Mundmotorik (starke Hypotonie, Zungenprotrusion, Speichelfluss)	– Geringe Substanz von Worten im Alltag (20 bis unter 50 Worte) – Asynchrone Entwicklung verschiedener sprachlicher Ebenen – Grammatikalische Entwicklung setzt nicht ein, kaum Zwei- bis Dreiwortkombinationen

36	– Über mehrere Monate hinweg Stagnation in Wortschatz, phonologischer Entwicklung oder Grammatik – Deutliche Unsicherheiten im Sprachverständnis auf der Satzebene – Wenig Interesse am Vorlesen einer Geschichte	– Geringe Ausweitung des Wortschatzes, keine Differenzierung in der Grammatik – Teilleistungsschwächen in der Feinmotorik / Visuomotorik – Deutlichkeit der Aussprache zu mehr als 70 % eingeschränkt
42	– Wortschatz nimmt nur langsam zu (z.B. zwischen 50 und 200 Wörter) – Deutliche Unsicherheiten im Satzverständnis und in der Höraufmerksamkeit	– Bildet 2- bis 4-Wortsätze mit Fehlern in der Wortstellung – Verben oft in Infinitivform – Kann Erlebnisse nur in Telegrammstil darstellen
48	– Kann beim Vorlesen einer Geschichte nur kurz zuhören, vor allem später nicht mehr den Sinn wiedergeben – Unsicherheiten in der Kommunikation führen zu sozialem Rückzug – Wortschatz weiterhin eingeschränkt, Wortfindungsprobleme	– Wortstellungsfehler / Verbendstellung im Satz – Häufige Fehler bei morphologischen Formen (z.B. Verbkonjugation, Pluralbildung) – Deutlichkeit der Aussprache zu mehr als 50 % eingeschränkt

Aus den Untersuchungen zum frühen Entwicklungsverlauf entstanden als Screeningtests die Verfahren zur Sprachbeurteilung durch die Eltern (SBE-2-KT und SBE-3-KT), die eine relativ gute Vorhersagemöglichkeit für Sprachauffälligkeiten ergeben (Suchodoletz / Sachse 2013). Häufiger Verwendung finden im Altersbereich mit 2 und 3 Jahren auch Elternfragebögen, die Wortschatz, kommunikatives Verhalten und beginnende Satzbildung erfragen. Im deutschsprachigen Raum sind dies die Fragebögen Eltern antworten (ELAN-R) und der Fragebogen zur frühkindlichen Sprachentwicklung (FRAKIS-K). Für das Vorschulalter gibt es nur eine begrenzte Zahl von Verfahren, die als Screeningtest eingesetzt werden können. Leider sind diese Verfahren seit etwa 2010 nicht systematisch neu bewertet worden. Dies gilt auch für Screeningverfahren, die im Rahmen des öffentlichen Gesundheitsdienstes verwendet werden, um sprachliche Auffälligkeiten vor der Einschulung zu erkennen.

Für die sogenannten „late talker“ wird in den pädiatrischen Fachgesellschaften empfohlen, eine frühzeitige Abklärung vorzunehmen. Die Empfehlung, in der klinischen Praxis zunächst einfach abzuwarten, wird seit 2010 eindeutig in Frage gestellt (Shulman 2018). Dies liegt daran, dass man inzwischen weiß, dass late talker, auch wenn sie in der Sprachentwicklung deutlich aufholen, dennoch später Lernschwierigkeiten und soziale Anpassungsprobleme zeigen können (Rescorla 2013). Zum anderen erlaubt das Screening keine eindeutige Unterscheidung, ob es sich bei einem Kind um einen late talker oder einen late bloomer handeln wird. Prinzipiell ist eine Untersuchung des Hörens in einem zuverlässigen klinischen Setting notwendig – völlig unabhängig vom Alter.

Als Verfahren für die **Basisdiagnostik** setzt man einzelne Sprachentwicklungstests ein, manchmal auch verfügbare Kurzformen. Im Rahmen des IVAN Konzepts werden für die Früherfassung der Sprachauffälligkeiten einzelne Entwicklungstests empfohlen, die eine größere Altersspanne abbilden (MFED 2-3, ET6-6-R, BUEVA-III).

Für die Altersspanne zwischen 18 und 36 Monaten empfehlen Ellis / Thal (2008) und Paul et al. (2018) als Entscheidungskriterien eine Reihe von **Risikofaktoren** mit zu berücksichtigen. Dazu gehören kognitive Entwicklungsrückstände, Hörstörungen und chronische Mittelohrentzündungen, soziale Anpassungsprobleme, Defizite in vorsprachlichen Kompetenzen, belastende familiäre Faktoren, Risikofaktoren im Zusammenhang mit der Geburt und eine familiäre Vorbelastung mit Sprachschwierigkeiten und / oder Lernschwierigkeiten.

Komplexe Bereichsdiagnostik: Für die komplexe Sprachdiagnostik steht im Vorschulalter nur eine begrenzte Zahl von gut standardisierten Verfahren im deutschsprachigen Raum zur Verfügung. Dies ist der Tatsache geschuldet, dass eine Normierung eines komplexeren Sprachentwicklungstests einen hohen zeitlichen und personellen Aufwand einschließt. In der Praxis ist es wichtig, sich mit den methodischen Merkmalen, Stärken und möglichen Schwächen eines Testverfahrens vertraut zu machen.

Komplexe Sprachentwicklungstests, die eine Reihe von Dimensionen der Sprachverarbeitung abbilden, sind nur begrenzt verfügbar. In den 1970er Jahren war zu diesem Zweck der Psycholinguistische Entwicklungstest (PET), in den 1980er und 1990er Jahren der Heidelberger Sprachentwicklungstest (HSET) häufig im Gebrauch. Beide Verfahren sind heute aber nicht mehr zu empfehlen, vor allem wegen der Auswirkungen des **Flynn-Effektes** und weil die verwendeten Sprachverarbeitungsmodelle veraltet sind. Die deutsche Überarbeitung und Neunormierung der 3. korrigierten Fassung des Illinois Test for Psycholinguistic Abilities (ITPA) als Nachfolgeverfahren für den PET hat bislang nicht zu einer Renaissance dieses Verfahrens geführt (P-ITPA, Esser / Wyschkon 2010). Ziel des P-ITPA ist es, Bereiche der phonologischen Entwicklung, der lexikalischen und der morphologisch-syntaktischen Entwicklung zu erfassen. Bei Vorschulkindern werden die Untertests 1 bis 6 eingesetzt. Erhoben werden sprachliches Wissen, Wortschatz, morphologische Regelbildung, auditives und sprachliches Gedächtnis und phonologische Bewusstheit. Leider steht ein Untertest zur Bewertung des Wort- und Satzverständnisses nicht zur Verfügung.

Auch in der Sprachstandsprüfung für Kinder zwischen 5 und 10 Jahren (SET5-10) versucht man, mehrere sprachliche Ebenen abzubilden (Petermann 2018). In diesem Verfahren werden Wortschatz und Kategorienbildung, Sprachverständnis auf der Satzebene, die sprachliche Produktion anhand einer Bildergeschichte und des Formulierens von Sätzen aus vorgegebenen Wörtern, die Morphologie anhand der Singular- und Pluralbildung und des Erkennens und Korrigierens von inkorrekten Satzmustern, schließlich die auditive Merkfähigkeit und die Verarbeitungsgeschwindigkeit erfasst. Ein ähnliches Aufgabenformat findet sich in der Sprachstandsprüfung für Kinder zwischen 3 und 5 Jahren (SET3-5).

Bei allen Sprachentwicklungstests muss sich die untersuchende Person das Aufgabenformat genauer ansehen. Im Bereich des Sprachverständnisses werden bei Kindern zwischen 2 und 5 Jahren oft Aufgaben zur Bildauswahl verwendet oder aber man bezieht sich auf die Fähigkeiten des Kindes, konkrete Instruktionen oder Aufgabenschritte auszuführen. Bei Vorschulkindern ab 4 bis 5 Jahren werden auch Miniaturobjekte eingesetzt. Das Kind soll dann anhand der vorgegebenen Figuren den vom Erwachsenen vorgesprochenen Satz nachspielen (Schmitz / Fox 2007, Voigt 2018). Jedes Aufgabenformat hat dabei Stärken und Schwächen bei der Bewertung des Sprachverständnisses. Man muss sich mögliche Einflussfaktoren in der Untersuchung (z. B. die Rolle des Kurzzeitgedächtnisses) stets bewusst machen.

Bei den Verfahren zur Erfassung der expressiven Sprache ist ebenfalls wichtig, wie die sprachlichen Kompetenzen erhoben werden. Bei Wortschatztests lässt man ein Kind Bildmaterialien benennen. Dabei kann erschwerend sein, dass das Kind die Bilder nicht ansprechend findet oder aber die Begriffe dem Kind in seinem familiären Umfeld nicht vertraut sind. Bei der Bewertung der Grammatik stützt man sich auf die Fähigkeiten des Kindes bestimmte morphologische Regeln anzuwenden, auf das Formulieren von Sätzen zu einer Bildgeschichte oder anhand von vorgegebenen Schlüsselwörtern. Schwierigkeiten in der Grammatik und in sprachlichen Gedächtnisfunktionen erkennt man bei Kindern zwischen 4 und 6 Jahren oft noch besser, wenn man das Kind zum Nachsprechen von Sätzen anregen kann. Das Imitieren von Sätzen wurde lange Zeit primär als Spiegel der Gedächtnisspanne im Arbeitsgedächtnis bewertet. Aktuell wird das Nachsprechen von Sätzen viel stärker als Spiegel der Sprachverarbeitung interpretiert. Demnach benötigt das Kind zum Wiederholen eines Satzes mehrere Kompetenzen auf der sprachlichen Ebene (Sprachwahrnehmung, Wortschatzwissen, grammatikalische Fertigkeiten, Fähigkeiten zur sprachlichen Planung), die das Kind flexibel einsetzen muss (Klem et al. 2015).

In der Abb. 8 sind die wichtigsten Sprachentwicklungstests für das Vorschulalter zusammengestellt. Dabei wurden die Verfahren ausgewählt, für die zuverlässige Normdaten zur Verfügung stehen und einzelne Validierungsstudien vorliegen. Günstig für die Diagnosestellung sind Verfahren, die mehrere sprachliche Ebenen im Bereich von Sprachverständnis und expressiver Sprache abbilden.

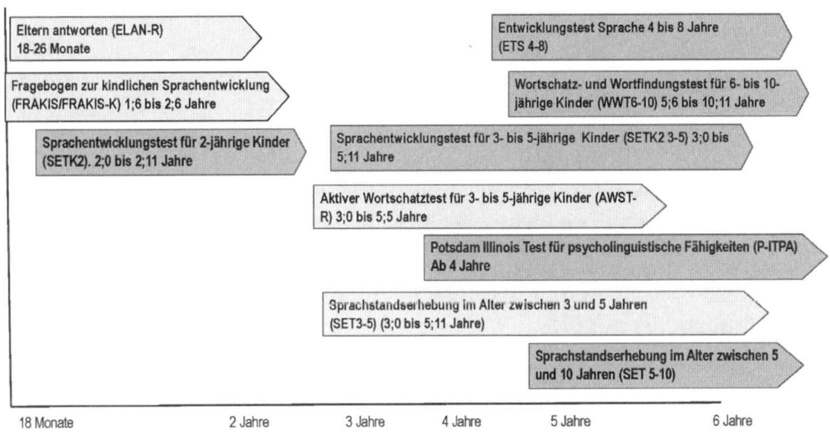

Abb. 8: Ausgewählte Testverfahren zur Sprachentwicklung im deutschsprachigen Raum (0 bis 6 Jahre)

Man muss sich bei der Verlaufsuntersuchung einzelner Kinder bewusst machen, dass die Aufgabenstellungen in den Testverfahren unterschiedliche Aspekte der Sprachverarbeitung erfassen können. Deshalb ist anhand der verfügbaren Sprachentwicklungstests oft nicht möglich abzuschätzen, ob sich der Schweregrad des Störungsbildes verändert und ob ein Kind in der Entwicklung aufgeholt hat. Vor allem wenn prognostische Aussagen zu treffen sind, ist es sinnvoll, einen Sprachentwicklungstest mit einem komplexen Intelligenzverfahren zu kombinieren. Innerhalb der Intelligenzverfahren werden Aufgaben zum sprachlichen Wissen verwendet, bei denen man sich im Einzelnen überlegen sollte, welche Rolle verschiedene Ebenen der Sprachverarbeitung spielen können.

Diskutiert man den kulturellen und sozialen Rahmen eines Kindes, so muss man sich bewusst sein, dass die Erwartungen an einzelne sprachliche Kompetenzen in einer Subkultur anders sein können als in der Gesellschaft als Ganzes. Bei der Untersuchung von Kindern auf eine mögliche Sprachentwicklungsstörung muss man sich überlegen, ob es Einflüsse der kulturellen Umgebung auf die konkreten Untersuchungsaufgaben gibt. Ist das Kind mit den Materialien und der konkreten Anforderungssituation vertraut? Diese Fragen erschweren es deutlich, eine Grenze zwischen normalem und auffälligem Sprachverhalten zu ziehen.

Bei einem **interdisziplinären diagnostischen Vorgehen** wird man mehrere Entscheidungsebenen schrittweise bearbeiten. Dies erfolgt im Zusammenspiel von verschiedenen Fachleuten im Kontext von niedergelassenen Praxen oder im Rahmen einer interdisziplinär ausgerichteten Facheinrichtung. In der klinischen Praxis erfolgt solch ein systematisches und Hypothesen geleitetes Vorgehen leider zu selten. Dies führt dazu, dass die Therapieschwerpunkte bei einer Sprachentwicklungsstörung oft nicht klar definiert sind, dass komorbide Störungen außer Acht gelassen oder als primäre Ursache der Symptome interpretiert werden oder aber dass emotionale und soziale Anpassungsprobleme lange Zeit nicht beachtet werden.

Die Tabelle 10 listet Entscheidungsebenen für die Diagnostik auf, die idealerweise durchgespielt werden sollten (Voigt 2018). Oft erfolgen die diagnostischen Schritte über einen längeren Zeitraum. Eine mehrfache pädaudiologische und phoniatrische Untersuchung mit zunehmend trennschärferen Methoden der Hördiagnostik ist im Laufe des Vorschulalters bei Kindern mit Sprachentwicklungsstörungen indiziert. Eine neuropädiatrische Diagnostik ist indiziert, wenn der Verdacht auf einen globalen **Entwicklungsrückstand** besteht, wenn die sprachliche Symptomatik mehrere Ebenen der Sprachverarbeitung betrifft und wenn assoziierte autistische Verhaltensmerkmale zu beobachten sind. Ziel der Diagnostik ist auch eine ätiologische Abklärung. Dies wird nur bei einem kleinen Teil der Patienten im Vorschulalter gelingen. Auch eine EEG-Diagnostik hilft bei der Suche nach der Ätiologie nur selten. Bei Kindern mit anhaltenden Sprachverständnisproblemen, einer ungewöhnlichen Symptomkonstellation eventuell inklusive autistischer Verhaltensmerkmale und mit Hinweisen auf eine Entwicklungsregression sollte eine EEG-Diagnostik – insbesondere eine Schlaf-EEG – durchgeführt werden (Systad et al. 2019).

Tab. 10: Entscheidungsebenen in der Diagnostik von Sprachentwicklungsstörungen und Sprechstörungen (modifiziert nach Voigt 2018)

Entwicklungsauffälligkeiten	Untersuchungsbefunde
Langsamer Aufbau von Wortschatz und Grammatik	Entwicklungsanamnese (verzögerte Vorläuferfunktionen, late talker?)
Unsicherheiten im Sprachverständnis und in der Höraufmerksamkeit Undeutliche Aussprache	Pädaudiologische und phoniatrische Untersuchung
Dissoziierte Entwicklung im Vergleich der sprachlichen Ebenen (z.B. Wortschatz, Grammatik, Sprachverständnis)	Logopädischer Untersuchungsbefund
Verlangsamter Entwicklungsrhythmus Verdacht auf globalen Entwicklungsrückstand	Meilensteine der Entwicklung Entwicklungsdiagnostik Neuropädiatrische Untersuchung, genetische Abklärung
Langfristig bestehende Sprachverständnissymptome Selten auftretendes sprachliches Profil, assoziierte autistische Verhaltensmerkmale	Neuropädiatrische Untersuchung EEG-Diagnostik
Verdacht auf komorbide Störungen (ADHS, UEMF (Fein- und Grobmotorik), Teilleistungsstörungen	Neuropsychologische Diagnostik
Auffälligkeiten im Kontaktverhalten und in der sozialen Kommunikation	Soziale Anamnese (Deprivation) und Beobachtung der Eltern-Kind-Interaktion Autismus-spezifische Diagnostik
Geringe Fortschritte in der Therapie	Stimulierbarkeit einzelner Funktionen Spezielle Behandlungsstrategien Unterstützende Kommunikation (AAC)
Soziale Anpassungsprobleme im Kindergarten	Ausführliche soziale Anamnese, Verhaltensbeobachtung der Eltern-Kind-Interaktion Abklärung von emotionaler oder sozialer Störung
Prognose der Sprache und der Gesamtentwicklung Entscheidung über Kindergarten / Schule	Intelligenzdiagnostik Bei Bedarf neuropsychologische Diagnostik

Hinweise auf komorbide Störungen lassen sich nur überprüfen, wenn man eine komplexe Entwicklungsdiagnostik und/oder eine neuropsychologische Diagnostik durchführt. Wichtig sind deshalb eine sorgfältige Anamnese und Verhaltensbeobachtung, ehe man mögliche Hypothesen zu komorbiden Störungen anhand von diagnostischen Verfahren überprüft. Weitergehende Untersuchungsschritte können eine Autismus spezifische Diagnostik oder eine systematische Analyse der Ursachen von emotionalen und sozialen Anpassungsproblemen einschließen. Insgesamt sollte im Rahmen der Diagnostik die Frage gestellt werden, inwieweit die bislang durchgeführten Behandlungsschritte wirkungsvoll sind. Ist die ausgewählte Behandlungsmethode effektiv oder sollte man zu einer anderen Behandlungsstrategie übergehen? Stößt die Förderung an Grenzen durch die fehlende Anregung im sozialen Umfeld oder durch die Einflüsse der kognitiven Entwicklung des Kindes? Spätestens im Übergang zur Schule ist eine ausführliche Intelligenzdiagnostik sinnvoll, die Intelligenzbereiche erfasst, die das schulische Lernen vorhersagen. Um die Eltern realistisch und frühzeitig zur Schullaufbahn zu beraten, ist eine Intelligenzdiagnostik aber oft schon ab einem Alter von 5 Jahren sinnvoll.

Indikation für die Vorstellung im sozialpädiatrischen Zentrum: Nachfolgend werden Indikationen für die Vorstellung in einem sozialpädiatrischen Zentrum zur interdisziplinären Abklärung aufgelistet:

- Kombinierte Entwicklungsabweichungen auf verschiedenen sprachlichen Funktionsebenen mit unklarer Prognose und Ätiologie
- Stagnation der Entwicklung in wichtigen Funktionsbereichen der Sprache über mehr als 6 bis 10 Monate
- Stagnation der Entwicklung trotz intensiver Frühfördermaßnahmen über 8 bis 10 Monate
- Hinweise auf eine schwere Sprachverständnisstörung
- Hinweise auf komorbide autistische Verhaltensmerkmale
- Hinweise auf ein zerebrales Anfallsleiden in Zusammenhang mit der Sprachentwicklung
- **Regression** in der Sprachentwicklung mit bedeutendem Verlust von sprachlichen und kognitiven Fertigkeiten
- Erhebliche Auswirkungen der Sprachentwicklungsstörung auf die soziale Integration in Kinderkrippe/Kindergarten
- Die Familie ist durch Diagnose/Therapieanforderungen psychisch und sozial stark belastet, geringe soziale Ressourcen zur Entlastung der Familie verfügbar

3.8 Behandlungsplanung

Ausgangspunkt für die Behandlungsplanung ist ein umfassendes Verständnis des aktuellen Entwicklungsstands. Dies schließt im **Entwicklungsprofil** eine Beschreibung der wichtigsten sprachlichen Ebenen ein, aber auch ein Verständnis der kognitiven, sozialen und motorischen Entwicklung. Die Analyse des Entwicklungsstands gibt auch die Möglichkeit, mögliche strukturelle Voraussetzungen für die weiteren sprachlichen Fortschritte zu verstehen. Ein Kind, das im Alter von 2 bis 2 ½ Jahren nur wenige Wörter aktiv verwendet, kann Rückstände in der sozialen Kommunikation, im Sprachverständnis und in kognitiven Funktionen haben. Ziel der Therapie kann es deshalb zunächst sein, an diesen Basisfunktionen zu arbeiten, ehe man auf die sprachliche Imitation und die Erweiterung des Wortschatzes übergeht.

Die frühe Förderung von kommunikativem und sprachlichem Verhalten orientiert sich meist an einem Familien orientierten Ansatz, da die Alltagsinteraktion und das responsive Verhalten der Eltern viele Episoden zur Anregung des Kindes im familiären Umfeld erlauben (Dunst et al. 2013). Diese Strategien sind besonders wichtig, wenn im ersten und zweiten Lebensjahr Ziele für die kommunikative und sprachliche Förderung verfolgt werden. Dies betrifft Kinder mit globalen Entwicklungsstörungen in gleicher Weise wie Kinder mit einer verzögert verlaufenden Sprachentwicklung. Elterntrainings, welche die Zeitspanne vor allem ab dem 2. Lebensjahr betreffen, haben sich teilweise etabliert, so wie das Heidelberger Elterntraining oder das Hanen-Programm (Buschmann 2012, Law et al. 2012).

Die verfügbaren Behandlungsmethoden erlauben es nur sehr begrenzt, die zugrunde liegenden Ursachen von Sprachentwicklungsstörungen zu beeinflussen (Rosenbaum / Simon 2016). Behandlungsstrategien sind deshalb oft kompensierend und versuchen, das Kind an seine fehlenden Kompetenzen heranzuführen. Oft muss man den langsamen Entwicklungsrhythmus oder auch das Arbeiten an Entwicklungsvoraussetzungen in der Behandlungsplanung akzeptieren lernen. Dies schließt auch ein, dass man zeitweise auf unterstützende kommunikative Methoden zurückgreift, bis sich die sprachlichen Kompetenzen tatsächlich anregen lassen. Da gestische Kommunikation ein früher Teil der kommunikativen Entwicklung ist, gibt es keine Grenzen für ein frühes Erproben solcher Hilfsmittel (Romski / Sevcik 2005).

Im Vorschulalter werden verschiedene Ebenen des sprachlichen Wissens erworben, die im Wechselspiel mit Fortschritten der sozialen und kognitiven Entwicklung stehen. Sprachliche Strukturen werden durch implizites Lernen erworben, sind also Folge einer Vielzahl von Wiederholungen in Sprechsituationen in Verbindung mit konkreten Erfahrungen. Das Wissen wird aus den wiederholten Erfahrungen, nicht primär durch das direkte Üben und Unterrichten aufgebaut (Ellis 2015). Sprachliches Wissen erfordert zudem eine Abstraktion z.B. im Verständnis von grammatikalischen Regeln oder im Erschließen von Wortbedeutungen und deren Beziehungen zueinander. Man übt demnach nicht einzelne Fertigkeiten oder Bausteine, sondern regt sprachbezogene Prozesse des Denkens beim Kind an, aus denen das Kind allmählich abstrakte Regeln ableitet (Rosenbaum / Simon 2016).

Behandlungsziele für Kinder zwischen 3 und 5 Jahren müssen auf die spezifische Symptomatik und mögliche assoziierte Entwicklungsauffälligkeiten abgestimmt werden. Die Behandlungsziele sollten verschiedene sprachliche Ebenen einbeziehen, diese umfassen Sprachverständnis auf Wort- und Satzebene, Wortschatz, grammatikalische Kompetenzen, phonologische Entwicklung, kommunikatives Verhalten und pragmatische Entwicklung (Paul et al. 2018). Eine wichtige Rolle spielt dabei die **Stimulierbarkeit** einzelner sprachlicher Fertigkeiten und die Bereitschaft des Kindes, mit bestimmten Aufgabenformen länger zu arbeiten.

Übungsmethoden stützen sich auf eine Reihe von übergeordneten Prinzipien, die sprachliches Lernen anregen sollen. Dazu gehören Modelllernen entweder durch Anregen spontaner Imitation oder das bewusste Üben des Nachsprechens, das Aufgreifen und Ausweiten der kindlichen Äußerungen und die gezielte Förderung des Sprachverständnisses durch Verknüpfen der sprachlichen Äußerungen mit Handlungen oder gegenständlichen Erfahrungen.

Bei der Vermittlung von grammatikalischen Prinzipien werden oft eine explizite Instruktion und das „Scaffolding" miteinander kombiniert (Eisenberg 2013). Bei der **expliziten Instruktion** werden Imitationstraining, Modelllernen, korrigiertes Üben und das Gegenüberstellen bestimmter Formen als Techniken verwendet, um dem Kind bestimmte grammatikalische Formen zu vermitteln. Das „**Scaffolding**" bedeutet, dass man dem Kind ein sprachliches Gerüst, einen bestimmten Rahmen für das Sprachlernen vorgibt, indem man z.B. ein verbessertes oder überarbeitetes Satzmodell auf die Äußerung des Kindes folgen lässt, nach zusätzlichen Informationen fragt oder dem Kind Antworten zu Auswahl stellt (Eisenberg 2013).

Eisenberg hat die Prinzipien des strukturierten Spiels konzipiert, die den Erwerb von grammatikalischen Strukturen in einem natürlichen und bedeutungsvollen Kontext ermöglichen sollen. Der Grundgedanke dieses Ansatzes ist, dass Satzbildung und Morphologie jeweils den unmittelbaren Bedeutungen zugeordnet werden. Das Kind soll viele Vorbilder dieser Verknüpfungen von Bedeutung und Satzstruktur erfahren. Dabei versucht man, die aktive Produktion von Sätzen anzuregen, Ziel ist eine aktive Teilnahme des Kindes an der Interaktion und dem kommunikativen Austausch (Eisenberg 2004). Dies soll beim Kind auch eine stetige Motivation ermöglichen, die bei einer reinen Übungssituation verloren gehen könnte. Dies schließt auch verschiedene Methoden ein, sprachliche Äußerungen beim Kind anzuregen z. B. indem man Erwartungen oder vertraute Abläufe verletzt (Fey et al. 2003). Solche Elemente aus dem strukturierten Spiel lassen sich zudem sehr gut in die Beratung oder Anleitung der Eltern einbauen.

Bei Methoden, die eine fokussierte Stimulation anstreben, versucht man gezielter, bestimmte Inhalte im Bereich von Wortschatz und Grammatik zu vermitteln. Auch hier kann man einen spielerischen Rahmen schaffen, indem man z. B. Spielgegenstände zurückhält oder nicht richtig einsetzt, vertraute Abläufe bewusst verletzt oder ein einfaches Format für eine Geschichte verwendet (Fey et al. 2003). Das Gestalten eines vorstrukturierten Handlungsskripts mit Abläufen, die dem Kind vertraut sind, hilft dabei, sprachliche Übungen einzubetten. Dieses Vorgehen hat man vor allem bei Kindern mit Autismus-Spektrum-Störungen intensiv genutzt (Quill 1998). Solche Handlungsstrukturen kann man auch mit einer vorgelesenen Geschichte aus einem Buch verbinden.

In der Therapieplanung sollen im Folgenden Entscheidungsschritte im Laufe des Vorschulalters erörtert werden. Es ist im Rahmen des vorliegenden Textes nicht möglich, auf die Vielzahl von Therapieansätzen im Rahmen der Logopädie und Sprachtherapie einzugehen (Fox-Boyer 2014, S3-Leitlinie Therapie 2022). Es sollen aber die wichtigsten Themen für die Förderplanung übersichtlich dargestellt werden (Tab. 11).

Tab. 11: Entscheidungsstrategien bei Sprachentwicklungsstörungen im Vorschulalter

Früherkennung von klinisch relevanten Entwicklungsrückständen der Sprachentwicklung (1 1/2 bis 3 Jahre)	Rückstände der aktiven Sprache des Sprachverständnisses und / oder der expressiven Sprache von 6 bis 10 Monaten Deutliche Rückstände in der sozialen Kommunikation Symptomatik im Sinne eines late talkers **Risikofaktoren:** – Familiäre Vorbelastung mit Sprachstörungen – Rezidivierende Mittelohrentzündungen – Belastete Interaktion – Ungünstiger häuslicher Förderrahmen / zusätzliche familiäre Belastungsfaktoren

Therapieindikation für Logopädie (3 1/2 bis 6 Jahre)	– Behandlungsbeginn je nach Prognose / Komplexität der Symptome – Spezifische Therapieindikation (z.B. Wortschatz, Artikulation, Grammatik) – Spezifisches methodisches Vorgehen in der Logopädie (spielerische Anregung, intensives Üben, spezielle Übungsmethode) – Behandlungsdauer und Behandlungsintensität – Spezifische Methoden in der Elternberatung
Indikationen für weitere Therapiemethoden im Rahmen der Frühförderung	– Behandlungsindikationen bei komorbiden Entwicklungsstörungen (Motorik, Wahrnehmung) – Behandlungsstrategien bei spezifischen neuropsychologischen Funktionsstörungen z.B. Gedächtnis – Zusätzliche Lernprobleme mit Einfluss auf die Wirksamkeit der Behandlung z.B. Hyperaktivität,
Behandlungsstrategien bei sekundären sozialen und emotionalen Störungen	– Verhaltensstörungen / emotionale Störungen (oppositionelles Verhalten, extreme Schüchternheit) – Störung des kommunikativen Verhaltens mit deutlichen Auswirkungen auf die Mitarbeit in der Therapie / starke Verweigerung – Selektiver Mutismus / Stottern – Elternberatung / Elterntherapie – Kinderpsychotherapie
Entscheidung über speziellen Kindergarten	– Entscheidung für Integrationskindergarten bei mäßigen sozialen und emotionalen Anpassungsproblemen, Entscheidung für heilpädagogischen Kindergarten / Sprachheilkindergarten bei komplexen Sprachstörungen mit Symptomen auf mehreren Ebenen und zusätzlichen Belastungsfaktoren

Ziel der Frühtherapie von Sprachentwicklungsrückständen ist es, Basisfunktionen der sozialen und kommunikativen Entwicklung und der frühen sprachlichen Lernprozesse zu beeinflussen. Da man in der frühen Entwicklung oft erhebliche Schwierigkeiten hat, die Prognose eines Sprachentwicklungsrückstands einzuordnen, kann man zum einen verschiedene **Risikofaktoren** berücksichtigen, die für einen langsamen Aufbau der Sprachentwicklung speziell bei den sogenannten late talkern sprechen (Rescorla 2013). Zudem wird man eine frühe Therapie im Alter zwischen 2 und 3 Jahren bei Kindern mit sehr deutlichen Rückständen der sozialen Kommunikation und bei erheblichen Rückständen im Wort- und Satzverständnis anstreben (Paul et al. 2018).

In dieser Entwicklungsphase ist das primäre Behandlungsziel die Alltagsinteraktion zwischen Eltern und Kind. Die Eltern werden im Rahmen von Frühförderung und Logopädie zur Gestaltung eines günstigen Interaktionsverhaltens beraten, bei einem Teil der Familien kommt auch ein gezieltes Elterntraining wie das Heidelberger Elterntraining zum Einsatz (Buschmann 2012).

Eine Therapieindikation für eine logopädische Behandlung erfolgt oft ab einem Alter von 3 bis 3 ½ Jahren aufgrund der Einschätzung der Komplexität der Symptome und der voraussichtlichen Prognose. Dabei muss im Rahmen der Logopädie entschieden werden, auf welcher sprachlichen Ebene gearbeitet werden soll und wie dies methodisch umgesetzt werden kann. Behandlungsdauer und Intensität werden aufgrund der laufenden Rückmeldungen an die kinderärztliche Praxis abgestimmt.

Eine Therapie sollte jeweils auf einer spezifischen Diagnosestellung aufbauen. Es sollte von Seiten der Logopädie in Zusammenarbeit mit der kinderärztlichen Praxis eine diagnostische Bewertung vorgenommen werden, die eine konkrete Aussage zu den Entwicklungsmerkmalen eines Kindes, den beobachteten Funktionsstörungen und der voraussichtlichen Prognose und des konkreten Behandlungsbedarfs trifft. Die Behandlungsindikation soll laufend überprüft und Therapieziele bei Bedarf revidiert werden. In den Heilmittelrichtlinien ist vorgegeben, das nach einem festgelegten Behandlungsumfang in jedem Fall eine entwicklungsdiagnostische Untersuchung stattfinden soll. Ziel dieser Untersuchung ist es, die Indikation der Behandlung zu überprüfen und wenn notwendig den Behandlungsfokus zu verändern (KVB 2020).

Die Behandlungsindikationen für weitere Therapiemethoden im Rahmen der Frühförderung sollten auf einer klaren Aussage hinsichtlich der Diagnose des Kindes aufbauen, zudem sollte nach einem festgelegten Zeitpunkt bewertet werden, ob der gewählte Förderschwerpunkt wirkungsvoll bearbeitet werden kann.

Die Entscheidung über einen geeigneten Kindergarten kann in dieser Förderplanung eine entscheidende Rolle spielen. Vor allem bei Kindern mit assoziierten sozialen Anpassungsproblemen, bei deutlichem Störungsbewusstsein und beim Verdacht auf eine geringe häusliche Förderung und nur langsame Kompensation der sprachlichen Symptome, kann die Auswahl eines günstigen Kindergartens zu einer wesentlichen Weichenstellung beitragen. Die Förderung in einer heilpädagogischen Tagesstätte mit einer festen Tagesstruktur und eingebetteten Therapiemaßnahmen schafft für das Kind eine völlig andere Situation als einzelne Therapiestunden, die wöchentlich durchgeführt werden.

BEISPIEL

Deniz wird zur ausführlichen Diagnostik erstmals mit 4 ¾ Jahren vorgestellt. Der Junge ist zweisprachig albanisch und deutsch aufgewachsen und hat sich seit dem Übergang in den Kindergarten ab 3 ½ Jahren vor allem in der deutschen Sprache verbessert. Im Kindergarten verwendet der Junge Zwei- und Dreiwortsätze; oft wiederholt er bestimmte Äußerungen der Erzieherinnen. Im Umgang mit Kindern und auch im häuslichen Rahmen setzt der Junge eine selbsterfundene Sprache ein, ein Jargon, dessen Sinn weder die Eltern noch die Erzieherinnen zuordnen können. Seine langsamen sprachlichen Fortschritte werden auf die zweisprachige Erziehung zurückgeführt, der Kinderarzt sieht keine Notwendigkeit für eine logopädische Therapie. Der Verlauf der frühen motorischen Entwicklung war altersgerecht. In der Vorgeschichte ergaben sich keine Hinweise auf Mittelohrentzündungen. Das periphere Hören wurde zweimal überprüft und als regelrecht eingestuft.

Im Rahmen der Entwicklungs- und Sprachdiagnostik mit knapp 5 Jahren fand sich eine regelrechte kognitive Entwicklung, lediglich am Malen hat der Junge noch kaum Interesse. Die Bewertung der sprachlichen Kompetenzen ergab Hinweise auf eine ausgeprägte Sprachverständnisstörung auf der Wort- und Satzebene, die sich nicht aus der zweisprachigen Erziehung alleine erklären ließ. Es wurde eine logopädische Therapie eingeleitet mit Schwerpunkt Sprachverständnis. Die Therapie zeigte anfangs nur kleine Fortschritte, erst nach einer Behandlungsphase von 10 bis 12 Monaten beobachtete man einen deutlichen Durchbruch. Wegen der nur allmählichen Fortschritte wurde parallel eine entwicklungsorientierte Musiktherapie eingeleitet, die als Fokus ebenfalls das Sprachverständnis und das Eingehen auf Spielabläufe verfolgte. Die Eltern wurden intensiv beraten, wie sie den Jungen im Alltag sprachlich fördern können, vor allem auch auf der Ebene des Sprachverständnisses. Die logopädische Behandlung und die Elternberatung wurden auch im Laufe der ersten Klasse fortgeführt.

Im Laufe der zweiten und dritten Klasse zeigten sich stetige Lernfortschritte. Die Lehrerin beklagte zwischendurch, dass Deniz im Gruppenunterricht unaufmerksam sei, seine Lese- und Rechtschreibfähigkeiten stufte sie als tadellos ein. Die erneute Sprachdiagnostik im Alter von 9 ½ Jahren ergab inzwischen ein sicheres Sprachverständnis auf der Wort- und Satzebene, vergleichbar mit Kindern gleichen Alters. Im Übergang zur weiterführenden Schule wurde eine Intelligenzdiagnostik durchgeführt, bei der sich zur Überraschung der Eltern eine hohe intellektuelle

Begabung zeigte, die den Übergang auf das Gymnasium zusätzlich rechtfertigte. Auch die schulischen Noten unterstützten dieses Vorhaben.

Bei dem Jungen bestand zusammenfassend eine ausgeprägte rezeptive Sprachentwicklungsstörung, die man zu Beginn primär auf die zweisprachige Erziehung zurückführte. Rezeptive Sprachentwicklungsstörungen können bei einer gezielt ansetzenden Therapie und einer intensiven Alltagsförderung einen günstigen Verlauf zeigen. Trotz der komplexen Symptomatik ergaben sich in der Schule keine Hinweise auf sprachbezogene Lernschwierigkeiten.

3.9 Prinzipien der Elternberatung

In der frühen Entwicklungsphase sollten Eltern auf den wechselseitigen Austausch auf der Ebene der nonverbalen Kommunikation achten. Dazu sollte versucht werden, die Aufmerksamkeit des Kindes häufig mit sprachlichen Mitteln zu gewinnen. Bruner (1981) geht davon aus, dass Kinder im Rahmen von sozialen Handlungsroutinen erste Fortschritte im Sprachverständnis in einem vertrauten Kontext machen und durch die sozialen Handlungsroutinen auch zur sprachlichen Imitation angeregt werden. MacDonald/Carroll (1992) sehen als wichtigsten Rahmen für die Anregung von kommunikativem Verhalten und Sprache den Sprecherwechsel (turn taking). Als eine Konversation oder einen Gesprächsaustausch interpretieren sie Formen der vorsprachlichen und sprachlichen Kommunikation, an denen beide Partner aktiv teilnehmen können. Frühe gemeinsame Handlungsroutinen, an denen ein Kleinkind teilnimmt, beobachtet man bereits in einem Altersbereich zwischen 4 und 8 Monaten. Im Rahmen der wechselseitigen Konversation und kontinuierlichen Interaktion lernt ein Kind neue Formen, neue Inhalte und neue Anwendungen für die Kommunikation und die Sprache (MacDonald 1989).

Eine zentrale Rolle in der Elternarbeit spielt die Milieutherapie, die versucht, Möglichkeiten der Alltagsinteraktion systematisch zu beeinflussen (Kaiser/Trent 2007). Im Milieutraining achtet man auf den wechselseitigen sozialen Austausch, gibt dem Kind die Möglichkeit, zu reagieren und mit sprachlichen Mitteln zu antworten, und versucht, kindliche Äußerungen aufzugreifen und zu erweitern. Geprägt ist das Vorgehen von einer spielerischen und positiven Interaktion, in der das Kind eher wenig direkte Anweisungen erhält. Der Erwachsene versucht, sprachliche Äußerungen auf der Ebene des Kindes modellhaft vorzumachen und aktiv Äußerungen des Kindes zu erweitern.

Im Folgenden werden grundlegende Ideen für die Elternberatung zusammengestellt (Hinweise in den Texten von Weiss/Lillywhite 1981, Wendlandt 2016 und McDonald 1989). Günstig ist es, besondere Aktivitäten zu planen, die unmittelbar oder später ein Gesprächsthema sein können (z.B. Beobachten einer Baustelle). Dazu bietet sich eine Vielfalt von Alltagsaktivitäten an, die man später sprachlich aufarbeiten kann (z.B. veranschaulicht durch Fotos, Erinnerungsbuch, Sammeln von Bildmaterialien). Man kann die kindliche Freude am Spiel nutzen und sich auf die Spielebene des Kindes einlassen. Der Erwachsene kann eine Rolle im symbolischen Spielablauf übernehmen oder Funktionsspiele des Kindes aufgreifen.

Der Erwachsene sollte ein gutes Modell für Sprachverhalten sein, er sollte langsam und mit guter und natürlicher Intonation sprechen und eine lebendige Mimik und Gestik einsetzen. Kommunikative Handlungen sollten für das Kind bedeutungsvoll sein und stets einen Bezug zu wichtigen Alltagserfahrungen haben. Im Rahmen der wechselseitigen Kommunikation achtet man besonders darauf, ob das Kind zuhört und aufmerksam bleibt. Beim Betrachten eines Buches spricht man über konkrete Beobachtungen und frühere Erlebnisse, versucht aber immer auch, den Ideen und Anregungen des Kindes zu folgen und zuzuhören. Sprachliche Anregungen sollte auf den Rhythmus des Kindes und seine aktuelle emotionale Befindlichkeit eingestellt werden.

Um Gründe zum Sprechen anzuregen, kann man Dinge außerhalb der Reichweite des Kindes stellen, einen wichtigen Gegenstand weglassen oder schafft sonstige Situationen, in denen das Kind die Hilfe des Erwachsenen braucht. Handlungen des Kindes und eigene Handlungen kann man sprachlich begleiten und mit der Sprachmelodie, Mimik und Gestik die Inhalte unterstreichen. Plant man Handlungsabläufe voraus, kann man dies mit sprachlichen Mitteln verdeutlichen und spricht die einzelnen Tätigkeiten im Verlauf an.

Das Kind sollte manchmal zum spielerischen Imitieren angeregt werden, ohne dass eine formelle Übungssituation gestaltet wird. Die Imitation gelingt am besten, wenn sie in eine soziale Routine oder ein gemeinsames Spiel eingebettet wird. Die idiosynkratische Kommunikation des Kindes wird zunächst ohne Korrektur stehen gelassen, aufgegriffen oder weitergeführt, eventuell kann man sie auch inhaltlich ausweiten. Man übersetzt z.B. den Jargon des Kindes und weitet ihn mit eigenen Ideen aus.

In der Gegenwart anderer Personen sollte ein Kind nicht unterbrochen oder korrigiert werden. Man gibt keine bewussten Hinweise auf sprachliche oder kommunikative Probleme des Kindes. Die soziale Scheu und Zurückhaltung eines Kindes in neuen Situationen sollte man prinzipiell akzeptieren. Wenn das Kind wenig oder gar nicht spricht, konzentriert man sich auf das Sprachverständnis und wie gut das Kind auf den sozialen Kontakt eingeht.

Eltern sollten sich auf die Stärken eines Kindes konzentrieren. Wenn ein Kind ein sehr gutes Sprachverständnis hat, versucht man, es häufig in Alltagssituationen und ein Gespräch einzubeziehen. Bei undeutlicher Sprache oder grammatikalischen Fehlern achtet man auf den Inhalt, nicht die Form und reagiert auf die kommunikativen Absichten.

Wichtige Ziele für die Elternberatung sind:

- Die Kommunikation erfolgt jeweils abgestimmt auf den Entwicklungsstand des Kindes.
- Responsives Verhalten räumt dem Kind einen Platz in der wechselseitigen Kommunikation ein.
- Die Vielfalt der sprachlichen Anregungen ist wichtiger als das Üben einzelner sprachlicher Formen.

Literaturhinweise für die Praxis:

Szagun, G. (2018): Sprachentwicklung beim Kind. 6. Auflage, Beltz Verlag, Weinheim. Standardwerk zur Übersicht über die kindliche Sprachentwicklung

Fox-Boyer, A. (2014): Handbuch Spracherwerb und Sprachentwicklungsstörungen, Kindergartenphase. Urban & Fischer/Elsevier, München. Systematische fachliche Übersicht über Themen der Sprachdiagnostik und Sprachtherapie in der Kindergartenphase

4 Umschriebene Entwicklungsstörungen motorischer Funktionen

Die frühen Etappen der motorischen Entwicklung sind durch die Reifung, also die spezifischen Prozesse der Hirnentwicklung, geprägt. Früher ging man davon aus, dass der Aufbau der motorischen Meilensteine genau festgelegt ist. Abweichungen von dieser Sequenz (z. B. Robben, Krabbeln, Aufstehen, freies Laufen) wurden als Hinweise auf eine mögliche motorische Störung interpretiert. Verlaufsbeobachtungen der frühen Entwicklung belegen eine größere Variabilität in einzelnen motorischen Meilensteinen. Dabei ist die Geschwindigkeit der motorischen Entwicklung zu Beginn des Lebens stark von genetischen Faktoren geprägt. Das Erreichen der motorischen **Meilensteine** zeigt große individuelle Unterschiede (z. B. freies Laufen zwischen 9 und 16 Monaten) (Adolph/Hoch 2019).

Die motorische Entwicklung zwischen dem zweiten und vierten Lebensjahr hängt sehr viel mehr von konkreten Erfahrungen und unmittelbaren Anregungen durch die soziale Umgebung ab. Dabei spielen Unterschiede in der motorischen Begabung und in der motorischen Betätigung eine Rolle dabei, wie stark sich das Kind für bestimmte Tätigkeiten motivieren lässt. Auch das Vorbild der Eltern und deren Anregung für Alltagstätigkeiten prägen das kindliche Verhalten auf dieser Entwicklungsebene. Der Umgang mit einem Stift, das Malen und Basteln stößt bei Vorschulkindern auf unterschiedliches Interesse, auch hier zeigen sich große Variationen im Erwerb der Fertigkeiten (z. B. Malen eines Kopffüßlers zwischen 3 und 4 ½ Jahren).

4.1 Definition

Was ist eine umschriebene Entwicklungsstörung motorischer Funktionen (UEMF)? Nach internationaler Definition (**ICD-10**) ist die UEMF eine Störung mit dem Hauptmerkmal einer deutlichen Beeinträchtigung der Entwicklung der motorischen Koordination, welche nicht durch eine Einschränkung der Intelligenz oder andere angeborene oder erworbene neurologische Störungen erklärt werden kann (Remschmidt et al. 2006).

Die Leitlinie zur UEMF in der neubearbeiteten Form (Blank/Vincon 2020) definiert mehrere kritische Elemente:

DEFINITION

- Die motorischen Fähigkeiten liegen erheblich unterhalb des Altersniveaus bei angemessenen Fähigkeiten zum Erwerb der Fähigkeiten, vorausgesetzt das Kind hat die Möglichkeit, die konkreten Fertigkeiten zu üben.
- Es finden sich deutliche Beeinträchtigungen der Aktivitäten des täglichen Lebens oder schulischer Leistungen.
- Die Störung ist nicht erklärbar durch andere medizinische, neurologische, psychische oder soziale Störungen.
- Der Beginn liegt in der Kindheit (obwohl die Störung manchmal erst im Jugend- oder Erwachsenenalter diagnostiziert wird).

Man muss sich allerdings bewusst machen, dass es eine Reihe von komorbiden Störungen gibt, die ein spezielles Spektrum von motorischen Auffälligkeiten einschließen können. Deshalb wird im **DSM-5** versucht, sich sowohl auf quantitative als auch auf qualitative Kriterien zu beziehen. Es findet sich z. B. bei klinisch bestätigten Epilepsien ein Anteil von umschriebenen Entwicklungsstörungen motorischer Funktionen von 25 bis 30% (Reilly et al. 2015). Dementsprechend müssen beide Störungen im Diagnosesystem abgebildet werden. Auch im Kontext von einzelnen genetischen Syndromen findet sich oft eine charakteristische motorische Störung (z. B. DiGeorge-Syndrom, Neurofibromatose NF1). Bei Kindern mit Neurofibromatose ist die motorische Störung unabhängig von den erhobenen Intelligenzwerten bei bis zu 50% der Kinder nachweisbar (Rietmann et al. 2017). Auch hier wird eine parallele Kodierung erfolgen, da man nicht weiß, wie die Ätiologie der motorischen Störungen mit dem Krankheitsbild im Einzelnen zusammenhängt. Im Rahmen des ICD-11 wird betont, dass bei umschriebenen Entwicklungsstörungen motorischer Funktionen weitere Formen von Entwicklungsstörungen parallel auftreten können (WHO 2024). Dies betrifft z. B. Aktivitäts- und Aufmerksamkeitsstörungen oder Autismus-Spektrum-Störungen.

Eine hoher Anteil von Kindern mit umschriebenen Entwicklungsstörungen motorischer Funktionen zeigt Einschränkungen in der Aufmerksamkeitsregulation, in der motorischen Planung und in der visuellen Wahrnehmung. Gillberg (2003) versuchte deshalb, ein Syndrom mit dem übergeordneten Begriff **Störung der Aufmerksamkeit, Motorik und Wahrnehmung** (DAMP = Deficits in Attention, Motor Control and Perception) zu definieren. Assoziiert finden sich oft auch soziale Verhaltensauffälligkeiten und es finden sich Übergänge zum Entwicklungsbild von Kindern mit Autismus-Spektrum-Störungen. Dieser Begriff hat sich in der fachlichen Diskussion in den letzten Jahren aber nicht gehalten oder durchsetzen können. Das Konzept hat Ähnlichkeiten zu dem Begriff „minimale cerebrale Dysfunktion", der ebenfalls verschiedene Entwicklungsauffälligkeiten im Bereich von Motorik, Wahrnehmung und Aufmerksamkeit kennzeichnen sollte. Solche neurologisch oder neuropsychologisch geprägten Begriffe waren in den 1970er und 1980er Jahren in Mode (Rutter 1982). Im Rahmen des Modells der sensorischen Integration von Jean Ayres wurden ebenfalls Ideen zur Entstehung dieser verschiedenen assoziierten Entwicklungssymptome ausgearbeitet. Vor allem zum Thema Aufmerksamkeitsverhalten und zum Entstehen der motorischen Dyspraxie finden sich Interpretationen, die das therapeutische Vorgehen begründen sollen (Miller et al. 2007).

Eine Diagnosestellung einer UEMF wird in schweren Fällen ab 3 Jahren als möglich angesehen, bei vielen Kindern wird die Diagnose erst mit 5 Jahren gestellt. Die Unterscheidung von zeitlich befristeten Verzögerungen der psychomotorischen Entwicklung und langfristig wirksamen Störungen der motorischen Entwicklung ist im Alter zwischen 2 ½ und 4 Jahren oft schwierig (Blank et al. 2019).

Nach der Darstellung von Blank (2012a) muss man in den Altersstufen unterschiedlich vorgehen. Bei Kindern unter 3 Jahren ist eine Diagnosestellung oft noch nicht möglich. Deshalb werden die motorischen Rückstände als psychomotorischer **Entwicklungsrückstand** oder als Teil einer globalen Entwicklungsstörung beschrieben. Insgesamt ist die Abgrenzung zu anderen Formen von Entwicklungsstörungen in diesem Altersbereich schwierig. Dies ist oft bei Kindern mit Zustand nach extremer Frühgeburtlichkeit zu beobachten. Eine deutlich verzögerte motorische Entwicklung kann im weiteren Verlauf unter Umständen in eine Störung der kognitiven Entwicklung übergehen. Manche Kinder mit Zustand nach Frühgeburtlichkeit holen ihre motorische Entwicklung im Vorschulalter stark auf. Bei Kindern mit extremer Frühgeburtlichkeit ist es gleichzeitig wichtig, die motorische Entwicklung engmaschig im Verlauf zu bewerten (Williams et al. 2010).

Bei Kindern bis 4 Jahren ist eine Diagnosestellung nur in schweren Fällen möglich, vor allem bei sonst stabilem Entwicklungsverlauf anderer Entwicklungsbereiche. Man bezieht sich auf einen motorischen Entwicklungstest, der mehrere motorische Funktionen erfassen kann. Als auffällig wird ein Kind mit einem Prozentrangwert von 5 oder darunter definiert. Es wird empfohlen, den Test im Laufe von 3 Monaten nochmals zu wiederholen, weil bei manchen Kindern Tagesstimmung und Motivation die Ergebnisse stark beeinflussen können.

Ebenso können sich Kinder im Vorschulalter bei einem Misserfolg in einer Aufgabe im weiteren Verlauf stark vermeidend oder verweigernd verhalten (Blank 2012a).

Für Kinder ab 5 Jahren wird eine Diagnosestellung bei schweren und mittelschweren Verläufen als möglich angesehen. Man bezieht sich dabei in einem motorischen Entwicklungstest entweder auf den Gesamtwert (Prozentrang 15 oder kleiner) oder auf die Ergebnisse in Einzeldimensionen der Grob- und Feinmotorik (jeweils Prozentrang 5 oder kleiner) (Blank 2012a). Die Bewertung von Funktionseinschränkungen der visuellen Wahrnehmung und des Aufmerksamkeitsverhaltens muss bei Bedarf erfolgen (Tab. 12).

Tab. 12: Übersicht Umschriebene Entwicklungsstörung motorischer Funktionen (UEMF)

Umschriebene Entwicklungsstörung motorischer Funktionen (UEMF)	
Prävalenz	1-2 % eher schwere Störungen, 5-7 % leichtere Störungsbilder im Vorschulalter und beginnenden Schulalter (Blank et al. 2019)
Ursachen	Entwicklungsneurologische Störung (neurodevelopmental disorder) mit engen Wechselwirkungen mit sozialen Einflüssen und dem Verhaltensvorbild der Umgebung Einflüsse von ausgeprägtem Vermeidungsverhalten und sekundären Effekten im Gesundheitsverhalten
Symptom-Merkmale	– Symptome können einzelne oder mehrere Funktionsbereiche der motorischen Koordination betreffen – Verzögertes Erreichen wichtiger motorischer Meilensteine – Einschränkungen in der grobmotorischen Koordination und im Gleichgewicht – Störungen der Graphomotorik
Komorbide Störungen	– Kognitive Störung (z.B. visuell-räumliche Funktionen, Kurzzeitgedächtnis) – Sprachentwicklungsstörungen – Einfache Aktivitäts- und Aufmerksamkeitsstörungen – Emotionale Störungen / soziale Verhaltensstörungen vor allem bei chronischem Verlauf – Autismus-Spektrum-Störungen, speziell Asperger-Syndrom

Klinischer Verlauf	– Verzögertes Durchlaufen der frühen motorischen Meilensteine – Verzögerter Aufbau von Fertigkeiten im Bereich der Selbstständigkeit – Defizite in der motorischen Planung und im Erwerb von spezifischen motorischen Fertigkeiten z.B. im Sport – Verzögerter Aufbau von feinmotorischen und graphomotorischen Fertigkeiten mit Auswirkungen auf das Erlernen der Schreibschrift – Verlangsamte motorische Geschwindigkeit in der Schule – Vermeiden von körperlichen Aktivitäten als Langzeitfolge und sekundäre psychische Auswirkungen
Behandlung	– Frühe Förderung der motorischen Aufrichtung und motorischen Koordination in den ersten Lebensjahren – Intensive Behandlungsphase im Alter zwischen 3 und 6 Jahren mit dem Ziel, verschiedene Alltagsfertigkeiten auf der motorischen Ebene aufzubauen – Langfristige Behandlungsstrategien bei starkem Vermeidungsverhalten und sekundären psychischen Auswirkungen

Subtypen: In der klinischen Praxis erkennt man oft Schwerpunkte in den einzelnen motorischen Funktionsstörungen. Am häufigsten sind Schwerpunkte der Funktionseinschränkungen in der Grob- und/oder Feinmotorik (manchmal auch Mundmotorik) sowie in den abstrakteren Funktionen der visuellen Planung. Diese Schwächen bei Kindern können isoliert oder in Kombination vorkommen. Studien zu möglichen Subtypen gibt es bislang nur in begrenzter Form. Vaivre-Douret/Lalanna (2019) unterscheiden in ihrer Studie anhand einer Clusteranalyse 3 Subtypen.

- Eine ideomotorische Subgruppe mit spezifischen Störungen in der Koordination von Handbewegungen, der Imitation von Gesten und der Fingerwahrnehmung.
- Als zweite Subgruppe werden Kinder mit visuell-räumlichen und visuell-konstruktiven Störungen beschrieben, die spezielle Probleme mit der visuomotorischen Integration und der visuell-räumlichen Strukturierung haben.
- Eine dritte Subgruppe zeigt Störungen in beiden Bereichen, die für die ersten beiden Gruppen aufgeführt wurden. Für diese Gruppe werden minimale neurologische Auffälligkeiten und assoziierte kognitive Funktionsstörungen beschrieben.

Die Autoren führen weiter aus, dass die gängigen motorischen Tests (z. B. M-ABC-2 und BOT-2) nur ausgewählte motorische Funktionen erfassen und deshalb keine Verknüpfung mit weiteren neuropsychologischen Funktionen und neurophysiologischen Themen erlauben.

Vaivre-Douret/Lalanne (2019) sehen komorbide Störungen im Bereich der visuellen Wahrnehmung, der motorischen Planung (Dyspraxie, exekutive Störungen) und in exekutiven mentalen Funktionen, die bei der Bewertung von motorischen Störungen zu wenig berücksichtigt werden. Ähnlich wurde von Gillberg (2003) mit dem Konzept der DAMP (Defizite in Aufmerksamkeit, motorischer Kontrolle und Wahrnehmung) ein komplexes Störungsbild für eine Teilgruppe der Kinder mit Aktivitäts- und Aufmerksamkeitsstörungen beschrieben.

Die Klärung der Ursachen von motorischen Störungen erfolgt auf mehreren Ebenen und versucht vor allem, die Ätiologie auf organischer Ebene zu verstehen. Die Abgrenzung von neurologischen Störungen erfordert eine spezialisierte Untersuchung, gleiches gilt für differentialdiagnostische Fragen zur Unterscheidung zwischen verschiedenen Formen von Entwicklungsstörungen (Tab. 13).

Tab. 13: Ursachen von umschriebenen Entwicklungsstörungen motorischer Funktionen

Neuropsychologische Ebene	**Organische Ursachen**
Defizite in der motorischen Planung	Prä- und perinatale Schädigungen Extreme Frühgeburtlichkeit
Defizite in Wahrnehmung und Handlungsplanung	Frühe neurologische Dysfunktionen (frühe Hirnläsionen)
Teilleistungsstörungen (serielle Störung)	Epilepsie
Autismus-Spektrum-Störungen, speziell Asperger-Syndrom	Genetische Syndrome
Intelligenzstörungen	**Erforderlicher Ausschluss:** hereditäre und erworbene neurologische Störungen (Zerebralparese, Ataxie) Muskuläre Erkrankungen

Psychische Ebene	Soziale / kulturelle Ebene
Körperliche Aktivität Starke Passivität und Vermeidung von motorischen Aktivitäten Sozial-emotionale Störung als Folge der motorischen Misserfolgserfahrungen / Vermeidung und Verweigerungsverhalten	Kulturelle Wertvorstellungen zum Erwerb von bestimmten Fertigkeiten Vorbild der Eltern (z.B. eigene Aktivitäten der Eltern, Adipositas, Bewertung der körperlichen Aktivität)

4.2 Komorbidität

Oft ergeben sich erste Hinweise auf motorische Einschränkungen durch wiederkehrende Verhaltensprobleme. Anhaltende Misserfolge eines Kindes können zu zunehmendem Verweigerungsverhalten und aggressivem Verhalten führen. Ein zeitlicher Zusammenhang zwischen motorischen Störungen und sozialen Verhaltensstörungen wird deshalb häufig berichtet (Crane et al. 2017).

In einer Reihe von Studien wurden enge Verknüpfungen zwischen umschriebenen Entwicklungsstörungen motorischer Funktionen und Sprachentwicklungsstörungen nachgewiesen. In der Studie von Vuolo et al. (2017) zeigten sich bei einer größeren Stichprobe von Kindern mit einer Sprachentwicklungsstörung Defizite in der Grob- und Feinmotorik. Bei einem Drittel der untersuchten Kinder zeigten sich klinisch bedeutsame Störungen. Auffälligkeiten fanden sich vor allem in der beidhändigen Koordination und bei sequentiellen Aufgaben, die mit beiden Händen ausgeführt werden sollten.

Zwischen Aktivitäts- und Aufmerksamkeitsstörungen und umschriebenen Entwicklungsstörungen motorischer Funktionen gibt es einen hohen Grad an Überschneidungen (Goulardins et al. 2015). Deshalb wurde immer wieder diskutiert, ob diesen Störungen eine gemeinsame Ätiologie zugrunde liegen könnte. Bei Kindern mit extremer Frühgeburtlichkeit treten beide Funktionsschwächen oft parallel auf. Dennoch geht man davon aus, dass es sich um zwei unterschiedliche Störungsbilder handelt, bei denen auf die Funktionsstörungen abgestimmte Behandlungsmethoden notwendig sind (Goulardins et al. 2015). Die klinische Praxis zeigt, dass bei Kindern mit ADHS die spezifischen motorischen Störungen oft nicht systematisch genug abgeklärt werden. Dies gilt gerade für den Altersbereich zwischen 4 und 6 Jahren, in dem beide Funktionsschwächen differentialdiagnostisch nicht gut abgrenzt werden können (Camden et al. 2014).

Die engen Zusammenhänge mit der Schulreife und dem Erlernen der grundlegenden akademischen Fertigkeiten sind vielfältig belegt. Oft ist erst der Schuleintritt Anlass für eine genauere Untersuchung der motorischen Fertigkeiten, besondere Aufmerksamkeit erhalten dabei Defizite in der Feinmotorik, zeichnerischen Fertigkeiten und der Graphomotorik (z. B. Grissmer et al. 2010).

Die Verknüpfung zwischen Autismus-Spektrum-Störungen und umschriebenen Entwicklungsstörungen motorischer Funktionen wurde erst seit etwa 2005 stärker betont. Dies liegt daran, dass man gerade in der frühen Entwicklung von Kindern mit Autismus-Spektrum-Störungen motorische Fertigkeiten nur schwer abprüfen kann und sich nur auf die Beobachtung der Spontanmotorik verlassen muss. Die Bewertung von unabhängigen Störungssymptomen ist wiederum wichtig für die Behandlungsplanung (Paquet et al. 2016).

Die Abb. 9 verdeutlicht das parallele Auftreten und die Verknüpfungen zwischen den verschiedenen Formen von Entwicklungsstörungen.

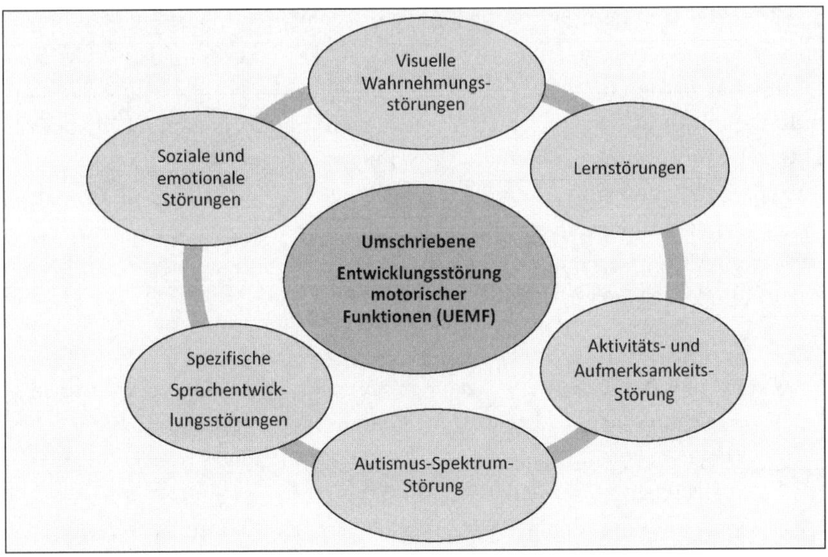

Abb. 9: Umschriebene Entwicklungsstörungen motorischer Funktionen (UEMF): häufige Komorbiditäten

4.3 Prävalenz

In der Studie von Lingam et al. (2009) wurde versucht, bei einer großen Stichprobe von 6990 Kindern im Alter von 7 Jahren einzuschätzen, welche Bedeutung motorische Koordinationsstörungen in dieser Altersspanne haben. Erfasst wurden Handgeschicklichkeit, Gleichgewichtsverhalten, Ballfangen und Alltagsfertigkeiten. Bei 1,7% der Kinder wurde eine umschriebene Entwicklungsstörung motorischer Funktionen diagnostiziert. Bei weiteren 3% der Kinder wurde eine wahrscheinliche Koordinationsstörung angenommen, dabei wurden weniger strenge Grenzwerte verwendet. Es fand sich ein erhöhtes Risiko für eine motorische Koordinationsstörung in Familien mit einem niedrigeren sozioökonomischen Status, bei Kindern mit einem Geburtsgewicht von < 2500 g sowie bei Kindern, die vor der 37 SSW geboren wurden.

Wegen der großen Variabilität im motorischen Verhalten erfolgt die Diagnosestellung oft erst ab einem Alter von 5 Jahren. Dementsprechend finden sich eine Reihe von Studien im beginnenden Schulalter. Die Prävalenzangaben für die Altersgruppe zwischen 5 und 11 Jahren liegen meist bei 5 bis 6%, wobei einzelne grob- und feinmotorische Kompetenzen in verschiedenem Maß betroffen sein können. Jungen sind im Verhältnis stärker betroffen, als weitere **Risikofaktoren** werden oft genannt: Frühgeburtlichkeit, niedriges Geburtsgewicht und Alkoholexposition während der Schwangerschaft (Bolk et al. 2018). Bei den schweren Störungsbildern bleiben die Symptome bis ins Jugend- und Erwachsenenalter bestehen. Die Häufigkeitsangaben zeigen große Schwankungen in verschiedenen Ländern, begründet durch die Verwendung unterschiedlicher Testverfahren und variable Cut-off-Werte für das auffällige Verhalten (Blank et al. 2019, Bolk et al. 2018).

> **!**
>
> Bei umschriebenen Entwicklungsstörungen motorischer Funktionen erfolgt die Diagnosestellung oft erst ab einem Alter von 5 Jahren.
> Wegen der vielfältigen Überschneidungen mit anderen Entwicklungsauffälligkeiten werden Störungen oft erst spät erkannt.
> Kinder mit ausgeprägten Störungsbildern zeigen motorische Lernprobleme bis ins Jugend- und Erwachsenenalter und zeigen bei fehlender Unterstützung auch deutliche soziale und emotionale Anpassungsprobleme.
> Eine spezifische Diagnosestellung ermöglicht eine zielgerichtete und wirksame Behandlung der motorischen Funktionseinschränkungen.

4.4 Untersuchungsschritte in der Diagnostik

Findet sich in der Anamnese ein deutlich verlangsamtes Durchlaufen der **Meilensteine** der motorischen Entwicklung, wird eine eingehende Beobachtung der Spontanmotorik vorgenommen und im weiteren Verlauf eine entwicklungsneurologische und neuropädiatrische Untersuchung veranlasst. Da Rückstände der Grob- und Feinmotorik auch einen allgemeinen **Entwicklungsrückstand** widerspiegeln können, erfolgt eine sorgfältige Entwicklungsdiagnostik. Dabei wird abhängig von der aktuellen Entscheidungssituation eine Basisdiagnostik vorgenommen, sonst aber eine komplexere Entwicklungs- oder Intelligenzdiagnostik durchgeführt. Die genauere Ausarbeitung der spezifischen Behandlungsziele wird oft an die therapeutischen Fachkräfte delegiert. Motoriktests im Vorschulalter bilden recht unterschiedliche Funktionen ab, so dass man sich genauer in die Interpretation der einzelnen Verfahren einarbeiten muss. Berücksichtigt werden stets auch die familiären Anregungsbedingungen, da im Entwicklungsverlauf des Kindes das Vorbild der Erwachsenen, aber auch bewusstes Vermeidungsverhalten eine wichtige Rolle spielen können.

Screening und Basisdiagnostik: Für die vorläufige Einschätzung motorischer Fertigkeiten im Kleinkind- und Vorschulalter dienen Übersichten über die wichtigsten Meilensteine der grob- und feinmotorischen Entwicklung (Gerber et al. 2010). Dabei muss man sich in allen Altersstufen der großen interindividuellen Variabilität dieser Fertigkeiten bewusst bleiben (Tab. 14).

Tab. 14: Früherkennungszeichen von umschriebenen Entwicklungsstörungen motorischer Funktionen (UEMF)

Lebensalter in Monaten	Auffällige Entwicklungsmerkmale Grobmotorik	Auffällige Entwicklungsmerkmale Feinmotorik
12	– Stark verzögertes Durchlaufen der Meilensteine der motorischen Entwicklung – Ausgeprägte Hypotonie – Fehlende Stabilität in Kopf- und Rumpfbereich	– starke Bevorzugung nur einer Hand (neurologische Abklärung!)

24	– Freies Laufen erst ab 18 Monaten – Beim freien Laufen stark tollpatschiger und unsicherer Gang	– Deutliche Schwierigkeiten beim Einstecken von Formen – Mangelnde Stifthaltung / unbeholfener Umgang mit Besteck
36	– Stolpert beim schnellen Laufen oder wirkt sehr tollpatschig – Ist sehr unsicher beim Laufen auf unebenen Oberflächen – Ist ängstlich beim Treppensteigen	– Kann Formen oder einzelne Puzzleaufgaben nicht einsetzen – Hat deutliche Mühe, mit Besteck zu hantieren – Meidet feinmotorische Aufgaben
48	– Steigt Treppen noch nicht im Erwachsenenschritt, ist beim Treppensteigen ängstlich – Hat große Mühe, sich eigenständig anzuziehen, braucht bei vielen Kleidungstücken noch Hilfen – Wirkt bei Bewegungsabläufen steif und unbeholfen – Wirkt ängstlich bei motorischen Aufgaben z.B. beim Klettern auf Geräten auf dem Spielplatz	– Stifthaltung meist gefaustet – Kann einfache geometrische Formen nicht nachzeichnen (Kreis, Kreuz) – Meidet das Malen und Basteln im Kindergarten sehr stark – Hantiert sehr ungeschickt mit Besteck beim Essen – Macht öfters im Alltag durch ungeschicktes Hantieren Gegenstände kaputt
60	– Hat deutliche Gleichgewichtsprobleme bei unebener Oberfläche – Meidet den Umgang mit Roller und Fahrrad – Verweigert die Mitarbeit im Kinderturnen im Rahmen des Kindergartens	– Meidet stark das Malen und Basteln, hat kein Interesse am gegenständlichen Malen – Kann Formen nicht nachzeichnen, kann Details nicht differenziert darstellen – Hat deutliche Mühe beim Zuknöpfen bei eher großen Knöpfen – Kann sich die Schuhe nicht zubinden

Die frühe Diagnostik von motorischen Störungen ist erschwert, weil sich bei einzelnen Kindern Defizite in spezifischen Fertigkeiten zeigen können, bei anderen Kindern breitgefächerte Entwicklungsrückstände in einer Reihe von motorischen Kompetenzen. Der Fokus kann stärker im Bereich der Grobmotorik oder der Feinmotorik liegen und vor allem bei der Ausführung von koordinierten motorischen Anforderungen im Alltag auffallen. Dies kann bei zweijährigen Kindern als ungeschicktes Verhalten bei feinmotorischen Anforderungen oder bei schnellen körperlichen Bewegungen imponieren. In den ersten beiden Lebensjahren kann dies bei der Haltungskontrolle, bei Gleichgewichtsreaktionen im Stehen oder beim Laufen auf unebenen Oberflächen auffallen. Dementsprechend wirkt die Motorik hypoton oder hyperton, bei feinmotorischen Aufgaben wirkt es so, als könne das Kind Bewegungen nicht vorausplanen. Schließlich zeigen sich Schwierigkeiten dabei, neue Bewegungsabläufe zu lernen und sich an Gruppenspiele und soziale Erwartungen Gleichaltriger anzupassen.

Im 3. und 4. Lebensjahr erkennt man motorische Schwierigkeiten in Aufgaben zur Selbstständigkeit z. B. beim Anziehen. Da in manchen Familien Hilfestellungen beim Anziehen oder beim Gebrauch von Besteck relativ lange aufrechterhalten werden, fallen solche Unsicherheiten oft erst verzögert auf. Im 4. und 5. Lebensjahr achtet man mehr auf die Stifthaltung, das Interesse beim Malen und Basteln und den Umgang mit einer Schere oder Alltagswerkzeugen. Da eine Reihe von Kindern vor einzelnen Aufgaben deutlich ausweichen, ist es wiederum schwierig abzuschätzen, ob ein Kind eine Tätigkeit nur vermeidet oder ob es tatsächlich Schwierigkeiten in der Umsetzung hat. Gerade bei Jungen im Alter zwischen 4 und 5 Jahren finden sich solche vermeidenden und ausweichenden Verhaltensweisen. Auf der Ebene der grobmotorischen Entwicklung ist das Kind in diesem Alter mit den Anforderungen konfrontiert, bestimmte Fahrzeuge zu nutzen (Roller, Fahrrad, Kettcar).

Im Übergang in die Schule fallen schließlich Schwierigkeiten beim Nachzeichnen von Buchstaben, beim Zeichnen von geometrischen Figuren, auch beim freien Zeichnen von Motiven auf. Im schulischen Rahmen, während der ersten und zweiten Klasse nehmen dann die Erwartungen an das tägliche Übungspensum zu. Markant können in dieser Entwicklungsphase ein deutlich verlangsamtes Arbeiten bei motorisch geprägten Aufgaben und eine geringe Frustrationstoleranz hinzukommen (Geuze 2005).

In der klinischen Praxis werden einzelne Entwicklungstests für ein erstes **Screening** oder auch für eine **Basisdiagnostik** herangezogen. Im deutschsprachigen Raum ist die Münchener Funktionelle Entwicklungsdiagnostik im Rahmen der kinderärztlichen Praxis und in Frühförderstellen als erster Bezugspunkt für die Altersspanne zwischen 0 und 3 Jahren noch in Gebrauch. Die im Jahr 2024 neu publizierte Münchener Funktionelle Entwicklungsdiagnostik für das erste bis vierte Lebensjahr (MFED 1–4) enthält Skalen zur Feinmotorik und Grobmotorik, die die Altersspanne vom ersten Lebensmonat bis 3;11 Jahren erfassen. Im Rahmen des IVAN Konzepts wird für die Altersspanne von 1 bis 6 Jahren für die Basisdiagnostik der Entwicklungstest für Kinder von 6 Monaten bis 6 Jahren (ET6-6-R) aufgeführt. Dieses Verfahren hat Unterskalen für die Körpermotorik und die Handmotorik, die für verschiedene Altersstufen ausgewertet werden können und die Klassifikation im Rahmen von bereichsspezifischen Entwicklungsquotienten erlauben. Für die Praxis der Frühdiagnostik eignen sich zudem die aufgelisteten **Grenzsteine** der Entwicklung im ET6-6-R, die eine schnelle Einschätzung einzelner Fertigkeiten bezogen auf das Altersniveau erlauben. Dabei beziehen sich vor allem die essentiellen Grenzsteine auf die Angaben für die 95% Normen. In der jeweiligen Altersgruppe lösen also 95% der Kinder die präsentierten Aufgaben. Für den Altersbereich ab 4 Jahren finden sich zudem die Aufgabenformen zum Nachzeichnen, für die Bewertung der Visuomotorik und Graphomotorik. Als Screeningfragebogen steht zudem der Developmental Coordination Questionnaire in deutscher Form für Kinder ab 5;0 Jahren zur Verfügung (Kennedy-Behr et al. 2013).

Komplexdiagnostik: Für die diagnostische Klassifikation wird eine Reihe von Informationen einbezogen, die im interdisziplinären Rahmen erhoben werden. Dazu gehört eine ausführliche Anamnese, um die medizinischen Vorbefunde und die **Meilensteine** der Entwicklung zu erfassen. Im Gespräch mit den Eltern werden im Detail Alltagsituationen erfragt, die motorische Koordinationsleistungen erfordern. Neben der entwicklungsneurologischen und der anthropometrischen Untersuchung werden je nach Komplexität der Fragestellung motorische Testverfahren, eine ausführliche Entwicklungs- und/oder Intelligenzdiagnostik, weitere Methoden zur emotionalen und sozialen Entwicklung und zur sozialen Integration einbezogen (Tamplain et al. 2019).

Für die systematische diagnostische Abklärung einer umschriebenen Entwicklungsstörung motorischer Funktionen und möglicher komorbider Störungen stehen eine Reihe von spezifischen Verfahren zur Erfassung der motorischen Kompetenzen und der visuellen Wahrnehmung in den ersten Lebensjahren zur Verfügung. In der Abbildung 10 werden eine Reihe von Verfahren aufgeführt, die vor allem für das Vorschulalter im deutschsprachigen Raum standardisiert wurden.

Die Movement Assessment Battery for Children Second Edition **(MABC-2)** steht als Testbatterie z. B. für die Altersgruppe von 3;0 bis 6;11 Jahren zur Verfügung. Das Verfahren konzentriert sich auf 3 Dimensionen: Handgeschicklichkeit, Ballfertigkeiten und statische und dynamische Balance. Die klinische Verwendung des Verfahrens bietet viele interessante Einsichten in die frühen motorischen Funktionen. Der **Bruininks-Oseretzky-Test (BOT2)** ist in der deutschen Version seit 2014 verfügbar und kann in der Langform und der Kurzform eingesetzt werden. Übergeordnete Funktionsebenen betreffen die feinmotorische Steuerung, die Handgeschicklichkeit, die Körperkoordination sowie Kraft und Gewandtheit. Normwerte stehen ab einem Alter von 4 Jahren zur Verfügung. Für das **Leistungsinventar zur objektiven Überprüfung der Motorik von 3- bis 6-Jährigen (LoMo 3-6)** gibt es zwei Testversionen für die Altersgruppen von 3;0 bis 4;5 Jahren und 4;6 bis 6;11 Jahren. Anhand eines Elternfragebogens kann ein Gesamtwert für alltägliche motorische Aktivitäten gewonnen werden. Seit 2018 wurde der Test **Motorische Entwicklung im Vorschul- und Grundschulalter (MOVE4-8)** eingeführt, der fein- und grobmotorische Koordination erfasst und alltagsrelevante Fertigkeiten auch über einen Elternfragebogen erfasst.

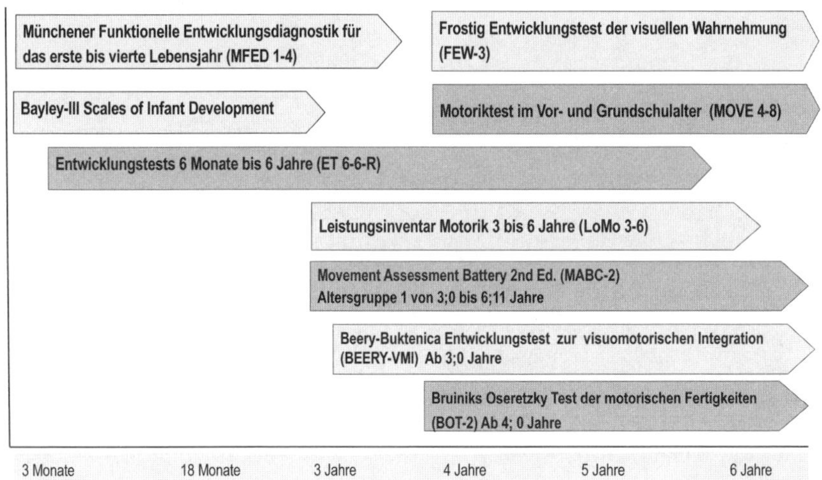

Abb. 10: Testverfahren zur Erfassung der motorischen Koordination/visuellen Wahrnehmung im Kleinkind- und Vorschulalter

Es gibt kaum vergleichende Studien zu den aufgeführten motorischen Entwicklungstests. Deshalb ist es schwierig abzuschätzen, welche unterschiedlichen Dimensionen den einzelnen Testverfahren zugrunde liegen und welche prognostische Bedeutung die Auffälligkeiten haben. Die Praxisrelevanz ergibt sich aus der sorgfältigen Beschreibung einzelner Defizite und der Möglichkeit, Therapiefortschritte im Verlauf zu überprüfen.

Bei unklaren Störungsbildern ist die Untersuchung in einem spezialisierten Zentrum für die motorische Entwicklung sinnvoll, in dem eine entwicklungsneurologische Untersuchung und eventuell auch objektive Verfahren zum Bewegungsablauf (z. B. im Rahmen der Ganganalyse), eine weitergehende ätiologische Abklärung und die Erprobung verschiedener Therapiemethoden angeboten werden. In der Tabelle 15 wird eine Entscheidungshierarchie dargestellt, die das systematische klinische Vorgehen im Einzelnen abbildet. Bei unklaren Befunden ist stets eine interdisziplinäre Abklärung wünschenswert (Tab. 15).

Tab. 15: Entscheidungsschritte in der Diagnostik von umschriebenen Entwicklungsstörungen motorischer Funktionen

Entwicklungsauffälligkeiten	Untersuchungsbefunde
Verzögerte motorische Entwicklung / Hypotonie	Kinderneurologische und neuropädiatrische Untersuchung Ätiologische Abklärung bei Bestätigung der motorischen Störung
Ungewöhnliche motorische Symptome	Kinderneurologische Untersuchung vor allem Ausschluss Zerebralparese Muskuläre Erkrankungen
Allgemeiner Entwicklungsrückstand Intelligenzentwicklung Aufmerksamkeitsverhalten	Ausführliche standardisierte Entwicklungsdiagnostik Neuropsychologische Diagnostik (Aufmerksamkeit, exekutive Funktionen)
Spezifische Defizite in der motorischen Koordination (Grob- und Feinmotorik)	Diagnostische Beobachtung im Rahmen der Ergotherapie und Physiotherapie / standardisierte Diagnostik von Fein- und Grobmotorik, visueller Wahrnehmung
Fehlende Alltagsanregung? Störungsbewusstsein	Verhaltensbeobachtung der Eltern-Kind-Interaktion Elterliche Erwartungshaltung und Besorgnis der Eltern
Stimulierbarkeit / fehlende Motivation	Erproben von Übungsstrategien Temperamentsmerkmale Wahrnehmung der eigenen Kompetenzen Sekundäre emotionale Störung?

> Die Abgrenzung von umschriebenen Entwicklungsstörungen motorischer Funktionen von Zerebralparesen und anderen neurologischen Erkrankungen des Muskel- und Bewegungsapparates ist nicht leicht und erfordert eine eingehende neuropädiatrische und entwicklungsneurologische Untersuchung.
> Im Vorschulbereich gibt es standardisierte motorische Entwicklungstests, mit denen die motorischen Fertigkeiten auch im Hinblick auf die Therapieplanung genauer geprüft werden.
> Eine komplexe Störung der motorischen Koordination in Grobmotorik, Feinmotorik und Mundmotorik muss von einer allgemeinen Retardierung abgegrenzt werden. Bei Störungen der Motorik muss stets auch eine standardisierte Untersuchung der kognitiven Entwicklung stattfinden.

Indikationen für die Vorstellung in einem sozialpädiatrischen Zentrum: Im Folgenden werden eine Reihe von Indikationen für eine interdisziplinäre Abklärung in einem sozialpädiatrischen Zentrum aufgeführt:

- Kombinierte Entwicklungsabweichungen auf verschiedenen motorischen Funktionsebenen mit unklarer Prognose, bei Hinweisen auf komorbide kognitive Störung (**exekutive Funktionen**, visuelle Kognition) mit unklarer Bedeutung
- Stagnation der Entwicklung in wichtigen Funktionsbereichen der Motorik über mehr als 8 bis 10 Monate
- Stagnation der Entwicklung im Bereich der Motorik trotz intensiver Frühfördermaßnahmen über 8 bis 10 Monate
- Hinweise auf zerebrale Bewegungsstörung, Ataxie, ausgeprägte Hypotonie, unklare neurologische oder muskuläre Symptome
- Hinweise auf komorbide autistische Verhaltensmerkmale
- Hinweise auf zerebrales Anfallsleiden insbesondere bei **Regression** von motorischen und/oder kognitiven Kompetenzen
- Erhebliche Auswirkungen der motorischen Störung auf die soziale Integration in Kindergarten/Schule
- Familie durch Diagnose/Therapieanforderungen psychisch stark belastet, nur geringe soziale Ressourcen zur Entlastung der Familie verfügbar.

4.5 Therapieschwerpunkte

In den Leitlinien der European Academy of Childhood Disability von 2011 wird erläutert, dass aufgaben- und fertigkeitenorientierte Übungsprogramme wirksamer sind als globale Ansätze z. B. im Bereich der sensorischen Integration oder Wahrnehmungsförderung (Blank et al. 2012). Dies wird in den aktuellen Übersichten ebenfalls betont, ein aufgabenspezifisches Vorgehen wird gegenüber den traditionellen Ansätzen als wirksamer angesehen. Wirkungsvolle Strategien beziehen zudem die kognitive und motivationale Orientierung stets mit ein (Biotteau et al. 2020).

Sugden/Chambers (2005) unterscheiden zwischen prozessorientierten und aufgabenorientierten Therapiestrategien. Prozessorientierte Ansätze gehen demnach von einer Hierarchie von grundlegenden Fähigkeiten aus, die Voraussetzungen für motorische Fähigkeiten sind. Dementsprechend versucht man an körperbezogenen Wahrnehmungsprozessen (z. B. der taktil-kinästhetischen Wahrnehmung), der bewussten Körperwahrnehmung oder an breitgefächerten motorischen Aktivitäten zu arbeiten. Der Ansatz betont vor allem motivationale Faktoren und versucht, die Selbstwirksamkeit bei einem Kind zu unterstützen. Zu diesen Ansätzen gehören auch umfassendere Behandlungsmodelle, die verschiedene Bereiche der Wahrnehmung anzusprechen versuchen, z. B. das Modell der sensorischen Integration (Lange 2018, Miller et al. 2007).

Aufgabenorientierte Interventionen versuchen, an einzelnen motorischen Fertigkeiten zu arbeiten, die möglichst eine hohe Alltagsrelevanz haben. Dabei spielen die Präferenzen des Kindes, der Eltern und pädagogischen Fachkräfte bei der Auswahl der geübten Fertigkeiten eine wesentliche Rolle. Auch hier soll das persönliche Erfolgserlebnis und die Bedeutung für den Alltag dazu beitragen, dass ein Kind motiviert bleibt und versucht, die Übungselemente durchzuhalten (Camden et al. 2014). Das konkrete Vorgehen schließt ein, dass man einzelne Aufgaben oder Fertigkeiten in verschiedene Teilaufgaben analysiert und Aspekte der Selbstkontrolle und der aktiven Mitarbeit des Kindes und der Eltern betont.

Das **neuromotorische Training (NTT)** baut auf der Theorie des motorischen Lernens auf und bezieht gleichzeitig ökologische Aspekte mit ein. Die Auswahl der zu übenden Aktivitäten erfolgt über die systematische Befragung und Beobachtung von Kind und Eltern. Aufgabe der Therapie ist es, die motorischen Fertigkeiten in kleinen Schritten aufzubauen und dabei die Anforderungen schrittweise zu erhöhen. Dazu werden die Rahmenbedingungen (constraints) in der Aufgabe und in der sozialen Umwelt entsprechend angepasst. Sowohl verbale Instruktion als auch das angeleitete Erproben von motorischen Fertigkeiten spielen dabei eine Rolle. In den Behandlungszielen wird immer wieder reflektiert, wie man die Motivation des Kindes aufrechterhalten kann, dabei spielt auch das Nachdenken des Kindes über seine eigenen Schwierigkeiten und mögliche Anpassungen der Übungen eine Rolle (Schoemaker/Smits-Engelsman 2005).

Im Rahmen des **CO-OP-Trainings** werden Prinzipien der kognitiven Verhaltenstherapie und Methoden der Selbstinstruktion miteinbezogen. Ausgangspunkt sind selbstgewählte motorische Fertigkeiten und Alltagsaktivitäten. Ziel ist es, dass das Kind aktiv dabei mitarbeitet, wie es seine Fertigkeiten verbessern kann, welche Hindernisse es für eine erfolgreiche Umsetzung gibt und wie man einen verbesserte Übungsstrategie planen kann. Polatajko et al. (2001) verwenden hierfür die „goal-plan-do-check strategy". Wesentlich sind hier ein aufgaben- und aktivitätsorientiertes Vorgehen, man übt an konkreten Fertigkeiten, nicht an möglichen Entwicklungsvoraussetzungen für die definierte Kompetenz.

Ein relativ aktueller Ansatz ist der Einsatz von computergestützten Spielaktivitäten zur Übung von motorischen Fertigkeiten (z. B. Ferguson et al. 2013).

Die Untersuchungen zur Wirksamkeit von Therapiemethoden belegen moderate Effekte für ein Aufgaben orientiertes Training bei motorischen Fertigkeiten, es finden sich aber nur eine begrenzte Zahl von systematischen Therapiestudien (Miyahara et al. 2017). Das Üben umschriebener Funktionen und Fertigkeiten mit präziser Definition der Aufgabenform lässt sich am besten belegen (Smits-Engelsman et al. 2018).

4.6 Elternberatung

Um Vorschulkinder für eine Vielzahl von motorischen Aktivitäten anzuregen, sollte ein Kind bei verschiedenen motorischen Aufgaben beobachtet werden. Wichtig ist, dass die Eltern sich auf den Rhythmus des Kindes, seine Sicherheit bei Bewegungsabläufen und seine bevorzugten Aktivitäten einstellen. Alltagsaufgaben zur Selbstständigkeit und im Rahmen von Haushaltsaktivitäten bieten eine Vielfalt von Möglichkeiten, feinmotorische Fertigkeiten anzuregen, ohne dass sich das Kind einer möglichen pädagogischen Absicht der Eltern bewusst wird.

Eltern sollten darin unterstützt werden, ihre eigenen Erwartungen zu formulieren und zu lernen, ein Kind jeweils günstig zu motivieren. Dabei ist es stets sinnvoll, Vorlieben und Stärken eines Kindes als Ausgangspunkt zu wählen und sich nicht auf das intensive Trainieren oder Kompensieren einer konkreten Schwäche des Kindes zu konzentrieren.

Eine starke Defizitorientierung, also ein Fokus auf einzelne Schwächen eines Kindes sollte vermieden werden. Sinnvoll ist es, für die Eltern breitgefächerte **Entwicklungsaufgaben** zu definieren und auch eine entsprechende Unterstützung/Förderung des Kindes zu achten.

Blank (2012b) listet konkrete Empfehlungen für die Eltern auf mit dem Ziel, dass die Eltern Förderschritte günstig unterstützen und emotionale Anpassungsprobleme vermeiden helfen. Dazu zählen ausreichend Ruhe und Zeit für Aktivitäten und die günstige Gestaltung der physikalischen Umgebung. Besonders wichtig sind für ihn realistische Erwartungen der Eltern an die Fortschritte des Kindes. Diese werden am besten eingehalten, wenn man sich auf die konkrete Tätigkeit oder Aktivität konzentriert und versucht, bewusste Bewertungen zu vermeiden. Wichtig ist, ein konkretes Ziel oder einzelne Etappen im Auge zu behalten und stets zu überlegen, wie man das Kind ausreichend motivieren und bei der Sache halten kann. Wenn notwendig muss man andere Wege gehen, um eine Fertigkeit einzuüben oder die konkreten Aufgaben zunächst zurückstellen, bis das Kind sich besser darauf einlässt.

Bei den Untersuchungen zu den Zusammenhängen zwischen motorischen Fertigkeiten, kontinuierlicher Aktivität und den resultierenden positiven Wirkungen auf körperliche Fitness, Selbstvertrauen und **exekutive Funktionen** wird als zentrales Element immer wieder die Freude an den konkreten Aktivitäten betont (Bremer/Cairney 2016).

Grundgedanken der Elternberatung

Körperliche Nähe und taktile Erfahrungen legen die Grundlage für die motorische Exploration im ersten und zweiten Lebensjahr. Eltern sollten auf die Vorlieben und Bedürfnisse von Kleinkindern achten. Dunn (2004) beschreibt verschiedene Ebenen der sensorischen Verarbeitung, auf die man besonders im Kleinkind- und Vorschulalter achten sollte. Störungen der sensorischen Verarbeitung können eine Begleitsymptomatik bei umschriebenen Entwicklungsstörungen motorischer Funktionen sein oder kommen im Kontext von Entwicklungsauffälligkeiten nach extremer Frühgeburtlichkeit vor.

Eltern sollten den Schwerpunkt auf die Freude an der Bewegung und dem Erproben von neuen Aktivitäten legen. Durch die Auswahl von Aktivitäten, die auf das Alter abgestimmt sind, kann ein Kind leicht zu neuen motorischen Fertigkeiten ermutigt werden. Kinder im zweiten Lebensjahr wiederholen gerne vertraute Funktionsspiele und gewinnen damit feinmotorische Fertigkeiten und das Erfolgserlebnis, Spiele zuverlässig zu meistern. Im dritten und vierten Lebensjahr hantieren Kinder gerne mit Utensilien aus der Küche und Werkzeugen und wollen die Handlungen der Erwachsenen imitieren.

Eltern sind ein wichtiges Vorbild für regelmäßige körperliche Aktivität und das Meistern von motorischen Aufgaben. Eltern sollten regelmäßig an körperlichen Aktivitäten gemeinsam mit dem Kind teilnehmen und sich ihrer Vorbildfunktion bewusst werden. Ein Kind lässt sich am leichtesten anregen, wenn es regelmäßig wiederkehrende Alltagsaktivitäten mit den Erwachsenen mitmachen kann.

Eltern sollten bei zunehmendem Vermeidungsverhalten und häufigen Misserfolgen auf Vorlieben und vertraute Alltagsroutinen übergehen. Wird sich das Kind eigener Defizite zunehmend bewusst, auch durch den Vergleich mit Gleichaltrigen im Kindergarten, sollte man sich auf vertraute Kompetenzen und Fertigkeiten konzentrieren. Meidet ein Kind eine Tätigkeit bewusst, wird man ähnliche Alltagsaktivitäten erproben, in denen das Kind in seinen körperlichen Funktionen oder in der Feinmotorik gefordert wird.

Die Eltern sollten auf mögliche Auswirkungen der Entwicklungsstörung auf Selbstbild und körperliche Erfahrungen hingewiesen werden. Schwierigkeiten bei der motorischen Planung können das Kind etwa beim Anziehen stark beeinträchtigen und frustrieren, so dass es sich häufig auf die Hilfe der Eltern verlässt. Mangelnde Geschicklichkeit sowie Missgeschicke durch impulsives Verhalten können ein Kind mit einer zusätzlichen Aktivitäts- und Aufmerksamkeitsstörung massiv verunsichern (Landy 2009).

Alltagsaktivitäten wie Anziehen, die Esssituation, Toilettenverhalten und Helfen im Haushalt bieten einen günstigen Rahmen für Lernmöglichkeiten des Kindes. Aufgaben zur Handgeschicklichkeit können im Rahmen von Alltagsaufgaben gefördert werden, bei denen das Kind regelmäßig mithelfen darf (Dunst et al. 2013).

Im Fokus der Alltagsförderung sollten das Selbstvertrauen und das Meistern von Aufgaben liegen. Das Kind sollte ermutigt werden, Aufgaben, die ihm gut gelingen, oft zu wiederholen und zu variieren. Anerkennung sollte ein Kind stets schon für den Versuch erhalten, etwas zu probieren. Kleine Verantwortungen und Lob für erfolgreiches Tun helfen, das Selbstvertrauen des Kinds zu stärken.

Praktische Empfehlungen

- Fragen Sie die Eltern nach ihren bevorzugten körperlichen Aktivitäten und auch nach Aufgaben, die sie selbst eher vermeiden.
- Stellen Sie für die Eltern eine gemeinsame Liste von Spielen und Aktivitäten zusammen, die täglich aufgegriffen werden können.
- Im Vordergrund steht die Freude an der Bewegung. Eltern sollten sich als Aufgabe stellen, ein Kind insgesamt für verschiedene motorische Fertigkeiten zu motivieren.
- Meidet oder verweigert ein Kind eine bestimmte Aufgabenstellung massiv, sollte es Aufgabe der therapeutischen Fachkraft sein, das Kind für diesen Aufgabenbereich zu motivieren und neue Kompetenzen aufzubauen.

5 Umschriebene kombinierte Entwicklungsstörungen

Der Begriff der kombinierten Entwicklungsstörung wird in der **ICD-10** als Restkategorie verwendet und versucht Entwicklungsverläufe abzubilden, bei denen kombinierte Entwicklungsauffälligkeiten beschrieben werden. Man geht von einer Restkategorie von Störungen aus, bei denen eine Kombination von Lernproblemen, sprachlichen Einschränkungen und motorischen Auffälligkeiten besteht. Zudem können auch kognitive Funktionen verzögert sein. Die Verwendung wird empfohlen, wenn eine starke Überschneidung zwischen den Grundkategorien von Entwicklungsstörungen vorliegt (Remschmidt et al. 2006). Da komorbide Störungen bei Entwicklungsstörungen eher die Regel sind, ist dieser Begriff ambivalent. In der klinischen Praxis hat diese unklare Definition dazu geführt, dass in den Diagnoseschemas oft mehrere Entwicklungsdiagnosen nebeneinander aufgeführt werden. Alternativ wird die Möglichkeit genutzt, die einzelnen Funktionsstörungen in Klammern aufzulisten.

Die Hinweise in den vorangegangenen Kapiteln auf die vielfältigen Formen von komorbiden Störungen zeigen, dass das Thema der kombinierten Entwicklungsstörungen in den medizinischen Diagnosesystemen noch wenig überzeugend aufgegriffen wird. Im Rahmen der ICD-11 hat man auf die Verwendung dieses Begriffs ganz verzichtet. Stattdessen werden die dimensionalen Merkmale von Entwicklungsstörungen betont und die Möglichkeiten von gemeinsam auftretenden Formen von Entwicklungsstörungen für bestimmte Störungsbilder im Einzelnen dargestellt (WHO 2024).

Im Folgenden sollen kombinierte Entwicklungsstörungen am Beispiel der Entwicklung von frühgeborenen Kindern erläutert werden, zudem wird der Begriff der **Wahrnehmungsstörung** exemplarisch in diesem Kapitel behandelt. Wahrnehmungsstörungen werden als komplexe Formen von Entwicklungsauffälligkeiten beschrieben, bei denen die sensorische Verarbeitung, die Aufnahme und das Behalten von wahrnehmungsbezogenen Informationen und die Planung von Kompetenzen auf der Ebene der jeweiligen Wahrnehmungsfunktionen deutliche Auffälligkeiten zeigen. Wegen dieser vielschichtigen Betrachtungsweise wurde immer wieder diskutiert, ob man diesen Begriff für die Bewertung von kindlichen Entwicklungsstörungen überhaupt heranziehen sollte (Barkley 2018). Zudem wird der Begriff oft mehrdeutig verwendet, er wird zur

Beschreibung von einzelnen Symptomen herangezogen, als theoretische Erklärung für spezifische Lernstörungen gebraucht und als Basisfunktion von abstrakteren Kompetenzen der sprachlichen und kognitiven Entwicklung betrachtet. Die Verdachtsdiagnose einer Wahrnehmungsstörung müsste in der Regel eine interdisziplinäre Abklärung der beobachteten Entwicklungsauffälligkeiten nach sich ziehen.

5.1 Kinder mit Zustand nach Frühgeburtlichkeit

Im Entwicklungsverlauf von Kindern mit Zustand nach Frühgeburtlichkeit zeigen sich eher atypische Verläufe der Entwicklung, die verschiedene Entwicklungsfunktionen betreffen können. In der Beschreibung muss man sich deshalb oft auf den Begriff einer kombinierten Entwicklungsstörung beziehen. Welcher Entwicklungsbereich die Leitsymptomatik darstellt, ist im Einzelfall schwer zu entscheiden. In den Übersichten zum Langzeitverlauf wird oft eine niedrigere Intelligenzentwicklung beschrieben, diese kann aber eine Summe von einzelnen Funktionsschwächen oder -störungen sein (Bos/Roze 2011). In der Beschreibung des Entwicklungsprofils und der Förderplanung ist es wichtig, die verschiedenen Ebenen der Entwicklung herauszuarbeiten, auch ihre relative Bedeutung in verschiedenen Altersstufen (Abb. 11). In den Übersichtsreferaten zur neuropsychologischen Entwicklung werden eine Reihe von Funktionsbereichen behandelt (Sansavini et al. 2011). Diese Bereiche müssen auf der diagnostischen Ebene systematisch erfasst werden. Therapieziele sollten auf die aktuellen Entwicklungsthemen abgestimmt werden.

Interessant ist zudem, dass man einzelne Entwicklungsauffälligkeiten erst ab einem bestimmten Alter erkennen und diagnostizieren kann. Dies mag daran liegen, dass man die Vorläufersymptome nicht eindeutig interpretieren kann. Manche Fertigkeiten werden zudem erst auf einem bestimmten Organisationsniveau als auffällig erkannt.

Bei Kindern mit Zustand nach Frühgeburtlichkeit finden sich deutlich erhöhte Risiken für die visuelle Entwicklung und für neurologisch begründete Funktionsstörungen. Dazu zählt man einerseits die Retinopathie, aber auch die Auswirkungen auf Gehirnstrukturen, die visuelle Informationen verarbeiten (Leung et al. 2018). Teil der Routineuntersuchungen sind die Überprüfung der visuellen Sehschärfe, ein möglicher Strabismus, eine abnormale Stereopsis und Refraktionsfehler. Zentrale Verarbeitungsprobleme wie Einschränkungen des Gesichtsfelds und in der Wahrnehmung von Kontrasten sowie visuelle Verarbeitungsprobleme werden oft weniger gezielt untersucht und die Folgeprobleme im Lernen unter Umständen missverstanden. Leung et al (2018) empfehlen deshalb zu Recht eine ausführliche neuropsychologische Untersuchung, die verschiedene Ebenen der visuellen Wahrnehmung bewertet, um daraus abgeleitete Lernschwierigkeiten zu verstehen. Dabei wird ein kleiner Teil der Kinder mit Zustand nach Frühgeburtlichkeit ausgeprägte Funktionsstörungen haben, die sich auch auf verschiedene kognitive Testverfahren auswirken, für eine größere Gruppe finden sich relativ zu den regelrecht geborenen Kindern unterdurchschnittliche Leistungen in den visuellen Verarbeitungsprozessen, die das Lernen erschweren (Geldof et al. 2012).

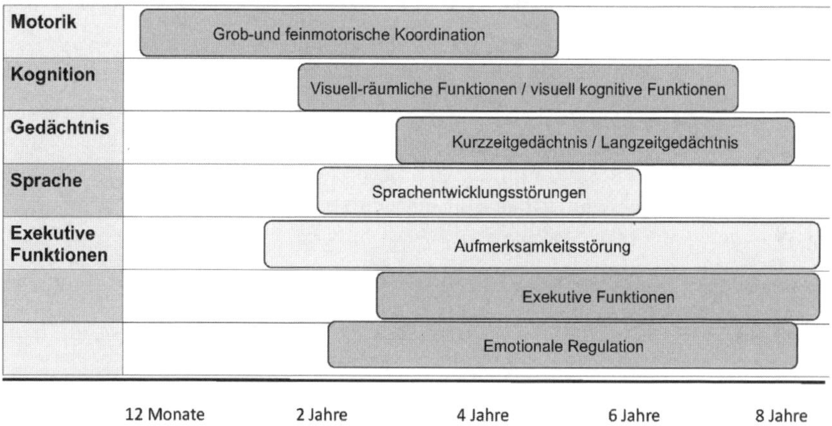

Abb. 11: Kombinierte Entwicklungsstörungen bei frühgeborenen Kindern im Vorschulalter und beginnenden Schulalter (vgl. die Übersicht in Sansavini et al. 2011)

5.2 Störungen der visuellen Wahrnehmung

Eine visuelle **Wahrnehmungsstörung** beschreibt Störungen der visuellen Verarbeitung von Reizeindrücken. Dies führt dazu, dass das Kind Eindrücke schlecht ordnen und verarbeiten kann, sich von visuellen Reizen leicht ablenken lässt und sich bestimmte visuelle Aufgaben und Handlungsabläufe schlecht vorstellen kann. Man geht von verschiedenen Ebenen der visuellen Verarbeitung aus, die man im Einzelfall aber nur schwer voneinander differenzieren kann. Eine Störung der visuellen Wahrnehmung hat Auswirkungen auf den Aufbau einzelner symbolischer Funktionen im Vorschulalter, etwa die räumliche Vorstellung oder das Zeichnen. Visuelle Störungen sind oft mit anderen Entwicklungsstörungen assoziiert, etwa umschriebenen Entwicklungsstörungen motorischer Funktionen oder Sprachentwicklungsstörungen. Als Teilfunktionen der visuellen Wahrnehmung werden unter anderem visuelle Aufmerksamkeit und Differenzierung, visuelle Repräsentation und Planung, visuelles Kurzzeitgedächtnis und räumliche Wahrnehmung aufgeführt (S2k Leitlinie 2017 visuelle Wahrnehmungsstörungen).

Alltagssymptome, die auf eine visuelle Wahrnehmungsstörung hindeuten können, sind eine starke Ablenkbarkeit im Spiel und häufiges Wechseln zwischen Tätigkeiten, Schwierigkeiten im Wechseln des Aufmerksamkeitsfokus, Einschränkungen im Erkennen und Behalten von vertrauten Abläufen, Grenzen bei visuellen Aufgabenstellungen wie Puzzleaufgaben, Malen, Basteln und bei weiteren visuell geprägten Handlungen. Oft ist auch das Vermeidungsverhalten eines Kindes gegenüber bestimmten Anforderungen ein wichtiger Hinweis.

Im Rahmen des Konzepts der nonverbalen Lernstörungen von Rourke (1995) wurde die Verknüpfung von visuellen Wahrnehmungsleistungen mit anderen Entwicklungsbereichen systematisch ausgearbeitet. Rourke (1995) beschrieb die Schwächen und Stärken von Kindern mit nonverbalen Lernstörungen und versuchte zudem verschiedenen Untertypen von Lernstörungen in diesem Bereich zu definieren.

Die nonverbale Lernstörung umfasst primär Defizite in der visuellen und taktilen Wahrnehmung, in der psychomotorischen Koordination, im Umgang mit neuen kognitiven Anforderungen. Die primären kognitiven, motorischen und taktilen Defizite führen zu schulischen Leistungsproblemen und zu sozialen und emotionalen Anpassungsproblemen (Rourke / Tsatsanis 1996, Petermann et al. 2010). Für Vorschulkinder werden Auffälligkeiten in der motorischen Koordination, in der visuellen Wahrnehmung und in der sozialen Anpassung ab einem Altersbereich von 3 bis 4 Jahren beschrieben, es gibt aber nur wenige systematische Studien zu den Verlaufsmerkmalen der Symptomatik.

Nonverbale Lernstörungen und spezielle Funktionsstörungen der visuellen Verarbeitung, visuellen Planung und visuell-konstruktiver Funktionen finden sich in charakteristischer Weise bei einer Reihe von genetischen Syndromen. Belegt sind solche visuellen Wahrnehmungsstörungen für eine Teilgruppe der Kinder und Jugendlichen mit Neurofibromatose Typ 1 (NF1). Einschränkungen der visuell-räumlichen Wahrnehmung und visuell-konstruktiver Funktionen sind charakteristisch für das Begabungsprofil von Kindern mit Williams-Syndrom. Perinatale und postnatale Hirnschädigungen z. B. im Rahmen von extremer Frühgeburtlichkeit können ebenfalls dieses Symptomspektrum auslösen (Petermann et al. 2010).

Diagnostisches Vorgehen: Für das Screening stehen nur Übersichten zu einzelnen **Meilensteinen** zur Verfügung, oft finden sich dabei Überschneidungen mit feinmotorischen Fertigkeiten und ausgewählten kognitiven Aufgaben. Für die systematische Diagnostik ist im Vorschulalter der Frostig Entwicklungstest der visuellen Wahrnehmung (FEW-3) besonders hilfreich, in den Studien für frühgeborene Kinder wurde öfters auch der Beery-Buktenica-Test zur visuomotorischen Integration eingesetzt, für den allerdings nur US-amerikanische Normen zur Verfügung stehen. Ab einem Alter von 4 Jahren ist eine ergänzende Intelligenzdiagnostik stets erforderlich, die Abgrenzung zwischen visuellen Wahrnehmungsstörungen und visuell-kognitiven Leistungen auf der Ebene der Intelligenz ist äußerst schwierig. Eine genaue Bewertung erfordert eine komplexe neuropsychologische Diagnostik, die meist nur bei spezifischen Krankheitsbildern eingesetzt wird (Petermann et al. 2010, Zihl/Dutton 2014).

Behandlung: In der Praxis werden oft Elemente aus dem Frostig-Programm zur Förderung der visuellen Wahrnehmung eingesetzt, obwohl die empirischen Belege für die Wirksamkeit begrenzt sind (Kavale 2006). Meist werden in der Praxis kombinierte Förderziele verfolgt, die motorische Fertigkeiten, visuelle Leistungen, Aufmerksamkeitsfunktionen und **exekutive Funktionen** einschließen. Da sensorische Funktionsstörungen selten völlig isoliert auftreten und meist in ein komplexes Muster von Alltagskompetenzen eingebettet sind, ist ein multimodales Vorgehen sicherlich plausibel (Zihl 2014). Eine Reihe von interessanten Behandlungsansätzen findet sich im Rahmen von neuropsychologischen Trainingsprogrammen (Zeschitz/Ennöckl 2020).

> **!**
>
> Die Früherkennung von visuellen Wahrnehmungsstörungen ist ab einem Entwicklungsalter von 2 1/2 bis 3 Jahren möglich.
> Als erste Maßnahme bei Verdacht auf visuelle Wahrnehmungsstörung sollte zunächst eine systematische augenärztliche Untersuchung erfolgen.
> Bei visuellen Wahrnehmungsstörungen, die sich über eine längere Phase nicht kompensieren lassen, sollte stets eine eingehende neurologische/neuropädiatrische Untersuchung erfolgen.
> Eine Frühbehandlung von visuellen Wahrnehmungsstörungen wird abhängig gemacht werden von der Anpassungsfähigkeit und dem Störungsbewusstsein des Kindes, oft erfolgt die intensivste Behandlungsphase zwischen 4 und 6 Jahren.
> Visuelle Wahrnehmungsstörungen, die sich über einen Zeitraum von zwei Jahren nicht kompensieren lassen, führen häufig zu spezifischen Lernstörungen in der Schule, z.B. spezifischen Rechenstörungen oder Lese-Rechtschreibstörungen.

5.3 Auditive Wahrnehmungs- und Verarbeitungsstörungen (AVWS)

Bei einer auditiven Wahrnehmungsstörung geht man von einer Veränderung der Höreindrücke durch eine Störung in der zentralen Hörbahn bei gleichzeitig normalem peripherem Hörvermögen aus. Auditive Informationen werden im Zentralnervensystem weiterverarbeitet. Eine auditive **Wahrnehmungsstörung** führt zu Störungen der auditiven und sprachlichen Verarbeitung in der Großhirnrinde.

Die Unterscheidung zwischen spezifischen Sprachentwicklungsstörungen und auditiven Wahrnehmungsstörungen ist nicht immer eindeutig definiert und wird kontrovers diskutiert (Tomlin et al. 2015). Dies liegt daran, dass man in den Testbatterien zur Erfassung von auditiven Verarbeitungs- und Wahrnehmungsstörungen auch Testverfahren zur sprachlichen Verarbeitung, zum sprachlichen Gedächtnis und zur sprachlichen Planung zugrunde legt.

Als **Teilfunktionen** der auditiven Verarbeitung/Wahrnehmung werden unter anderem beschrieben: die auditive Aufmerksamkeit und Lokalisation und die auditive Differenzierung (Unterscheidung von auditiven Reizen auf der Ebene von Geräuschen, Klängen, Phonemen, Wörtern). Aspekte der sprachlichen Verarbeitung betreffen die auditive Identifikation (Heraushören von Elementen auf der Phonemebene), die auditive Synthese (Zusammensetzen von Einzellauten zu Wörtern), das auditive Kurzzeitgedächtnis (Gedächtnisleistungen für Geräusche, Silben, Worte, Sätze) und die auditive Sequenzierung (Gedächtnis für eine bestimmte auditive Sequenz vor allem von Wörtern oder Sätzen) (S1 Leitlinie AVWS 2019).

Symptome und Verhaltensbeobachtungen, die auf eine auditive Verarbeitungs- und Wahrnehmungsstörung hindeuten können, betreffen eine starke Empfindlichkeit für laute Geräusche oder Störgeräusche z. B. im Rahmen einer Gruppe, eine reduzierte Hörreaktion bei Störgeräuschen, starke Ablenkbarkeit in komplexen auditiven und sprachlichen Umgebungen, Schwankungen der Höraufmerksamkeit, wechselnde Aufmerksamkeit für sprachliche Angebote z. B. beim Vorlesen (Chermak 2001).

Im Rahmen des Konsenspapiers, das auf europäischer Ebene erstellt wurde (Iliadou et al. 2017) wurden fünf Kriterien für die AVWS aufgeführt:

DEFINITION

Definition der auditiven Verarbeitungs- und Wahrnehmungsstörung (AVWS):

- Normale Hörfunktionen (Hörschwelle ≤ 15 dB Hörleitung für jede Frequenz zwischen 250 und 8000 Hz auf beiden Ohren
- Die Leistungen in mindestens zwei validierten Testverfahren zur auditiven Verarbeitung, die unterschiedliche Verarbeitungsprozesse in mindestens einem Ohr erfassen, liegen 2 Standardabweichungen unter dem Mittelwert
- Beschreibung von Symptomen und Risikofaktoren, die mit einer AVWS in Beziehung stehen
- Ein nonverbaler Intelligenzquotient > 80
- Die Fähigkeit des untersuchten Kindes, Instruktionen unter idealen Bedingungen zu folgen.

Im Diagnoseschlüssel der **ICD-10** kodiert man die AVWS unter der Ziffer F80.2 oder H93. Im **DSM-5** ist das Störungsbild nicht aufgenommen. Im Rahmen der **ICD-11** wurde die Diagnose „auditive Verarbeitungsstörung" (auditory processing disorder) nicht in die Kodierung einbezogen. Da auditive Wahrnehmungsstörungen ein hohes Maß an komorbiden Störungen aufweisen, ist die differentialdiagnostische Einschätzung nicht einfach und benötigt ein ausreichend routiniertes Team. In der Literatur werden 40 bis 50% assoziierte entwicklungsneurologische Störungen angenommen (Sharma et al. 2019). Tatsächlich ist in der Fachliteratur umstritten, wie präzise die diagnostischen Leitlinien dabei helfen, eine eindeutige diagnostische Zuordnung zu erreichen. Die Abgrenzung zwischen auditiven Verarbeitungsproblemen und kognitiven Funktionsstörungen bzw. spezifischen Lernproblemen ist überaus schwierig (Tomlin et al. 2015, DeBonis 2015). Interessant ist zudem, dass man oft modalitätsübergreifende Verarbeitungsprobleme findet, die sich dann noch schwerer einordnen lassen.

Diagnostisches Vorgehen: Bei den **Screeningverfahren** finden sich eine Reihe von Methoden, die eine hohe Plausibilität haben, bei denen die Einhaltung der Gütekriterien aber nicht zuverlässig nachgewiesen ist (Karch 2017). Dies kann dazu führen, dass sowohl der Anteil der falsch positiv als auch der falsch negativ eingeordneten Kinder relativ hoch ist. Verfahren, die laut Testautorinnen und -autoren für Screening oder Diagnostik bei Verdacht auf AVWS entwickelt wurden, weisen in der Regel nur wenige spezifische Aufgaben auf, die nicht in den entsprechenden Screenings zum Schriftspracherwerb enthalten sind (Karch 2017).

Bei einigen Verfahren, die explizit zu Screeninguntersuchungen genutzt werden sollen und sich für den Routineeinsatz in der Einschulungsdiagnostik oder in der kinderärztlichen Praxis eignen sollen, reichen die Testgütekriterien – selbst nach Einschätzung der Testautorinnen und -autoren – für eine verlässliche Interpretation auf der Untertestebene nicht aus. Darüber hinaus wird bei auffälligen Screeningergebnissen eine ausführliche Diagnostik empfohlen, für die standardisierte, hinreichend normierte und validierte Testverfahren jedoch bislang nicht vorliegen (S1 Leitlinie AVWS 2019).

Bei den verfügbaren Testverfahren und Screeningmethoden gibt es nur eine begrenzte Zahl von Validitätsstudien. Zusammenhänge werden vor allem für den Verlauf der sprachlichen Entwicklung sowie sprachbezogene Lernfunktionen untersucht. Wie sich eine AVWS auf spezifische Lernschwierigkeiten auswirken wird, lässt sich anhand der verfügbaren Untersuchungsverfahren nicht bewerten (Tomlin et al. 2015).

Untersuchungsverfahren erlauben ab einem Alter von 5 Jahren verlässliche Aussagen über die Verdachtsdiagnose. Ähnlich wie bei den verfügbaren Sprachentwicklungstests konzentrieren sich die gängigen Testverfahren auf die Altersspanne zwischen 5 und 11 Jahren, im Jugendalter sind nur wenige spezifische Bewertungsoptionen verfügbar.

Für die systematische Diagnostik einer AVWS werden Untersuchungsverfahren zur Diagnostik des peripheren Hörvermögens und Methoden zur Erfassung der Sprachentwicklung und der Sprachverarbeitung kombiniert (Tomlin et al. 2015). Obwohl für eine umfassende Diagnostik eine komplexe Untersuchungs- und Testbatterie zusammengestellt wird, ist nicht klar, welche Methoden tatsächlich spezifisch für das Bild der AVWS sind. Die verfügbaren Methoden erlauben meist keine klare differentialdiagnostische Abgrenzung. Vor allem die Überschneidungen oder Komorbiditäten mit Sprachentwicklungsstörungen, Aktivitäts- und Aufmerksamkeitsstörungen und Autismus-Spektrum-Störungen sind methodisch nicht gut abgebildet. De Wit et al. (2016) haben eine große Zahl von verfügbaren Studien analysiert und sehen vielfältige Grenzen in der methodischen Qualität. An den Studien nehmen ihrer Ansicht nach oft sehr heterogene Gruppen von Kindern und Jugendlichen teil, für die gleichzeitig zu wenig präzise Beschreibungen der Entwicklungsmerkmale z.B. der Intelligenz, der sprachlichen Kompetenzen und möglicher komorbider Störungen vorliegen. Für die verfügbaren Messmethoden fehlen sowohl Nachweise für die Reliabilität der Messungen als auch Belege für die Validität der Testverfahren. Zusammenfassend schreiben De Wit et al. (2016), dass die erhobenen Schwierigkeiten der Kinder in der Registrierung und Verarbeitung von auditiven Reizen Folge von kognitiven, sprachlichen oder Aufmerksamkeitsproblemen sein könnten. Der Nachweis der Auswirkungen von basalen Verarbeitungsproblemen (bottom-up processes) ist aus der Sicht der Autorinnen und Autoren nicht ausreichend (De Wit et al. 2016). Prinzipiell erfordern die vielfältigen Fragen zur Differentialdiagnostik einen umfassenden interdisziplinären Ansatz unter Einbeziehung verschiedener Fachbereiche.

Behandlung: Für die gezielte Behandlung gibt es spezifische auditive Trainingsprogramme, die entweder einem formellen Schema mit genau aufgezeichneten Reizvorgaben oder einem eher informellen Trainingsablauf folgen. Zur Behandlung gehören zudem Anpassungen in der sozialen Umwelt eines Kindes und die Verwendung von technischen Hilfsmitteln. Die Trainingsprogramme werfen vielfältige Fragen auf, etwa wie intensiv die Übungen durchgeführt werden sollen, wie man einen Transfer auf Situationen außerhalb des Übungssettings erreichen kann und wie man ein Kind für die spezifischen Übungen motivieren kann (Weihing et al. 2015). Da zudem sehr unterschiedliche Teilfertigkeiten in den einzelnen Programmen geübt werden, sind die bisherigen empirischen Befunde zur Wirksamkeit der Programme nur begrenzt zu bewerten (Weihing et al. 2015). Ob die spezifischen Programme wirksamer sind als ein allgemeiner ausgerichtetes Förderprogramm für die Sprache und auditive Wahrnehmung ist unklar.

!

Die Differenzierung zwischen Sprachentwicklungsstörungen und auditiven Wahrnehmungsstörungen ist nicht eindeutig möglich, deshalb ist die Früherkennung von spezifischen Symptomen der auditiven Wahrnehmung vor dem 4. Lebensjahr oft schwierig.
Eine differentialdiagnostische Untersuchung auf eine AVWS ist ab einem Alter von 5 Jahren möglich. Frühere Verdachtsdiagnosen lassen sich nicht zuverlässig überprüfen.
Als erste Maßnahme bei Verdacht auf auditive Wahrnehmungsstörung sollte stets eine eingehende pädaudiologische Untersuchung erfolgen, die bei Bedarf auch in festgelegten Abständen wiederholt wird.
Komorbide Störungen mit Auswirkungen auf die auditive Verarbeitung sollten stets mitgedacht und bei Bedarf überprüft werden (z.B. Aufmerksamkeitsstörungen, Autismus-Spektrum-Störungen).
Differentialdiagnostische Fragen erfordern eine interdisziplinäre Abklärung in einer Einrichtung, die neuropädiatrische, entwicklungspsychologische und pädaudiologische/phoniatrische Fragen systematisch abklären kann.

6 Globale Entwicklungsstörungen

6.1 Definition und Verlaufsmerkmale

DEFINITION

Eine globale Entwicklungsstörung wird bei Kindern im Alter von unter 5 Jahren definiert als signifikanter Rückstand von mehr als zwei Standardabweichungen in zwei oder mehr Entwicklungsbereichen. Die Entwicklungsbereiche umfassen Grob- und Feinmotorik, Sprache, Kognition, soziale und emotionale Kompetenzen sowie Selbstständigkeit im Bereich von Alltagsaufgaben. Die Entwicklungsrückstände umfassen in diesem Altersbereich mindestens 6 Monate oder sind noch deutlicher ausgeprägt. Der Begriff wird nur für Kinder bis zu einem Alter von 5 Jahren gebraucht (Bélanger/Caron 2018, Mithyantha et al. 2017).

Eine Einschätzung des Entwicklungsstandes erfolgt oft zunächst orientierend anhand der Beobachtung der kindlichen Spielinteressen und charakteristischer **Meilensteine** in den ersten Lebensjahren. Wünschenswert ist eine Definition anhand von standardisierten Untersuchungsverfahren. Eine aussagekräftige Intelligenzdiagnostik ist bei vielen Kindern erst im Altersbereich zwischen 4 und 5 Jahren möglich. Besteht bei einem Kind ein allgemeiner **Entwicklungsrückstand**, erreicht z. B. ein 5-jähriges Kind ein Entwicklungsalter von 2 bis 2 ½ Jahre, so lässt sich bezogen auf das angenommene kognitive **Entwicklungsalter** des Kindes noch keine Intelligenzdiagnostik durchführen. In der Untersuchung wird man einschätzen, ob die Entwicklungsrückstände homogen sind, also ob die verschiedenen Entwicklungsbereiche vergleichbare Entwicklungsalter aufweisen. Von großer Bedeutung sind zudem qualitative Unterschiede in den Entwicklungsbereichen, z. B. ob sich starke Entwicklungsdiskrepanzen zwischen sozialen, sprachlichen und kognitiven Fähigkeiten finden.

Die Diagnose ist Ausgangspunkt für eine Reihe von Entscheidungsschritten: zunächst ist das Ziel, akute medizinische Behandlungsoptionen zu erkennen und mögliche Gesundheitsrisiken auszuschließen z. B. das Risiko für die Entwicklung einer Epilepsie einzuschätzen. Zudem versucht man abgestimmt auf die Lebenssituation des Kindes, Behandlungsstrategien einzuleiten und eine vorläufige Prognose zu stellen, um daraus auch eine langfristige Förderstrategie abzuleiten. Für die Familie trägt eine eindeutige Diagnosestellung dazu bei, eine zuverlässige Mitarbeit bei den Förder- und Behandlungsmethoden sicherzustellen. Die Abklärung der Ätiologie trägt zusätzlich zur Entscheidungssicherheit bei den betreuenden Fachleuten und den Eltern bei (Shevell et al. 2003).

Zielsetzung der Diagnosestellung bei globalen Entwicklungsrückständen ist es, die prognostische Bewertung zu verbessern, frühzeitig Behandlungsmaßnahmen einzuleiten und mögliche sekundäre Anpassungsstörungen zu vermeiden. Eine genetische Diagnostik kann wichtig sein, um das mögliche Wiederholungsrisiko einer Störung einzuschätzen. Schließlich vermeidet man durch eine klare Diagnosestellung, dass eine Vielzahl von Untersuchungen stattfindet, deren Relevanz nicht vorher bewertet wurde (Bélanger / Caron 2018).

Bei Kindern mit globalen Entwicklungsstörungen zwischen 2 und 5 Jahren findet sich eine Vielzahl von unterschiedlichen Mustern im **Entwicklungsprofil** und in den Verlaufsmerkmalen. Diese Heterogenität erschwert die Vorhersage der langfristigen Intelligenzentwicklung. Bei einem erheblichen Anteil der Kinder findet sich längerfristig eine normale Intelligenzentwicklung (Shevell et al. 2005). Dementsprechend vorsichtig muss man mit Aussagen zur Prognose und zur Beeinflussbarkeit der Entwicklung sein. Es ist im Alter von 3 und 4 Jahren zunächst offen, ob auch langfristig Störungen der kognitiven Entwicklung die Prognose prägen werden (Riou et al. 2009, Tirosh / Jaffe 2011).

Besteht bei einem Kind keine eindeutige Störung der kognitiven Entwicklung, kann sich im Vorschulalter auch ein Aufholprozess zeigen, so dass im Laufe von zwei bis drei Jahren eine zunehmend normale Entwicklungskurve erreicht wird. Diese Verlaufsmerkmale kann man jedoch nur durch mehrere Vergleichsbeobachtungen für das einzelne Kind dokumentieren (Tab. 16).

Tab. 16: Übersicht Globale Entwicklungsstörungen/Intelligenzstörungen

Globale Entwicklungsstörungen / Intelligenzstörungen	
Prävalenz	1-3 % im Altersbereich von 2 bis 6 Jahren (Moeschler et al. 2014, Zablotsky et al. 2019, 2023)
Ursachen	– Genetische Verursachung bei vielfältigen Wechselwirkungen mit sozialen Einflüssen und familiärer Anregung – Familiäre Häufung von Intelligenzstörungen ohne genaue Klärung der Ätiologie – Soziale Einflüsse prägen sehr stark die Variabilität der Störung und mögliche Anpassungsstörungen
Symptom-Merkmale	– Symptome betreffen mindestens drei Funktionsbereiche der Entwicklung – Der Schweregrad ist abhängig davon, wie viele Funktionsbereiche betroffen sind und vom Verlauf der kognitiven Entwicklung.
Komorbide Störungen	– Autismus-Spektrum-Störungen – Umschriebene Entwicklungsstörungen motorischer Funktionen – Einfache Aktivitäts- und Aufmerksamkeitsstörungen – Emotionale Störungen / soziale Verhaltensstörungen
Klinischer Verlauf	– Abhängig vom Schweregrad zeigt sich ein verlangsamter bis extrem verlangsamter Verlauf der kognitiven Entwicklung, im Jugendalter findet sich oft eine Plateaubildung bzw. eine relative Stagnation der kognitiven Entwicklung – Bei schweren Verläufen lebenslange Auswirkungen auf Lernpotenzial, soziale Anpassung und Selbstständigkeit
Behandlung	– Intensive Behandlungsphase im Alter zwischen 2 und 6 Jahren, zur Förderung von Sprache, Kognition und sozialer Anpassung – Langfristige Behandlungsstrategien und Begleitung zur Sicherung der Teilhabe und sozialen Inklusion – Behandlung von begleitenden psychischen Symptomen

DEFINITION

Intelligenzstörungen werden anhand von drei Kriterien definiert. Die globale Störung muss in der Entwicklungsperiode bis 18 Jahre auftreten. Die Intelligenzdiagnostik mit sorgfältig ausgewählten Verfahren liefert Intelligenzwerte zwischen 65 und 70 oder niedriger. Schließlich wird das adaptive Verhalten in drei Bereichen (Lernfähigkeiten, soziale Kompetenzen und Selbstständigkeit im Alltag) bewertet. Für die Diagnosestellung muss mindestens ein adaptiver Bereich deutlich verzögert (mindestens zwei Standardabweichungen unter dem Durchschnitt) sein (AAIDD 2010).

In den aktuellen Diagnosesystemen werden die Schweregrade anhand der Intelligenzwerte, des adaptiven Verhaltens und des Grades an erforderlicher Unterstützung im Alltag definiert (DSM-5, Falkai/Wittchen 2015). Im **DSM-5** wird eine Intelligenzstörung als Folge von langsamen kognitiven Fortschritten in der Entwicklungsphase bewertet. Die verzögert ablaufende kognitive Entwicklung bewirkt danach auch langsame Fortschritte im Anpassungsverhalten. Diese beiden Bereiche sind eng miteinander verknüpft. In den früheren Definitionen stehen diese Bereiche (Intelligenz, adaptives Verhalten) als unabhängige Kriterien nebeneinander (Harris/Greenspan 2016). Im Rahmen des ICD-11 werden in gleicher Weise unterschiedliche Schweregrade von Intelligenzstörungen definiert, die sowohl den Intelligenzwert als auch das adaptive Verhalten berücksichtigen. Da die IQ-Werte für die genaue Abgrenzung oft nicht präzise genug messbar sind, finden sich in der ICD-11 Tabellen zu typischen Entwicklungsmerkmalen der einzelnen Schweregrade von Intelligenzstörungen. So wird etwa beschrieben, wie sich mittelgradige Intelligenzstörungen auf kognitive Fähigkeiten, sprachliche Entwicklung und adaptives Verhalten im Vorschulalter, im Schulalter oder im Jugendalter auswirken können (WHO 2024).

In der AAIDD-Definition wird stärker der Aspekt der Wechselwirkung zwischen den persönlichen Grenzen im Rahmen der Intelligenzstörung und der sozialen Umwelt betont. In der Praxis wird sowohl in Klinikeinrichtungen als auch im pädagogischen System primär auf den Intelligenzwert Bezug genommen. Gerade im Rahmen von genetischen Syndromen zeigen sich heterogene Profile, deren Bedeutung für soziale Anpassung und Lernverhalten sich erst im Entwicklungsverlauf bewerten lässt. Eine Klassifikation nur anhand eines IQ-Wertes kann sich deshalb zum Nachteil eines Kindes auswirken. Im DSM-5 wird der Begriff des adaptiven Schlussfolgerns (konzeptuelles, soziales und praktisches Denken) verwendet, um zu betonen, wie eng Intelligenz und soziales Verständnis zusammenwirken.

Die Klassifikation anhand der Begriffe leichtgradige, mittelgradige und schwere Intelligenzstörung bzw. Intelligenzminderung stützt sich auf die Höhe der Intelligenzwerte im Schulalter (AAIDD 2010). Aus psychometrischen Gründen machen diese Klassifikationen nur begrenzten Sinn und sie sind besonders fragwürdig für Kinder im Vorschulalter. Eine mittelgradige Intelligenzminderung würde demnach einem IQ Wert zwischen 35 und 49 entsprechen. Die verfügbaren Intelligenztests messen als niedrigste Intelligenzwerte IQ-Werte von 40 bis 45 Punkten. In diesem untersten Leistungsbereich ist die Messgenauigkeit nicht zufriedenstellend, meist finden sich ausgeprägte Bodeneffekte. Bei Vorschulkindern wird man sich deshalb oft auf das mentale **Entwicklungsalter** stützen (und den abgeleiteten Entwicklungsquotienten), das ebenso nur eine begrenzte Aussage über den Schweregrad ermöglicht.

Obwohl Intelligenzwerte im Laufe des Vorschulalters eine relativ hohe Stabilität aufweisen (Nisbett et al. 2012), lassen sich Fehlerquellen in der Untersuchung bei Kindern zwischen 2 und 4 Jahren nicht leicht kontrollieren. Deshalb werden niedrige Intelligenzwerte, die in dieser Altersspanne erhoben werden, sehr zurückhaltend bewertet und zunächst nur in Sinne eines globalen Entwicklungsrückstands interpretiert. Nur bei Kindern mit einem schweren allgemeinen Rückstand (meist mehr als die Hälfte des chronologischen Lebensalters) bzw. bei bekannter Ätiologie z.B. im Rahmen eines genetischen Syndroms, wird man eine vorsichtige Prognose über einen längeren Zeitraum stellen.

Bei einer bekannten Ätiologie, z.B. im Rahmen eines genetischen Syndroms oder bestimmten bekannten **Risikofaktoren** im Rahmen einer extremen Frühgeburtlichkeit, kann den Eltern der mögliche Verlauf anhand der langfristigen Entwicklung von Kindern mit vergleichbarer Ätiologie veranschaulicht werden.

BEISPIEL

Leopold zeigte als Kleinkind im ersten Lebensjahr lange Schreiphasen, oft über Stunden hinweg ohne erkennbaren Grund. Auf soziale Spiele und Ansprache habe der Junge wenig reagiert. Das freie Laufen wurde mit 18 Monaten erreicht. Im Vorschulalter zeigte der Junge weiterhin langsame Fortschritte. Er beschäftigte sich mit wenigen gleichartigen Spielabläufen und trug oft bestimmte Spielgegenstände für sich herum.

Im Kontakt zu Kindern reagierte der Junge ängstlich und vermeidend. Der Junge orientierte sich im Alltag stark an festen Ritualen und Gewohnheiten. Bei Anspannung und Freude habe er mit den Füßen gestampft oder sei auf und ab gehüpft und habe mit den Armen gewedelt. Der Junge zeigte zudem Phasen autoaggressiven Verhaltens ausgelöst durch Frustrationen oder starke Abweichungen von vertrauten Routinen.

Leopold wird erstmals im Alter von 5 Jahren zu einer ausführlichen Entwicklungsdiagnostik vorgestellt. Zu diesem Zeitpunkt besucht er einen Integrationskindergarten, findet sich im sozialen Verhalten mit Gleichaltrigen aber kaum zurecht. Er spielt nur für sich alleine.

Die Intelligenzuntersuchung zeigt Entwicklungsrückstände von 1 bis 1 ½ Jahren. Die Autismus spezifische Diagnostik belegt eindeutig den Verdacht auf eine Autismus-Spektrum-Störung. Im familiären Umfeld zeigte der Junge zunehmend oppositionelles Verhalten und provozierte die Eltern bewusst, indem er sich immer wieder über Regeln hinwegsetzte und Streiche spielte. Dies machte er nur bei vertrauten Personen. Leopold zeigte sich sehr stark an technischen Dingen interessiert, er lief z.B. ständig neben dem Rasenmäher her, um seine Funktionsweise zu beobachten.

Der Junge wurde inklusiv in eine Regelschulklasse aufgenommen. Dort orientierte er sich an vertrauten Strukturen und Abläufen, wirkte aber oft abwesend und nicht bei der Sache. Deshalb wurde im Laufe der ersten Klasse eine individuelle Schulbegleitung etabliert. Die Nachuntersuchung mit 10 Jahren ergab eine Intelligenzstörung mit einem Gesamtwert von 72 in einem komplexen Intelligenztest. Die autistischen Verhaltensmerkmale waren weder auf der Ebene der sozialen Kommunikation noch der restriktiven und rigiden Verhaltensweisen mehr zu erkennen. Der weitere Verlauf zeigte, dass bei dem Jungen eine Intelligenzstörung bestand, deren Ätiologie aber nicht zu klären war. Die Diagnose einer Autismus-Spektrum-Störung wurde langfristig nicht aufrechterhalten.

6.2 Prävalenz

In der kinderärztlichen Praxis zeigen sich globale Entwicklungsstörungen bei 1 bis 3% der Kinder im Altersbereich unter 5 Jahren (Mithyantha et al. 2017, Moeschler et al. 2014, Pietz et al. 2015). Die kinderärztliche Praxis ist demnach relativ häufig mit Kindern konfrontiert, die einen allgemeinen **Entwicklungsrückstand** zunächst unklarer Ursache aufweisen. In der klinischen Praxis orientiert man sich an einer sorgfältigen Entwicklungsanamnese und einem abgestimmten Vorgehen zur Abklärung von möglichen Ursachen. In den letzten Jahren erlauben Methoden der genetischen Diagnostik eine gezielte Suche nach der Ätiologie, obwohl das Vorgehen nur bei einem Teil der Kinder spezifische Ergebnisse liefert. Der Anteil der Intelligenzstörungen im Schulalter liegt bei 0,9 bis 1,3% (Zablotsky et al. 2019).

6.3 Ursachen von Störungen der kognitiven Entwicklung

Bei einem großen Teil der Kinder mit globalen Entwicklungsstörungen lässt sich die Ursache nicht zuordnen, vor allem wenn sich keine spezifischen neurologischen Zeichen oder charakteristische medizinische Auffälligkeiten finden (Riou et al. 2009, 605). Nur bei einem Teil der Kinder mit globalen Entwicklungsstörungen lässt sich die Ätiologie langfristig schlüssig klären (Moeschler et al. 2014). Deshalb versucht man im ersten Schritt, mögliche Hypothesen auf der **neuropsychologischen Ebene** zu formulieren (Tab. 17). Die Beschreibung von spezifischen **Teilleistungsstörungen**, die auf hirnorganische Ursachen zurückgehen können, kann ein wichtiger Ausgangspunkt für das Verständnis von Lernproblemen und einem verlangsamten Entwicklungsrhythmus sein. So können Störungen der visuellen Verarbeitung und visuell-konstruktiven Wahrnehmung isoliert auftreten und das Lernpotenzial eines Kindes in Teilbereichen massiv begrenzen. Ähnliches gilt für Störungen der Gedächtnisfunktionen. Bei den **organischen Ursachen** von kognitiven Störungen denkt man zunächst an hirnorganische Schädigungen nach extremer Frühgeburtlichkeit (z. B. Zustand nach Asphyxie, Zustand nach Hirnblutung) in der Perinatalphase, aber auch an mögliche postnatale Ursachen (z. B. hirnorganische Störungen / Zustand nach Schädel-Hirn-Trauma). Im Verlauf der Schwangerschaft sind eine Vielzahl von Noxen für das ungeborene Kind bekannt, sehr viel Aufmerksamkeit haben seit den 1970er Jahren die fetale Alkoholsyndrom-Spektrumstörung (FASD) und die Komplikationen durch das Rauchen während der Schwangerschaft bekommen.

Im Bereich der **psychosozialen und psychischen Einflüsse** befasst man sich mit den Auswirkungen von extremer Deprivation (Rutter et al. 1999), aber auch mit Kindern, bei denen extrem belastende familiäre Rahmenbedingungen zu einer sekundären sozialen und sprachlichen Deprivation führen (Teicher / Samson 2016).

Im **sozialen und kulturellen Rahmen** denkt man vor allem an Bedingungen sozialer Benachteiligung, die sich auf das Begabungspotenzial und die Möglichkeit, dieses zu nutzen, auswirken können. Zigler sprach von einer familiären Intelligenzminderung, um die Wechselwirkungen von Begabungsfaktoren, schulischem Lernerfolg und Anregungsbedingungen zu verdeutlichen. Für diese familiären Intelligenzstörungen lässt sich die Ätiologie meist nicht klären (Burack et al. 2012). Soziale Isolation und Ausgrenzung z. B. bei Migrationsstatus, ungünstigen soziökonomischen Bedingungen und geringer sozialer Anerkennung können sich ebenfalls auf die langfristige Begabungsentwicklung auswirken (Von Stumm / Plomin 2015).

Tab. 17: Ursachen von Störungen der kognitiven Entwicklung und Intelligenz

Neuropsychologische Ebene	**Organische Ursachen**
– Globale Entwicklungsstörung – Teilleistungsstörungen (serielle Störung, Störung der visuellen Planung, auditive Wahrnehmungsstörung) – Spezifische Gedächtnisstörung – Familiäre Lernschwäche (Sprachverarbeitungsstörung, visuelle Störung, Dyskalkulie) – Familiäre Intelligenzstörung	– Hirnorganische Störungen (z.B. Zustand nach Asphyxie, nach Schädel-Hirn-Trauma) – Hirnorganische Schädigung nach extremer Frühgeburtlichkeit (z.B. Zustand nach Asphyxie, Zustand nach Hirnblutung) – Genetische Syndrome (z.B. fragiles X-Syndrom, Williams-Syndrom, Neurofibromatose Typ 1) – Syndromaler Autismus – Epilepsiesyndrom (z.B. Landau-Kleffner-Syndrom) – FASD (Fetales Alkoholsyndrom) – Fetales Tabaksyndrom
Psychische Ebene	**Soziale / kulturelle Ebene**
– Autismus-Spektrum-Störung mit extrem heterogenem Entwicklungsprofil – Schwere Deprivation in der frühen Entwicklung – Schwere Traumatisierung (PTBS) mit Auswirkungen auf Aufmerksamkeit und Lernverhalten	– Fehlende Anregung im Spiel und in Alltagskompetenzen – Fehlende Anregung durch Mangel an Sprachkenntnissen – Fehlende Anregung durch stark belastende Lebenssituation (z.B. Obdachlosigkeit, psychische Störung eines Elternteils)

6.4 Komorbiditäten

Vor allem in der frühen Entwicklungsphase bis 5 Jahren ist die Abgrenzung zwischen Störungen der kognitiven Entwicklung bzw. Einschränkungen der Intelligenzentwicklung und anderen Störungsbildern besonders schwierig. Ein stark verzögerter Aufbau der Sprachentwicklung kann auf eine komplexe Sprachentwicklungsstörung zurückgehen, aber auch Hinweis auf eine langfristige Intelligenzstörung sein. Bei Kindern mit einer ausgeprägten hyperkinetischen

Störung kann in der frühen Entwicklung zunächst ein globaler **Entwicklungsrückstand** erkennbar sein, die Symptomatik kann sich auch noch bei 4- bis 6-jährigen Kindern auf den Gesamtintelligenzwert auswirken. Da Kinder mit Aktivitäts- und Aufmerksamkeitsstörungen meist weitere komorbide Störungen zeigen, kann die Symptomatik also zunächst im Sinne eines Begabungsrückstands imponieren (Baker et al. 2010).

Ein deutlich verlangsamter Aufbau der frühen sozialen Kommunikation im ersten und zweiten Lebensjahr kann die Verdachtsdiagnose einer Autismus-Spektrum-Störung nahelegen, aber kann auch ein frühes Verlaufsmerkmal einer Intelligenzstörung sein (Thurm et al. 2019). In den ersten Lebensjahren kann es schwierig sein, zuverlässig zwischen einer Autismus-Spektrum-Störung und einer Intelligenzstörung zu entscheiden. Eine diagnostische Überschattung (diagnostic overshadowing) kann am ehesten bei Autismus-Spektrum-Störungen vorkommen, wenn man die Einschränkungen der sozialen Kommunikation und restriktive und rigide Verhaltensweisen primär auf die autistische Symptomatik zurückführt. Im Verlauf von einigen Jahren kann sich dann zeigen, dass die Intelligenzstörung die Leitsymptomatik ist. Welche Symptomatik im langfristigen Verlauf das Leitsymptom darstellt, kann erst eine Beobachtung über mehrere Jahre zuverlässig beantworten. Früh einsetzende und anhaltende Verhaltensprobleme können auch Indiz einer kognitiven Störung sein (Hauser-Cram et al. 2013). Verhaltensauffälligkeiten können eine wichtige Begleitsymptomatik von Intelligenzstörungen sein und müssen im Einzelfall sorgfältig analysiert und diagnostiziert werden (Sappok 2018).

> **!**
>
> Eine globale Entwicklungsstörung ist gekennzeichnet durch signifikante Rückstände in mehreren Entwicklungsbereichen (Motorik, Sprache, Kognition, Selbstständigkeit) bei Kindern bis zu einem Alter von 5 Jahren.
> Der Begriff wird als vorläufige Diagnose verwendet, bis man eine zuverlässige Intelligenzdiagnostik durchführen kann.
> Im Altersbereich von 0 bis 5 Jahren finden sich bei einem Anteil von 1 bis 3% ein globaler Entwicklungsrückstand/eine globale Entwicklungsstörung.
> Eine Abklärung der Ätiologie sollte so früh wie möglich erfolgen.

6.5 Screening, Basisdiagnostik und komplexe Diagnostik

Das Screening von globalen Entwicklungsrückständen stützt sich auf das Abfragen von Meilensteinen und Alltagsbeobachtungen, die auf einen allgemeinen Rückstand oder auf Einschränkungen der kognitiven Entwicklung hinweisen könnten. Man bezieht sich dabei auf das deutlich verzögerte Erreichen von **Meilensteinen** der Entwicklung, auf geringe Initiative im Spielverhalten und in der Imitation, eine starke Ablenkbarkeit bei Alltagsaktivitäten, langsame sprachliche Fortschritte vor allem auf der Ebene des Sprachverständnisses und deutliche Schwierigkeiten, Gelerntes auf neue Situationen zu übertragen (Scharf et al. 2016).

Diese Beschreibungen zeigen, dass die Bewertungen manchmal wenig spezifisch sind und sehr stark von der Routine in der Beobachtung von Kindern in der jeweiligen Altersgruppe abhängen. In einzelnen Kompetenzen beobachten die Eltern eine anhaltende Stagnation über einen Zeitraum von mehreren Monaten hinweg, sowohl was das Spielverhalten als auch sprachliche Kompetenzen betrifft. Am häufigsten dient der langsame Aufbau der aktiven Sprache im Zeitraum zwischen 2 und 4 Jahren als kritischer Hinweis.

Tabelle 18 stellt typische Entwicklungsmerkmale zusammen, die in den ersten Lebensjahren auf einen globalen **Entwicklungsrückstand** hinweisen können. Es ist leicht erkennbar, dass eine Reihe von Entwicklungsmerkmalen unspezifisch sind, also auch andere Formen von Entwicklungsstörungen anzeigen können.

Tab. 18: Früherkennungsmerkmale von globalen Entwicklungsstörungen/Intelligenzstörungen

Lebensalter in Monaten	Soziale und kommunikative Entwicklungsmerkmale	Kognitive Entwicklungsmerkmale
6	– Reagiert kaum auf Ansprache / fehlender Blickkontakt – Zeigt wenig Initiative im sozialen Verhalten – Geht nicht auf sozialen Austausch ein	– Fehlendes Greifverhalten / Gegenstände werden nur kurzzeitig festgehalten – Gegenstände werden nur kurze Zeit oder gar nicht exploriert

12	– Wenig Interesse für soziale Spiele – Reagiert nicht auf Ansprache mit seinem Namen – Ausgeprägte sensorische Stereotypien – „Autistisches Verhalten“ (z.B. Kontaktabwehr) – Fehlender Blickkontakt	– Wenig Interesse für die soziale und gegenständliche Umwelt – Hält Gegenstände nur kurzzeitig fest oder exploriert sie kaum – Beschäftigt sich jeweils nur mit einem Gegenstand
18	– Unsicherheiten im Sprachverständnis auf der Wortebene – Ausgeprägte sensorische Stereotypien – Keine Fortschritte in der sozialen Kommunikation über Mimik, Gestik	– Keine Ansätze zu Funktionsspielen – Wenig systematisches Explorationsverhalten – Stereotype Beschäftigung mit Gegenständen
24	– Fehlende Koordination von sozialer und gegenstandsbezogener Aufmerksamkeit – Keine Fortschritte in der lautlichen Kommunikation oder im Experimentieren mit Sprachlauten – Zeigt Gegenstände nicht her oder zeigt nicht kommunikativ mit dem Finger auf einen Gegenstand – Ausgeprägte sensorische Stereotypien, stereotypes Werfen von Gegenständen	– Fehlende Objektpermanenz: sucht nicht nach verschwundenen Gegenständen – Wenig Initiative zur Beschäftigung mit Funktionsspielen – Zeigt keine Ansätze zu autosymbolischem Verhalten oder symbolischem Spiel – Fehlende Handlungsplanung bei Spielabläufen, chaotisches Spielverhalten
36	– Anhaltende Stagnation der aktiven Sprache, Wortschatz auf wenige Worte begrenzt – Stark eingeschränktes Sprachverständnis in vertrauten Alltagssituationen – Autistische Verhaltensmerkmale z. B. stereotype Spielhandlungen	– Wenig Initiative zur Beschäftigung mit Funktionsspielen – Fehlendes Interesse für symbolisches Spiel – Ausgeprägte sensorische Stereotypien, rigides Verhalten – Häufiger Wechsel im Spiel, stereotypes Werfen von Gegenständen

Für die **Basisdiagnostik** mit einem begrenzten zeitlichen Umfang eignen sich allgemeine Entwicklungstests, die mehrere Ebenen der Entwicklung (kognitive Funktionen, Sprache, Motorik, Aufmerksamkeit) abbilden. Im Rahmen des IVAN Konzepts werden für das Kleinkind- und Vorschulalter z. B. die Münchener Funktionelle Entwicklungsdiagnostik (MFED 1-4), der Entwicklungstest ET6-6-R und die Basisuntersuchung für umschriebene Entwicklungsstörungen im Vorschulalter (BUEVA-III) aufgeführt. Setzt man beispielsweise die Kurzform der BUEVA-III ein, so kann man Aufgabenbereiche zur nonverbalen und verbalen Intelligenz, zur expressiven Sprache und zum Arbeitsgedächtnis, zur Aufmerksamkeit und zum Mengen/Zahlenverständnis ab einem Alter von 4 Jahren bewerten. Aufgrund dieser Daten kann man keine zuverlässige Diagnose stellen, die BUEVA-III enthält aber klare Entscheidungskriterien für die weiterführende vertiefende Diagnostik. Insofern bietet sie eine erste Entscheidungshilfe. Stellt man im Rahmen einer Verlaufsbeobachtung über 8 bis 10 Monate fest, dass weiterhin ein globaler Entwicklungsrückstand besteht, sollte man sich stets für eine vertiefende bzw. mehrdimensionale Bereichsdiagnostik entscheiden.

6.5.1 Entscheidungsschritte für die vertiefende Diagnostik

Für die Diagnostik wählt man ein Hypothesen geleitetes Vorgehen. Im ersten Schritt versucht man, die Ausprägung des allgemeinen Entwicklungsrückstands zu quantifizieren. Da die Intelligenzdiagnostik oft erst ab 4 bis 5 Jahren eine zuverlässige Aussage erlaubt, wird man sich vor diesem Altersbereich eher auf die verfügbaren Altersäquivalente beziehen. Diese Äquivalente erlauben eine erste Einschätzung, welches Entwicklungsalter einem Kind aufgrund der erhobenen Rohwerte im Testverfahren zugeordnet werden kann. Bei Kindern unter 3 Jahren bezieht man sich in der Diagnostik auf einen allgemeinen Entwicklungstest. Auch hier ist es neben den Werten der Gesamtskala sinnvoll, die verfügbaren Angaben zum Entwicklungsalter auszuwerten. Obwohl sich **Entwicklungsalter** und Altersäquivalente weniger für eine prognostische Aussage eignen, helfen sie doch, den Entwicklungsstand eines Kindes vorläufig einzuschätzen.

Bestätigt sich der deutliche allgemeine **Entwicklungsrückstand**, sollte im nächsten Schritt stets eine ausführliche neuropädiatrische Untersuchung inklusive einer eingehenden entwicklungsneurologischen Untersuchung erfolgen. Vor allem dissoziierte Entwicklungsmerkmale, spezifische qualitative Eigenheiten von Entwicklung und Verhalten sowie typische körperliche Merkmale erlauben es, eine erste Hypothese zur möglichen Ätiologie zu stellen und die weiteren vertiefenden Untersuchungsschritte einzuleiten. Prinzipiell gehört zur ätiologischen Abklärung stets eine sorgfältige Untersuchung der Sinnesfunktionen des Hörens und Sehens.

Bleibt die Ursache der Entwicklungsstörung unklar, wird man sich einerseits mit der Stimulierbarkeit einzelner Entwicklungsbereiche befassen, zum anderen wird man sich ein Bild der Ressourcen und Belastungen im familiären Rahmen machen, auch um mögliche deprivierende Einflüsse im sozialen Umfeld auszuschließen.

Vor allem bei einem dissoziierten **Entwicklungsprofil** wird man die Stärken und Schwächen genauer durchdenken und erste Schwerpunkte für eine gezielte Förderung auswählen. Eine übersichtliche Darstellung der Stärken und Schwächen eines Kindes hilft wiederum bei der Beratung der Eltern zur Alltagsförderung. Zudem kann man anhand des Entwicklungsverlaufs über 6 oder 12 Monate erkennen, inwieweit man spezifische Schwächen eines Kindes durch die Alltagsförderung und Therapie beeinflussen konnte. Die Analyse der Stärken und Schwächen kann auch dabei helfen, soziale Anpassungsprobleme und eskalierende Verhaltensprobleme bei einem Kind zu verstehen.

Tab. 19 stellt die wichtigsten Entscheidungsschritte übersichtlich zusammen. Günstig ist stets eine Diagnosestellung im Rahmen eines interdisziplinären Teams, um verschiedene Fachperspektiven miteinander zu verbinden. Standardisierte Verfahren z. B. zur Bewertung der Intelligenz oder der Sprache sind meist nicht für bestimmte klinische Themen und Diagnosegruppen überprüft worden. Deshalb ist es hilfreich, wenn Untersuchungsergebnisse und Verhaltensbeobachtungen aus unterschiedlichen Fachperspektiven diskutiert werden (Thurm et al. 2019). Bei der differentialdiagnostischen Abgrenzung spielen zudem der bisherige Förderrahmen, die familiäre Situation und die subjektive Sicht der Eltern auf das Verhalten ihres Kindes eine wichtige Rolle.

Tab. 19: Entscheidungsebenen in der Diagnostik bei globalen Entwicklungsstörungen/Intelligenzstörungen

Entwicklungsauffälligkeiten	Untersuchungsbefunde
Allgemeiner Entwicklungsrückstand, Intelligenzminderung	Ausführliche Intelligenzdiagnostik
Dissoziierte Entwicklung mit starken Entwicklungsdiskrepanzen und Anpassungsproblemen	Neuropädiatrische Untersuchung, genetische Abklärung
Unklare Ursache der deutlichen Entwicklungsrückstände	Überprüfung der Stimulierbarkeit der Funktionsstörung

Ausgeprägte Teilleistungsstörungen (z.B. visuelle Wahrnehmung)	Abklärung der betroffenen Sinnesfunktion (z.B. augenärztliches Konsilium)
Soziale Deprivation, soziale Verhaltensstörung	Ausführliche soziale Anamnese, Verhaltensbeobachtung der Eltern-Kind-Interaktion
Dissoziierte Entwicklung mit heterogenem Entwicklungsbild	Analyse der Stärken und Kompetenzen des Kindes als Ausgangspunkt für die Behandlungsplanung / Entwicklungsprofil
Unklare Verhaltensauffälligkeiten und Dysregulationen	Analyse der möglichen Ursachen und Auslöser für die weitere Behandlungsplanung

Bei der Bewertung der kindlichen Entwicklung sollte man sowohl das chronologische Alter als auch das Entwicklungsalter eines Kindes im Auge behalten. Ein Kind mit 6 Jahren kann ein Entwicklungsalter von 20 bis 24 Monaten haben, aber einige Fertigkeiten eingeübt haben, die über dieses Entwicklungsalter deutlich hinausreichen. Es hat sozusagen Zeit gehabt, seine Lebenserfahrung über 6 Jahre einzusetzen, um Aufgaben zur Selbstständigkeit oder zur kognitiven Entwicklung zu erwerben (Burack et al. 2016).

Die Abgrenzung zwischen Intelligenzstörungen und Autismus-Spektrum-Störungen stellt dabei eine besondere Herausforderung dar (zur Übersicht Thurm et al. 2019). So wird aktuell diskutiert, ob die Zuordnung der Diagnose Autismus-Spektrum-Störung bei Kindern mit genetischen Syndromen sachgerecht ist (Oberman / Kaufmann 2020). Die Frage ist etwa, ob die Störungen der sozialen Kommunikation deutlich über das aktuelle Entwicklungsalter eines Kindes hinausgehen.

Für die Entwicklungsdiagnostik ist es wünschenswert, dass man Funktionen der kognitiven Entwicklung, der Sprache und des sozialen Verhaltens prüft. Dabei muss man sich jeweils bewusst machen, in welchem Altersbereich ein Untersuchungsverfahren normiert wurde und aussagekräftig ist. Man muss Untersuchungsverfahren jeweils auf das mentale Entwicklungsalter, also den vorläufig eingeschätzten Entwicklungsstand der kognitiven Entwicklung beziehen, um zu vermeiden, dass ein Kind durch ein Testverfahren stark überfordert wird.

Die Klassifikation von Kindern mit Begabungsrückständen der sprachlichen und kognitiven Entwicklung ist in den Diagnosesystemen der **ICD-10** und **DSM-5** nicht zufriedenstellend gelöst. Es geht um Kinder, bei denen der Entwicklungsverlauf auch längerfristig einen langsameren Aufbau der kognitiven

Funktionen betrifft, ohne dass eine eindeutige Zuordnung zu einer Intelligenzstörung erfolgt. Die Intelligenzwerte bewegen sich im Schulalter zwischen 70 und 85, also im unterdurchschnittlichen Bereich. Dabei ist sehr wichtig, wie das Begabungsprofil im Detail aussieht. Manche Kinder zeigen Stärken in einem kognitiven Bereich oder in der sprachlichen Begabung und können durch diese Stärken ihre Lern- und Anpassungsprobleme längerfristig kompensieren. Im Altersbereich zwischen 3 und 5 Jahren kann oft eine vorläufige Intelligenzbewertung vorgenommen werden, die z. B. eine leichtergradige kognitive Störung nahelegen kann. Für diesen Fall gibt es in den Diagnosesystemen aber keinen angemessenen Diagnoseschlüssel. In der klinischen Praxis behilft man sich im ICD-10 oft mit den Kategorien F88, F89 oder F81.9, wobei diese Restkategorien alle nicht ausreichend definiert sind. Im Rahmen der ICD-11 hat man ebenfalls keine spezielle Klassifikation zur Verfügung, sondern kann nur einzelne Formen von Entwicklungsstörungen oder spezifische Lernstörungen als beschreibende Kategorien verwenden. Diese fehlende Klassifikation hat sicherlich mit den schulischen Optionen zu tun. Kinder, die eine leichte Begabungsminderung haben, ohne dass sie einem speziellen Förderbereich zugewiesen werden, müssen nicht zwingend im Diagnoseschema klassifiziert werden. Dennoch wäre für eine realistische Einschätzung eine vorläufige Klassifikation des Intelligenzpotenzials wünschenswert.

6.5.2 Stufenmodell der kognitiven Entwicklung

Für die Beschreibung der qualitativen Veränderungen in der kognitiven Entwicklung gibt es nur wenige aktuelle Modelle, viele Vorstellungen beziehen sich auf die theoretischen Vorstellungen von Jean Piaget. Gleichzeitig hat sich die Entwicklungspsychologie seit den 1980er Jahren kaum mehr mit den Erklärungsmodellen von Piaget befasst und auch nur wenige Studien zum Entwicklungsverlauf der kognitiven Stufen durchgeführt. Vor allem im Rahmen von genetischen Syndromen wurde das Phänomen der Stagnation auf einer Entwicklungsstufe oder eine Plateaubildung der kognitiven Entwicklung mehrfach beschrieben, was dazu führt, dass ein Kind auch im schulischen Lernen nur sehr begrenzte Fortschritte machen kann.

Eine schwere Intelligenzstörung kann durch eine Stagnation innerhalb einzelner Phasen der sensomotorischen Entwicklung gekennzeichnet sein. Das Kind lernt dann nicht, bestimmte Handlungszusammenhänge zu verstehen, oder es schafft den Übergang zu symbolischem Denken nicht. Es bewegt sich sozusagen innerhalb der kognitiven Kompetenzen, die ein Kind in den ersten beiden Lebensjahren erwerben würde. Bei Kindern, die innerhalb der sensomotorischen Stufe stagnieren, etwa bei Kindern mit Pitt-Hopkins-Syndrom oder mit Angelman-Syndrom, finden sich tatsächlich auch langfristig keine oder nur geringfügige Fortschritte in der aktiven Sprache. Dabei wurde anhand einer Reihe von Studien gezeigt, dass sich bei Kindern mit globalen Entwicklungsstörungen die einzelnen sensomotorischen Bereiche heterogen entwickeln können und einzelne Fertigkeiten schneller vorangehen als andere. Die Zusammenhänge zum Sprachverständnis sind meist nicht eindeutig interpretierbar. Die Ergebnisse zu diesen Thesen sind nicht schlüssig interpretierbar, zudem finden sich seit den 1990er Jahren kaum mehr Forschungsstudien zu diesem Thema (Dunst 1990). Alternative Konzepte finden sich etwa in dem Fertigkeitsmodell von Fischer (1980), in dem versucht wird, Hierarchien von kognitiven Kompetenzen in Wechselwirkung mit den externen Anregungsbedingungen abzubilden. Es finden sich z. B. Kinder mit Intelligenzstörungen, die in der kognitiven Phase des präoperationalen Denkens im Sinne von Piaget stagnieren und nicht in der Lage sind, abstrakte Konzepte zu erlernen, die grundlegenden schulischen Fertigkeiten z. B. mathematischen Operationen zugrunde liegen (Abb. 12)

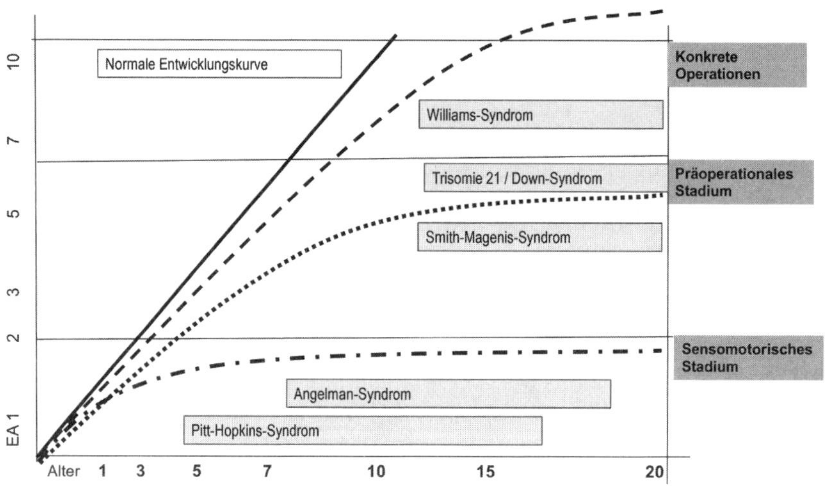

Abb. 12: Stufen der kognitiven Entwicklung und mögliche Plateaus der Entwicklung

In der klinischen Entwicklungspsychologie gibt es zur Entwicklung von Kindern mit Intelligenzstörungen zwei konkurrierende Hypothesen, die eng mit der Arbeit von Edward Zigler verbunden sind. Die erste These ist, dass bei Kindern mit Intelligenzstörungen Entwicklungssequenzen in gleicher Weise erworben werden wie in der normalen Entwicklung (**similar sequence hypothesis**). Spezifische Bereiche der kognitiven Entwicklung folgen demnach einer eindeutigen und vorgegebenen Reihenfolge im Erwerb der Fähigkeiten. Typische **Entwicklungsstufen** der kognitiven Entwicklung werden von Kindern und Jugendlichen mit normaler Entwicklung und mit Intelligenzminderungen in gleicher Weise durchlaufen (Weisz / Zigler 1979, Hodapp / Burack 2016).

Die zweite These besagt, dass kognitive Strukturen bei Kindern mit Intelligenzstörungen in gleicher Weise aufgebaut werden (**similar structure hypothesis**). Die Entwicklung entfaltet sich danach in den gleichen universellen und systematischen Hierarchien. Bei Kindern und Jugendlichen mit kulturell-familiären Intelligenzminderungen werden ähnliche Entwicklungsstrukturen der kognitiven Entwicklung wie bei normalen Kindern und Jugendlichen beschrieben (als Vergleichswert dient das mentale **Entwicklungsalter**). Unterschiede werden für spezifische Strategien zur Informationsverarbeitung beschrieben (Weisz / Yeates 1981).

Eine Bestätigung der beiden Hypothesen fand sich vor allem bei Kindern mit einer kulturellen-familiären Intelligenzstörung. Sowohl die Sequenz der durchlaufenen kognitiven Stufen als auch das Spektrum der kognitiven Leistungen ist vergleichbar zu normalen Kindern mit einem ähnlichen mentalen Alter. Wenn eine organische Ursache der Intelligenzstörung nachgewiesen werden konnte (z. B. ein genetisches Syndrom, eine Schädigung in der Perinatalzeit), zeigte sich ein sehr viel heterogeneres Profil von Stärken und Schwächen in den kognitiven Leistungen als bei normalen Kinder mit dem gleichen mentalen Alter. Bei Kindern mit genetischen Syndromen versucht man in diesem Sinne, charakteristische Formen eines Verhaltensphänotyps zu beschreiben. Die These einer ähnlichen Struktur der kognitiven Fähigkeiten (similar structure hypothesis) lässt sich bei dieser klinischen Gruppe also nicht bestätigen (Burack et al. 2012). Diese Ergebnisse haben natürlich unmittelbare Bedeutung für die Einschätzung der Entwicklungsprognose und die spezifische Förderplanung.

6.5.3 Intelligenzdiagnostik im Vorschulalter

Im Vorschulalter wurden einige Intelligenztests konzipiert, welche bereits die Altersspanne zwischen 2 ½ und 4 Jahren bewerten sollen. Wie die klinische Praxis zeigt, gibt es in dieser Altersspanne eine Reihe von Hindernissen für eine aussagekräftige Intelligenzdiagnostik. An erster Stelle ist die Mitarbeit von Kindern sehr variabel, abhängig von den Interessen eines Kindes und der Bereitschaft, sich auf abstraktere kognitive Aufgaben einzulassen. Zum anderen ist es nicht immer klar, welche kognitiven Leistungen in dieser Altersspanne erfasst werden und wie sie mit den abstrakten kognitiven Leistungen im Altersbereich zwischen 4 und 7 Jahren im Zusammenhang stehen. Schließlich könnten sich in den Ergebnissen altersspezifische Merkmale von Aufmerksamkeitsverhalten, Selbstregulation und sozialem Verständnis auswirken, die als modulierende Variable die Ergebnisse der Intelligenzuntersuchung beeinflussen. Solche Zusammenhänge hat man z. B. bei Kindern mit Zustand nach extremer Frühgeburtlichkeit ausgearbeitet (Montagna / Nosar 2016).

Charakteristisch für diese Entwicklungsphase sind zudem Phasen relativer Stagnation und Phasen mit stetigen Fortschritten bei einer globalen Entwicklungsstörung. Misst man die Entwicklung eines Kindes zu verschiedenen Zeitpunkten, kann sich die Ausprägung der Entwicklungsrückstände unterschiedlich gestalten (Abb. 2). Deshalb ist es konsequenterweise schwierig, eine Vorhersage zum weiteren Entwicklungsverlauf über die nächsten 2 bis 3 Jahre zu machen.

Man sollte deshalb den erhobenen Intelligenzwert in diesem Altersbereich sehr zurückhaltend bewerten und vor allem eine sorgfältige Analyse und Bewertung des Testprofils vornehmen. Die Aussagekraft von Intelligenzuntersuchungen erhöht sich im Altersbereich ab 5 Jahren. Deshalb empfiehlt man bei Kindern mit globalen Entwicklungsstörungen und komplexem Entwicklungsverlauf eine Intelligenzdiagnostik im Altersbereich ab 5 Jahren. Diese Empfehlung gilt auch für Kinder mit Zustand nach extremer Frühgeburtlichkeit. Zu diesem Zeitpunkt kann man eine erste Aussage über die schulische Integration und mögliche Lernschwierigkeiten machen. Zudem versucht man, eine vorläufige Prognose für die nächsten zwei bis drei Jahre zu stellen.

Im deutschsprachigen Raum gibt es eine begrenzte Zahl von sorgfältig normierten Testverfahren, die zudem über aktuelle Normwerte verfügen. Bei der Verwendung von Intelligenzverfahren sollte man sich stets bewusst machen, dass jeder Intelligenztest nur eine Auswahl der Indexbereiche für die definierten Intelligenzfunktionen erfassen kann (Mickley / Renner 2019). Wählt man ein Verfahren aus, das primär die Stärken eines Kindes abbildet (z. B. die visuell-kognitiven Leistungen), so kann dies zu einer Überschätzung des Begabungspotenzials führen. Erfasst das Testverfahren vor allem Grenzen und Schwächen im Rahmen der Entwicklungsstörungen, wird die Aussage eher pessimistischer ausfallen. Abb. 13 gibt eine Übersicht über die aktuell verwendeten Testverfahren im Kleinkind- und Vorschulalter.

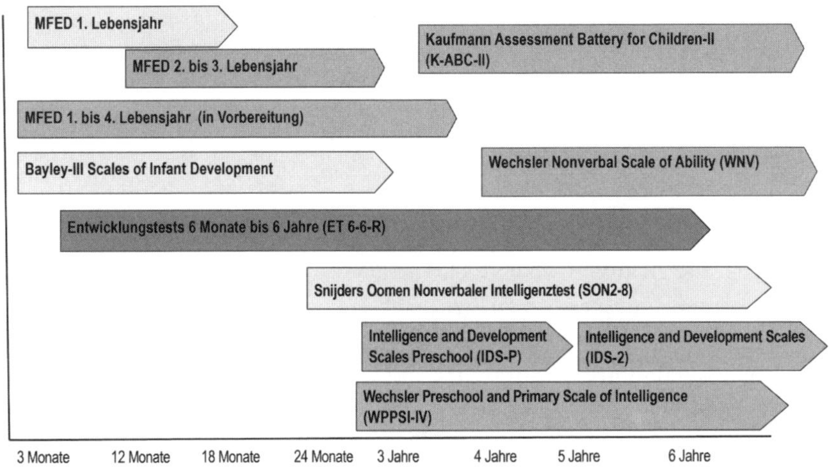

Abb. 13: Entwicklungs- und Intelligenztests im deutschsprachigen Raum (0 bis 6 Jahre)

Intelligenzverfahren dienen in erster Linie dazu, eine vorläufige prognostische Aussage über Begabung und Lernpotenzial zumindest für die nächsten 2 bis 3 Jahre zu treffen. Deshalb kann die Auswahl eines Verfahrens große Bedeutung haben. In der klinischen Praxis erkennt man zudem, dass sprachliches Wissen und sprachbezogene Gedächtnisleistungen eine wichtige Grundlage für die erfolgreiche schulische Integration sind. Deshalb ist es vor allem bei Untersuchungen eines Kindes im Jahr vor dem Schuleintritt wünschenswert, ein Intelligenzverfahren einzusetzen, dass möglichst breitgefächert Indexbereiche der Intelligenz abbilden kann.

In der Untersuchung muss man sich der möglichen Fehlerquellen bei der Anwendung eines Testverfahrens bewusst sein und einschätzen, ob die Mitarbeit des Kindes als zufriedenstellend angesehen werden kann. Es wird zudem immer wieder betont, dass man das Vertrauensintervall eines Intelligenzwertes (möglichst bezogen auf 95% Vertrauenswahrscheinlichkeit) stets mit angeben muss, um sich der Spannweite eines angenommenen wahren Wertes bewusst zu sein und diese Spannweite auch bei der prognostischen Bewertung zu berücksichtigen.

Eine breite Auswahl von Indexbereichen der Intelligenz finden sich in der Wechsler Preschool and Primary Scale of Intelligence (WPPSI-IV) und der Kaufman Assessment Battery for Children-II (KABC-II). Diese Verfahren erlauben auch eine zuverlässige Prognose des schulischen Lernens und geben Hinweise auf mögliche Lernschwierigkeiten (Voigt 2017). Schränkt man den Auswahlbereich der Intelligenzfunktionen stärker ein, beschränkt man sich z. B. primär auf die visuell-kognitiven Leistungen wie im SON 2-8, im WNV oder im CFT1-R ist es oft schwieriger, eine Aussage über mögliche Lernschwierigkeiten und die schulische Laufbahn zu treffen.

Für die Beschreibung des Entwicklungsstands von Intelligenzstörungen hat sich mit der Arbeit von Edward Zigler der Begriff „mentales Entwicklungsalter" (mental age) eingebürgert. Man beschreibt also z. B. bei einem Kind im Alter von 10 Jahren mit einem spezifischen genetischen Syndrom den Entwicklungsstand der kognitiven Entwicklung im Vergleich zur normalen Entwicklung. Man gibt etwa das mentale **Entwicklungsalter** mit einem Stand von 2 Jahren oder 24 Monaten an. Dabei muss man allerdings beachten, dass das Kind trotz seiner Intelligenzstörung eine lange Lebenserfahrung über 10 Jahren hinweg gesammelt hat. Es kann also sein, dass trotz des niedrigen mentalen Entwicklungsalters Stärken im Bereich der Selbstständigkeit, der sozialen Entwicklung oder bei lebenspraktischen Fähigkeiten zu finden sind (Burack et al. 2011).

Das adaptive Verhalten kann im Vorschulalter primär über Fragebögen erhoben werden, welche die Eltern ausfüllen. Für die Selbstständigkeit im Bereich des Essens, des Anziehens und des Toilettenverhaltens gibt es im Vorschulalter eine große Spannweite für die Alterserwartungen. Das gilt auch für Bereiche der sozialen Selbstständigkeit und die Kompetenzen bei der Einschätzung von Risikosituationen. Für die Altersspanne bis 6 Jahren stehen einige wenige Skalen als erste Orientierung zur Verfügung. Dazu gehören die Skala zur Einschätzung des Sozial-Emotionalen Entwicklungsniveaus (SEN) von Hoekman et al. (2012) oder die Vineland Social Maturity Scale (VSMS-3), für die eine Neufassung nur als Übersetzung aus dem Englischen ohne aktualisierte Normen verfügbar ist. Stellt man bei einem Kind mit 5 bis 7 Jahren die Diagnose Intelligenzstörung, dürfte man sich prinzipiell nicht nur auf den IQ-Wert als Bezugsgröße verlassen, sondern müsste auch das adaptive Verhalten in die Bewertung einbeziehen. Dies sollte zumindest durch eine sorgfältige Anamnese der Funktionsbereiche der Alltagsselbstständigkeit und eine klinische Beobachtung erfolgen. Bei Kindern mit Autismus-Spektrum-Störungen können bedeutsame Einschränkungen im Bereich der Selbstständigkeit über die schulische Integration mitentscheiden.

Indikationen für die Vorstellung in einem sozialpädiatrischen Zentrum:

- Entwicklungsregression oder vermutete **Regression** mit deutlichen Änderungen im Verhalten und einzelnen Kompetenzen in jeder Altersspanne
- Verdacht auf Epilepsie / zerebrales Anfallsleiden

- Kognitiver Abbau und deutliche Verhaltensänderung bei bestehender Epilepsie
- Kognitiver Abbau und deutliche Verhaltensänderung bei Autismus-Spektrum-Störungen
- Verdacht auf spezifische Bewegungsstörung/muskuläre Erkrankung
- Neu aufgetretene Störung einer Sinnesfunktion z. B. deutlicher Rückgang der Sehschärfe, einseitige Schwerhörigkeit unklarer Genese
- Neurologische Symptome wie Dystonie, Ataxie, Bewegungsstörungen, muskuläre Hypotonie etc.
- Augensymptome wie Nystagmus, Katarakt, Bewegungsstörung der Augen
- Unklare Dysmorphiezeichen/neurokutane Symptome
- Stagnation der sprachlichen und/oder kognitiven Entwicklung über 8 bis 10 Monate trotz intensiver Frühförderung
- Prognostische Einschätzung der Entwicklungsretardierung für die Frühförderung unklar
- Extrem diskrepantes **Entwicklungsprofil** mit erheblichen Auswirkungen auf die soziale Integration und emotionale Anpassung des Kindes
- Hinweise auf familiäre Vorbelastungen durch Entwicklungsstörungen
- Familie durch die Förderung/Betreuung des Kindes psychisch stark belastet, nur wenige soziale Ressourcen verfügbar, mehrere **Risikofaktoren** vorhanden

> **!**
>
> Qualitative Auffälligkeiten der Intelligenzentwicklung erkennt man schon in den ersten beiden Lebensjahren, vor allem bei mittel- bis schwerergradigen Intelligenzstörungen.
> Eine zuverlässige Untersuchung der Intelligenzfunktionen ist oft erst in einem Altersbereich zwischen 3 und 4 Jahren möglich, bzw. wenn das Entwicklungsalter des Kindes in dieser Alterspanne liegt.
> Bei einem Teil der Kinder wird die Intelligenzdiagnostik erst ab einem Alter von 5 Jahren aussagekräftig.
> Die Intelligenzwerte erlauben eine Vorhersage nur für die nächsten zwei bis drei Jahre, dann ist nochmals eine Verlaufsuntersuchung sinnvoll.

6.5.4 Untersuchung von Kindern mit schweren globalen Entwicklungsrückständen

Bei Kindern mit schweren Entwicklungsrückständen oder Mehrfachbehinderungen stoßen Untersuchungen mit den traditionellen Entwicklungstests oft an ihre Grenzen. Zum einen ist erkennbar, dass ein Kind nur einen Teil der angebotenen Aufgaben wegen funktioneller Einschränkungen oder fehlendem Interesse aufgreifen kann. Zum anderen ist nicht sicher, ob die Aufgaben das Verständnis und Fähigkeiten im kognitiven Bereich wirklich widerspiegeln. So stellt sich bei einem Kind mit körperlichen Einschränkungen die Frage, ob es nicht bestimmte Abläufe und kognitive Beziehungen durch Beobachten erworben hat. Dementsprechend ist weder der Standardwert des Entwicklungstests (z. B. BAYLEY-III) wirklich hilfreich noch die Bestimmung eines Entwicklungsalters für einzelne Entwicklungsfunktionen. Dieses Thema ist auch bei älteren Kindern mit Intelligenzstörungen relevant, die ein größeres Erfahrungswissen aufgebaut haben können, als dies in einem Intelligenzwert abgebildet werden könnte.

Für diese frühe Entwicklungsphase wird man sich sowohl Gedanken machen, welche Anpassungen und Hilfestellungen man für das Kind beachten muss, um ein realistisches Bild seiner Fähigkeiten zu gewinnen. Bei der Untersuchung wird man darauf achten müssen, welche Grenzen durch die Einschränkungen der Aufrichtung und Fortbewegung entstehen, welche Rolle die Handmotorik spielt und wie gut man die Aufmerksamkeit eines Kindes gewinnen und aufrechterhalten kann. Manchmal können fehlende Erfahrungen im Alltag eine Rolle spielen, z. B. weil ein Kind mit bestimmten Spielmaterialien nicht umgehen kann. Schließlich muss man sich bewusst machen, wie gut ein Kind die soziale Situation und bestimmte Spielroutinen versteht.

Die Untersuchungssituation muss an die Möglichkeiten des Kindes in Fortbewegung und Eigenaktivität angepasst werden. Dies beginnt mit einer günstigen Positionierung und der Anpassung von Spielrhythmus und Geschwindigkeit der Angebote. Bestimmte Abläufe oder Routinen müssen unter Umständen mehrfach wiederholt werden. Aufgaben können sich nicht auf sprachliche Aufforderungen und Erklärungen stützen, sondern müssen durch praktisches Tun und visuelles Beobachten verdeutlicht werden (Hill-Briggs et al. 2007). Die vielfältigen Anpassungen können dazu führen, dass man die Standardbedingungen eines Entwicklungstests nicht einhalten kann.

Traditionelle Entwicklungstests wie die Bayley-III Scales oder die MFED 1-4 Lebensjahr lassen sich für die Beobachtung von ausgewählten Aufgaben einsetzen z. B. kognitive Aufgaben, die visuell präsentiert werden können oder Aufgaben zur Handgeschicklichkeit, bei denen sich das Material gut an die kindlichen Interessen anpassen lässt. Für die Bewertung der frühen sensomotorischen und kognitiven Entwicklung stützt man sich auf die Stufenbeschreibungen von Jean Piaget, wie sie z.B. in der Skala von Uzgiris und Hunt (1978, deutsch 1987) eingeflossen sind. Obwohl solche Beobachtungsskalen eher einen experimentellen Charakter haben, helfen sie im Einzelfall, Stärken und Grenzen eines Kindes besser zu verstehen. Eine wichtige Rolle spielen zudem soziale Kommunikation und die Teilnahme des Kindes an der wechselseitigen sozialen Interaktion. Zur Bewertung des Schnittpunktes zwischen kognitiven, sozialen und kommunikativen Skalen eignen sich die Stufenbeschreibungen der interaktiven Kompetenzen nach Dunst/McWilliam (1988), welche die schrittweisen qualitativen Veränderungen im interaktiven Verhalten und kognitiven Verständnis eines Kindes deutlich machen können.

Ziel ist es, verschiedene **Entwicklungsaufgaben** eines Kindes im Alter von 0 bis 3 Jahren parallel zueinander zu verstehen und erste Anhaltspunkte für die Förderplanung abzuleiten.

6.6 Behandlung von globalen Entwicklungsstörungen

In den letzten Jahren haben Behandlungsstrategien, die sich auf ein spezifisches Störungsbild ausrichten, ein breites Interesse gefunden. Obwohl Nachweise der Wirksamkeit einzelner Therapiemethoden für eine spezifische Ätiologie eher begrenzt sind, erlauben die verfügbaren Methoden eine gezieltere Anpassung an die spezifischen Lernprobleme eines Kindes und erklären unter Umständen auch die mangelnde Wirkung der Förderung (Burack et al. 2012, Guralnick 2017). Gleichzeitig lässt sich bei dem größeren Teil der Kinder mit globalen Entwicklungsstörungen die Ursache nicht präzise klären, dementsprechend zeigen sich sehr variable Entwicklungsverläufe und die Prognose aufgrund einer spezifischen Förderstrategie bleibt im Einzelfall oft unklar. Die Hoffnung, Behandlungsmethoden zu finden, die auf die Ätiologie einer Störung abgestimmt werden können, hat sich nur begrenzt erfüllt. Bei Kindern mit genetischen Syndromen zeigen sich zwar charakteristische Muster, gleichzeitig findet sich ein sehr heterogenes Bild, wenn man die Entwicklung einzelner Kinder betrachtet. Dies gilt auch bei Kindern, bei denen man eine ähnliche Ursache für die Entwicklungsstörung beschreiben kann (Sansavini et al. 2011).

Der entwicklungspsychologische Ansatz versucht bei globalen Entwicklungsstörungen und Intelligenzstörungen stets, die Entwicklung des einzelnen Kindes aus dem Verständnis des Entwicklungskontextes nachzuvollziehen (Hodapp/ Burack 2016). Der Schwerpunkt liegt also nicht primär auf der Beschreibung des Verhaltens im Sinne der Abweichung gegenüber der normalen Entwicklung oder der Beschreibung von pathologischem Verhalten. Interindividuelle Unterschiede versucht man, aus dem Zusammenspiel verschiedener Ursachen auf der biologischen, sozialen und psychischen Ebene zu verstehen.

Der Fokus der Förderprogramme lag in den 1970er Jahren auf intensiven Übungsprogrammen, die verhaltenstherapeutische oder klar strukturierte pädagogische Prinzipien einschlossen, die über spezifische Trainingsprogramme an die Eltern vermittelt wurden. Verhaltenskonzepte orientierten sich oft an Methoden des operanten Lernens. Dazu wurden Fertigkeiten oder Aktivitäten in einzelne Aufgaben oder Komponenten aufgeteilt und jede Aufgabe für sich eingeübt, unterstützt durch wirksame primäre oder soziale Verstärker. Betont wurden dabei auch das Einüben bzw. häufige Wiederholen von Sequenzen von Tätigkeiten und das Einüben in unterschiedlichen sozialen Rahmenbedingungen, um eine Generalisierung zu erreichen. Weitere Prinzipien umfassten den Einsatz von gezielten körperlichen oder verbalen Anstößen, verknüpft wiederum mit intensiven sozialen Verstärkern (Baer et al. 1968, Neidert et al. 2010).

Die Prinzipien der positiven Verhaltensunterstützung (positive behavioral support) versuchen stärker, eine systemische Perspektive zu übernehmen. Sowohl bei herausforderndem Verhalten als auch beim Erwerb von spezifischen Kompetenzen ist es wichtig, ein umfassenderes Bild der Lebenswelt eines Kindes und der sozialen Einflussfaktoren zu gewinnen (Durand 2012).

Im Rahmen der positiven Verhaltensunterstützung werden Prinzipien der angewandten Verhaltenstherapie benutzt, zugleich werden weitere Wissensthemen aus der Entwicklungspsychologie und allgemeinen Psychologie (z.B. Motivation) einbezogen. Der Ansatz arbeitet proaktiv oder präventiv, versucht also, Veränderungen des Verhaltens eines Kindes und des sozialen Systems zu planen, bevor Anpassungsprobleme und Verhaltensauffälligkeiten entstehen. Dies bildet sich z.B. in den Ansätzen zur funktionellen Kommunikation ab, die sich auf kommunikative und sprachliche Fertigkeiten und auf Fähigkeiten zur Selbstregulation konzentrieren (Durand/Moskowitz 2015). Zudem versucht man im System der positiven Verhaltensunterstützung, weitere Aspekte eines Behandlungsprogramms und eines pädagogischen Settings zu berücksichtigen. Dies kann etwa die Ausbildung der Fachleute betreffen, das Bereitstellen von Ressourcen für die Förderung inklusive verschiedene Motivationshilfen und das Ausarbeiten von Handlungsplänen (Durand 2012).

Für die Arbeitsgruppe um Dunst (2017) ist ein wesentliches Ziel der Förderung die Gestaltung von Lernsituationen im Alltag, welche die Eigeninitiative des Kindes und die Erfahrung der eigenen Kompetenzen einschließen. Dazu ist die Aufgabe der therapeutischen Fachkraft, die Familie bei der Gestaltung von Alltagssituationen zu unterstützen, die dem Kind solche Lernmöglichkeiten erschließen. Die Unterstützung schließt ein, dass die Eltern Wissen und Fertigkeiten erwerben, wie sie ihr Kind motivieren können. Wichtig ist aber auch, dass die Eltern für solche Fördersituationen ausreichend Zeit haben und sich auf ihre Aufgaben bei der Anregung ihres Kindes einlassen können. Am günstigsten wäre es, wenn die Eltern bei der Förderung ihres Kindes vielfältige Erfolgserlebnisse und ein hohes Maß an Selbstwirksamkeit erleben, sie sich also der eigenen Kompetenzen bewusst werden und diese systematisch und kontinuierlich anwenden (Dunst et al. 2005). Dunst stellt einem stärker defizitorientierten Ansatz einen kompetenzorientierten Ansatz gegenüber.

Dunst hat mit seiner Arbeitsgruppe die **Prinzipien des responsiven Unterrichtens** definiert und die Wirksamkeit dieser Strategien überprüft (Dunst et al. 2013). Ausgangspunkt sind Lernaktivitäten, die das Kind interessieren und die es sich selbst auswählen würde. Ziel ist es, im Laufe des Tages viele solcher Aktivitäten zu finden, um häufige gemeinsame Interaktionen zwischen Kind und Erwachsenen zu ermöglichen.

Der Erwachsene soll den Aktivitäten und speziell dem Aufmerksamkeitsfokus des Kindes folgen. Besonders beachtet werden soziale Initiativen und das Suchen einer gemeinsamen Aufmerksamkeit von Seiten des Kindes. Der Erwachsene versucht, dem Rhythmus und dem Fokus der Interessen des Kindes zu folgen (Dunst et al. 2013).

Die Eltern reagieren positiv oder bestätigend auf Versuche des Kindes, zu kommunizieren und sich sprachlich zu äußern. Sie nehmen an der Aktivität teil, indem sie das Kind imitieren oder auf ein Wechselspiel eingehen. Alle diese Aktivitäten werden mit Freude und intensivem emotionalen Ausdruck begleitet. Gleichzeitig sollte der Erwachsene nicht zu viel agieren, sonst gerät das Kind in eine passive Rolle.

Der Erwachsene ermutigt das Kind, sich mit seinen Mitteln mitzuteilen und seine kommunikativen Versuche oder sprachlichen Äußerungen zu erweitern. Dies erfolgt durch Erweitern der Äußerungen des Kindes und Variationen in den gemeinsamen Aktivitäten. Die Betonung bei diesem Vorgehen liegt jeweils auf den Stärken und verfügbaren Kompetenzen des Kindes, nicht auf Defiziten oder Fertigkeiten, die man versucht, mit dem Kind einzuüben (Dunst 2017).

Die Wirksamkeit solcher Methoden responsiver Interaktion wurden speziell bei Familien mit Autismus-Spektrum-Störungen untersucht (Siller et al. 2013). Dabei berichten Siller et al. (2013) von deutlichen individuellen Unterschieden zwischen den Eltern. Manchen Eltern schien die Vorgehensweise zu liegen und sie konnten das responsive Verhalten gut auf die Alltagsinteraktion übertragen. Andere Eltern schienen von Anfang eher skeptisch, erwarteten eher einen sehr stark strukturierten Förderansatz und zeigten dementsprechend weniger Intuition in der Anwendung der responsiven Interaktion.

Alltagsaktivitäten bieten natürliche Lernmöglichkeiten, um bedeutungsvolles und funktionelles Verhalten zu lernen. Dabei wird die Entwicklung angeregt durch die aktive Interaktion des Kindes mit Personen und Gegenständen in seiner sozialen Umwelt. Dies regt vor allem Fortschritte im kommunikativen und sprachlichen Verhalten an (Dunst 2017). Situationen, in denen das Kind eigene Interessen ausdrücken kann oder welche die Interessen des Kindes anregen, bieten die günstigsten Lernmöglichkeiten. Informelle Alltagsaktivitäten und soziale Interaktionen innerhalb der Familie bieten demnach eine Fülle von Möglichkeiten, neue Fertigkeiten zu lernen. Mit dem Ziel, die Kompetenzen der Eltern für die Alltagsförderung zu stärken, versucht man, sich auf die Stärken eines Kindes und die Ressourcen der Familie zu besinnen, und orientiert sich an einem familienorientierten Vorgehen (Trivette et al. 2010).

In der Förderplanung ist neben einem übergeordneten methodischen Ansatz trotz allem wichtig, die Entwicklungsbereiche oder Kompetenzen mehr auszuarbeiten, die man zu beeinflussen versucht. Guralnick (2018) ordnet diese Bereiche in seinem Developmental Systems Approach der Ebene der sozialen und kognitiven Kompetenzen zu. Eine Systematik oder Taxonomie dieser Kompetenzbereiche existiert nicht, so dass es schwierig ist zu definieren, welche Fertigkeiten im Vordergrund stehen sollten und welche Kompetenzen als notwendige Voraussetzungen für Fortschritte in der kognitiven Entwicklung gelten können. Zur Auswahl kann man von den Interessen des Kindes ausgehen, dies gilt z. B. auch für Bereiche der Selbstständigkeit oder soziale Kompetenzen.

Im Alltag kann ein wichtiges Thema für die Eltern sein, wie sie mit herausforderndem Verhalten oder stark verweigernden Reaktionen umgehen können. Spezielle Behandlungsstrategien sind bei Fütter- und Essstörungen und bei Schlafstörungen etabliert worden. Dies hat damit zu tun, dass der Ausgangspunkt der Behandlung eine systematische Analyse der Auslöser und aufrechterhaltenden Faktoren der Anpassungsprobleme ist. Besonders systematisch wurden diese Behandlungsstrategien bei Kindern mit Autismus-Spektrum-Störungen und parallelen Intelligenzstörungen ausgearbeitet sowie bei einzelnen genetischen Syndromen (Kleinert 2017).

6.7 Elternberatung

Die Eltern sollten kontinuierlich zum Entwicklungsverlauf und der möglichen Prognose des globalen Entwicklungsrückstands beraten werden. Ist die Ätiologie der Störung bekannt, kann man typische Verlaufsformen im Laufe des

Kindesalters verdeutlichen. Ist die Ursache unklar, wird man den möglichen Verlauf in den nächsten 2 bis 3 Jahren besprechen, dabei alternative Verlaufskurven verdeutlichen.

In der Beratung der Eltern sollte ein intuitives Verständnis des aktuellen Entwicklungsstands und vor allem ein Bewusstsein für die Stärken eines Kindes vermittelt werden. Sich auf dem Entwicklungsstand des Kindes bewegen bedeutet auch, die Aufmerksamkeitsspanne des Kindes und mögliche Ablenkungen zu berücksichtigen. Deshalb kann es sinnvoll sein, einzelne Spielaktivitäten oder Aufgaben oft zu wiederholen oder aber eine Reihe von variablen Aktivitäten anzubieten, um den Fokus der kindlichen Aufmerksamkeit einzufangen. Ausgangspunkt für eine günstige Alltagsanregung sind intensive Interessen des Kindes und ein Zustand emotionaler Ausgeglichenheit und emotionaler Regulation.

Ziel ist es, den Eltern Prinzipien des responsiven Verhaltens zu vermitteln, also wie sie auf die Interessen des Kindes eingehen können und diese günstig ausweiten können. Manche Eltern wollen aber auch ein stärker strukturiertes Vorgehen verdeutlicht bekommen, eventuell weil sie sich nur schwer auf die Ebene des Kindes einstellen können.

Eltern sollten wenn möglich eine kurzfristige Perspektive einnehmen, sich auf Interessen und aktuelle Aktivitäten des Kindes einlassen und sich nicht zu sehr von Zukunftsperspektiven und einer möglichen Prognose für die Entwicklung ihres Kindes beeinflussen lassen. Eltern sollten die Temperamentsmerkmale ihres Kindes bewusst gemacht werden und die mögliche Wirkung auf ihr eigenes Verhalten. Es wurde z. B. mehrfach beschrieben, dass die elterliche Responsivität durch ein eher passives Verhalten auf Seiten des Kindes negativ beeinflusst werden kann. Kinder mit einem stark fordernden Verhalten erhöhen den familiären Stress (Hepburn 2003).

Für manche Verhaltenstendenzen ist eine präventive Strategie hilfreich, vor allem indem man bestimmte Situationen vorbereitet, in denen das Kind deutliche Anpassungsprobleme entwickeln wird (Dunlap et al. 2006). Dies kann einschließen, dass man bewusst Veränderungen einführt, mit vertrauten Routinen arbeitet oder neue Möglichkeiten der Kommunikation in der Situation vermittelt. Die Belastungen der Eltern durch die vielfältigen Anforderungen in der Alltagsbetreuung und Förderung des Kindes sollten häufig thematisiert und mögliche Entlastungen in zeitlicher und emotionaler Hinsicht gesucht werden (Pottie/Ingram 2008).

7 Genetische Syndrome

Der Begriff des Verhaltensphänotyps (behavioral phenotype) für einzelne genetische Syndrome ist nicht unumstritten. Dykens (1995) formuliert eher vorsichtig, dass für ein spezielles genetisches Syndrom ein bestimmtes Muster von Verhaltensmerkmalen und Entwicklungsverläufen mit einer bestimmten Wahrscheinlichkeit beschrieben werden kann. Damit wird einerseits darauf Bezug genommen, dass innerhalb der einzelnen genetischen Syndrome eine große Variabilität beschrieben wird, so dass man keine durchgängigen Regeln für alle Kinder und Jugendlichen aufstellen kann. Gleichzeitig finden sich bestimmte Verhaltensmerkmale, die charakteristisch für mehrere genetische Syndrome sind (z. B. Symptome extremer Hyperaktivität beim fragilen X-Syndrom und Cri-du-Chat-Syndrom (5-p-Syndrom) (Hodapp et al. 2016).

Ziel der Beschreibung von Verhaltensphänotypen ist es, zugleich Förder- und Behandlungsstrategien zu formulieren, die für die einzelnen genetischen Syndrome und für die definierte Ätiologie spezifisch sind. Dazu ist es einerseits notwendig, charakteristische Verhaltensmerkmale herauszuarbeiten und ein genaues Profil der Stärken und Schwächen im Rahmen der einzelnen genetischen Syndrome zu beschreiben. Zum anderen sucht man für die speziellen Stärken und Schwächen nach abgestimmten Therapiestrategien, die man im Rahmen von Funktionstherapien und in der Elternberatung nutzen kann (Dykens/Hodapp 1997).

Die klinische Erfahrung zeigt, dass Fachleute im Bereich der Pädagogik und Therapie oft zu wenig über die Entwicklungsmerkmale im Rahmen der einzelnen genetischen Syndrome wissen und eher allgemeine Charakteristika zuschreiben. Betont werden sollte in der Beratung der Eltern und in der fachlichen Begleitung von Fachleuten stets die Individualität des einzelnen Kindes. Gleichzeitig ist ein intuitives Verständnis der Stärken und Schwächen sowohl hilfreich für die Gestaltung von diagnostischen Untersuchungssituationen als auch für die Alltagsförderung, Therapie und pädagogische Gruppenaktivitäten.

7.1 Fragiles X-Syndrom

Das fragile X-Syndrom wird als die häufigste vererbte Ursache von Intelligenzstörungen und von Autismus-Spektrum-Störungen betrachtet. Untersuchungen zu komorbiden Störungen vergleichen oft ausgewählte Gruppen aus klinischen Stichproben. Zum frühen Entwicklungsverlauf und zu möglichen Einflüssen auf die Entwicklung der Kinder gibt es noch wenig systematische Studien.

Querschnittstudien zur frühen Entwicklung von Kindern mit fragilem X-Syndrom haben einige wichtige Einsichten in den frühen Entwicklungsverlauf ergeben. So werden Entwicklungsrückstände in der Feinmotorik, in der visuellen Wahrnehmung und in der kommunikativen Entwicklung schon für die Altersspanne zwischen 6 und 9 Monaten dokumentiert. Die Entwicklungsrückstände scheinen sich dann langsam zu vergrößern, Auffälligkeiten im Bereich der Sprache und Kognition werden oft aber erst im Altersbereich zwischen 2 und 3 Jahren erkannt, so dass es nach wie vor zu einer relativ späten Diagnosestellung bei dem Syndrom kommt (Bailey et al. 2009).

Für das **Säuglings- und Kleinkindalter** werden als typische Entwicklungsmerkmale ein verzögertes Durchlaufen der **Meilensteine** der grobmotorischen Entwicklung beschrieben, bei einem Teil der Kinder wird eine generalisierte muskuläre Hypotonie beobachtet. Manche Kinder erreichen das freie Laufen erst deutlich verzögert.

Viele Kinder reagieren sehr abwehrend oder überempfindlich auf Berührung. Bei einem Teil der Kinder findet sich als Teil dieser taktilen Abwehr ein ausgeprägtes emotionales Rückzugsverhalten. Sie meiden es, hochgenommen oder berührt zu werden. Manche Kinder agieren im Alter von zwei Jahren eher sozial offen und auch distanzlos, andere können auf eine neue Situation mit starker Abwehr, Panikverhalten und intensivem Schreiverhalten reagieren. Viele Kinder haben Schwierigkeiten mit neuen Situationen, sie fühlen sich durch komplexe Umweltreize überfordert, reagieren mit massivem Schreien oder Wutausbrüchen.

Den Eltern fällt als erstes ein deutlich verzögerter Sprechbeginn auf. Eine sinnbezogene und kommunikative Sprache wird oft erst im Alter zwischen 2 ½ und 3 Jahren beobachtet. Die starke Ablenkbarkeit des Kindes und das flüchtige Interesse für Spielmaterialien führen dazu, dass Verzögerungen der kognitiven Entwicklung erst spät, manchmal erst nach dem 3. Lebensjahr erkannt werden (Kover et al. 2015).

Im Vorschulalter fallen bei einer Teilgruppe der Kinder mit fragilem X-Syndrom autistische Verhaltensmerkmale auf, etwa wenig Blickkontakt oder flüchtiges Kontaktverhalten, taktile Abwehr, Handstereotypien (Drehen oder Flattern der Hände, in die Hand beißen). Die Häufigkeitsangaben zur **Komorbidität** mit

Autismus-Spektrum-Störungen variieren sehr stark. Manche Autorinnen und Autoren betonen, dass es sich beim fragilen X-Syndrom um eine syndromale Form autistischen Verhaltens handelt, die anders abläuft als eine Autismus-Spektrum-Störung (Abbeduto et al. 2014).

Einzelne Kinder explorieren Gegenstände noch mit dem Mund, sensorische Defizite zeigen sich oft im Bereich der Mundmotorik, zum Teil auch Speichelfluss, Hypersensibilität oder Hyposensibilität (z. B. Hineinstopfen von Essen). Weiterhin findet sich eine taktile Abwehr bei Berührungen im Mundbereich. Es zeigt sich bei vielen Kindern eine geringe Aufmerksamkeit, Ablenkbarkeit, Hyperaktivität und Schwierigkeiten, wichtige Reize auszuwählen, Anfälligkeit für sensorische Überstimulation.

Man findet ein schlechtes Gedächtnis für auditive Informationen, gutes Gedächtnis für hervorstechende Worte und Phrasen, bei Unsicherheiten im Verständnis neigen die Kinder zu Echolalie und perseverierender Sprache. Manchmal ist die Spontansprache sehr schwer verständlich und es wirkt so, als würde das Kind fabulieren, also beliebige sprachliche Äußerungen aneinanderreihen. Oft wird ein Zusammenhang zwischen den Auffälligkeiten in der visuellen Aufmerksamkeit und dem Verlauf der Sprachentwicklung berichtet (Abbeduto et al. 2014).

Charakteristisch sind verschiedene Symptome von Sprechstörungen mit hartnäckigen Schwierigkeiten in der Artikulation, überhastetem Sprechrhythmus und z. T. rauer Stimmqualität (Abbeduto et al. 2007). Dementsprechend finden sich Entwicklungsphasen, in denen die gesprochene Sprache für Außenstehende sehr schwer verständlich ist.

In der frühen Entwicklung wird die schwer verständliche Sprache oft auch mit den ausgeprägten myofunktionellen Störungen in Zusammenhang gebracht. Haebig et al. (2016) betonen, dass bei Kindern mit fragilem X-Syndrom sowohl Sprech- als auch Sprachprobleme bestehen. Die sprachlichen Kompetenzen bewegen sich oft auf dem Niveau der nonverbalen kognitiven Entwicklung. Soziale Kommunikation und pragmatische Kompetenzen sind danach ebenfalls in etwa vergleichbar dem **Entwicklungsalter** der nonverbalen Intelligenz. Interessant sind Studien zum Einfluss der elterlichen Responsivität bei Jungen mit fragilem X-Syndrom z. B. auf die sprachliche Entwicklung im Laufe des Vorschulalters, die ein Wechselspiel zwischen genetischen Faktoren und sozialen Einflüssen deutlich machen (Brady et al. 2014).

Autismus-Spektrum-Störungen und fragiles X-Syndrom

Kinder mit fragilem X-Syndrom, die eine zusätzliche Autismus-Spektrum-Störung zeigen, lassen eine größere Beeinträchtigung der Intelligenzentwicklung erkennen. Stärkere Rückstände finden sich auch in der rezeptiven Sprachentwicklung und bei den Imitationsleistungen.

Das Phänomen der Blickvermeidung ist charakteristisch bei Kindern und Jugendlichen mit fragilem X-Syndrom. In einem vertrauten sozialen Rahmen und mit bekannten Personen verbessert sich die soziale Kontaktaufnahme deutlich, dies ist bei zusätzlichen autistischen Symptomen sehr viel weniger zu beobachten. Bei Kindern mit einer zusätzlichen Autismus-Spektrum-Störung ist das Entwicklungstempo deutlich langsamer, dies wurde vor allem für die frühen motorischen **Meilensteine** nachgewiesen (Roberts et al. 2016, Hepburn/Moody 2011).

Diagnostische Anpassung: In der frühen Entwicklung und manchmal bis ins Schulalter zeigen viele Kinder eine soziale Scheu und „Schwellenangst" vor neuen Situationen. Vor Beginn einer Untersuchung muss ein Kind deshalb mit der Untersuchung vertraut gemacht werden. Nach Abklingen der inneren Erregung und sozialen Ängste reagieren viele Kinder freundlich und humorvoll.

Intelligenztests mit mehreren Indexbereichen bilden am besten das heterogene Begabungsprofil ab (z.B. die KABC-II im Vorschulalter). Oft zeigt sich im Alltag, dass ein Kind ein breites Erfahrungswissen hat, dass sich im Intelligenzverfahren nicht abbildet. Manche Kinder verwenden gleichartige Floskeln oder zeigen Spezialinteressen, beeinflusst von Stärken im Bereich des Auswendiglernens und des gestalthaften Einprägens von Alltagserlebnissen.

Starke Erregung, Hyperaktivität und deutliche Aufmerksamkeitsprobleme können die Leistungen in einer diagnostischen Situation beeinträchtigen. Deshalb sollte man diagnostische Bewertungen wenn möglich auf kurze Beobachtungsphasen begrenzen.

Behandlung: In der Behandlung von Kindern mit fragilem X-Syndrom wird eine Reihe von spezifischen Strategien erörtert, die in ihrer Wirksamkeit aber noch wenig untersucht wurden. Für die frühe Anregung des sozialen und sprachlichen Verhaltens, sind Methoden des responsiven Verhaltens durch die Eltern in ihrer Bedeutung nachgewiesen worden (Warren et al. 2017). Für den Umgang mit impulsiven und Grenzen austestendem Verhalten werden spezifische Methoden der Verhaltenstherapie eingesetzt. Bei sozialen Ängsten werden sowohl Verhaltenstechniken zur Desensibilisierung und schrittweisen Gewöhnung an eine Situation wie Ansätze der sensorischen Integration vertreten. Speziell zu den Themen sensorische Empfindlichkeit und soziale Ängste werden eine Reihe von Techniken vorgeschlagen, für die aber bislang nur begrenzte Forschungsergebnisse vorliegen (Scharfenaker et al. 2002, Hagerman et al. 2017).

Betrachtet man die einzelnen Altersstufen, so lassen sich charakteristische **Entwicklungsaufgaben** und -themen formulieren, die in der Frühförderung aufgegriffen werden sollten. Diese betreffen im 1. bis 3. Lebensjahr wichtige Bereiche der Selbstständigkeit und des adaptiven Verhaltens, ab 3 Jahren kommen Ziele in der kognitiven und sprachlichen Entwicklung hinzu. Sowohl für die Therapiesituation als auch für die Integration in einer Gruppensituation ist es wichtig, den Umgang mit schwierigen Verhaltensweisen bewusst zu gestalten. Dabei ist es besonders wichtig zu verstehen, ob Auslöser des Verhaltens Ängste, Schwierigkeiten in der sensorischen Verarbeitung, Temperamentsmerkmale oder Auswirkungen der Eltern-Kind-Interaktion sein könnten.

Elternberatung: Für die ersten beiden Lebensjahre wird in der Elternberatung der Umgang mit schwierigen Temperamentsmerkmalen, der Aufbau eines Schlafrhythmus und die Stabilisierung der Füttersituation eine zentrale Rolle spielen. Vor allem das massive Abwehrverhalten und anhaltendes Schreien bei Veränderungen ist für die Eltern sehr belastend. Frühe Indizien für autistische Verhaltensmerkmale sollten interpretiert und das geschickte Eingehen auf das Kontaktverhalten verdeutlicht werden.

Der Umgang mit Veränderungsängsten und sozialen Ängsten stellt für die Eltern eine besondere Herausforderung dar. Oft ist es sinnvoll, die Situation genau zu analysieren und ein für das Kind abgestimmtes Vorgehen zu suchen. Mit zunehmenden motorischen Kompetenzen ab einem Alter von 2 Jahren können auch impulsive und manchmal aggressive Verhaltensweisen hinzukommen. Auch hier ist eine genaue Analyse der Situation und Einflussfaktoren hilfreich.

Im 3. und 4. Lebensjahr gelingt es durch den Aufbau von Handlungsroutinen und festen Ritualen, die dem Kind erlauben, die Situation und das Verhalten der Eltern vorherzusehen, den impulsiven Verhaltensweisen und möglichen Stimmungsschwankungen entgegenzuwirken. Ein langsamer Sprachaufbau und eine sehr undeutliche Sprache kann man durch die Einbettung in Alltagsgewohnheiten und die Anregung der sprachlichen Imitation schrittweise kompensieren. Ist die Sprache kaum verständlich oder zeigen sich nur langsame Fortschritte, werden alternative Kommunikationsmittel über Gebärden oder Bildmaterialien zeitweise eingesetzt.

Das Spiel sollte kurze Sequenzen einschließen, in denen die Eltern intensive Aufmerksamkeit zuwenden. Man versucht, die Aufmerksamkeit vor Beginn des Spiels zu wecken, und vereinfacht, wenn notwendig den Spielablauf und die Anforderungen von außen. Fokussierende und beruhigende Strategien sollten stets einbezogen werden, wenn sich vermehrt soziale Ängste oder impulsive Verhaltensweisen zeigen. Ein realistisches Bild der Stärken und Schwächen hilft wie bei anderen genetischen Syndromen bei der Auswahl von aktuellen Entwicklungszielen für die sprachliche und kognitive Entwicklung.

7.2 Down-Syndrom / Trisomie 21

Gibt es einen Verhaltensphänotyp, der charakteristisch für Kinder mit Down-Syndrom ist? Fidler et al. (2009) sprechen von primären phänotypischen Merkmalen, die sich unmittelbar aus den atypischen neurologischen und anatomischen Merkmalen ergeben. Sekundäre phänotypische Merkmale ergeben sich indirekt aus der Interaktion von zwei oder mehr primären phänotypischen Merkmalen. Die Wechselwirkungen zwischen Stärken in der sozialen Beziehungsaufnahme und Defiziten im frühen instrumentellen Denken und kognitiven Planungsaufgaben führen zu einem Persönlichkeitsstil, der eine geringe Ausdauer und Persistenz bei kognitiven Aufgaben mit einer starken Orientierung auf soziale Strategien verbindet (Fidler et al. 2009). So findet sich dann bei 3- bis 4-jährigen Kindern eine Tendenz, Aufgaben auszuweichen, indem das Kind verstärkt soziale Aufmerksamkeit sucht oder auch provozierendes Verhalten einsetzt, um den Erwachsenen zu beeinflussen.

Für die Frühförderung bedeutet dies, dass man frühzeitig das Zusammenspiel solcher sekundärer phänotypischer Merkmale mit den primären Merkmalen zu verstehen sucht und sich auf die gezielte Förderung und Kompensation von primären phänotypischen Merkmalen konzentriert. Diese Ideen lassen sich sicherlich auf eine Vielzahl von genetischen Syndromen übertragen. Bislang finden sich zu diesen Ideen aber nur wenige empirische Daten.

Zum Entwicklungsverlauf lassen sich die folgenden Themen für die frühe Entwicklung dokumentieren. Im **Säuglings- und Kleinkindalter** zeigt sich ein verzögertes Durchlaufen der motorischen Entwicklung. Typisch ist eine ausgeprägte motorische Hypotonie im ersten Lebensjahr, das freie Laufen wird oft deutlich verzögert erreicht.

Im Bereich der Mundmotorik besteht oft eine starke Hypotonie. Spezielle Übungstherapien im ersten Lebensjahr sollen den Mundschluss verbessern und die mundmotorische Koordination stärken.

Bei Kindern mit Down-Syndrom zeigen sich schon in den ersten beiden Lebensjahren Stärken in der sozial-emotionalen Entwicklung, ablesbar an der visuellen Orientierung, dem frühen Imitationsverhalten und dem Interesse für symbolische Spielhandlungen. Gleichzeitig beobachtet man einen langsamen Aufbau der sensomotorischen Fähigkeiten beginnend schon in der zweiten Hälfte des ersten Lebensjahres. Diese frühen kognitiven Grenzen sind erkennbar an dem Verständnis für Mittel-Ziel-Relationen, im Problemlöseverhalten und den frühen visuell-kognitiven Leistungen (Dunst 1990).

Die Sprachentwicklung setzt deutlich verzögert ein, eventuell werden erste Worte ab 2 bis 2 ½ Jahren oder auch später gesprochen. Es zeigen sich große individuelle Unterschiede im Aufbau der sprachlichen Kompetenzen. Wortverständnis und expressiver Wortschatz bauen sich nur langsam zwischen dem 2. und 4. Lebensjahr auf, dabei zeigen sich gleichzeitig große individuelle Variationen zwischen den Kindern (Thomas et al. 2020).

Am Verlauf der frühen sensomotorischen Entwicklung und der symbolischen Fähigkeiten lässt sich bereits frühzeitig der Schweregrad der Intelligenzstörung abschätzen. Das intensive Interesse für symbolisches Spiel im Alter zwischen 2 und 3 Jahren bildet die sozialen Stärken des Kindes ab. Die Eltern verbinden damit oft die Hoffnung, dass die kognitive Entwicklung nicht so stark beeinträchtigt sein wird. Gleichzeitig fällt oft schon im Laufe des zweiten Lebensjahres auf, dass die Kinder sich mit dem instrumentellen Denken und Problemlösestrategien schwertun (z. B. in der Erfassung von Mittel-Ziel-Relationen) (Daunhauer / Fidler 2011).

Im **Vorschulalter** finden sich bei vier- bis fünfjährigen Kindern trotz der weiterhin beobachtbaren sozialen Stärken in der kognitiven Entwicklung Rückstände, die bis zur Hälfte des chronologischen Lebensalters umfassen. Die Diskrepanz zwischen **Entwicklungsalter** und chronologischem Alter nimmt zwischen 3 und 5 Jahren stetig zu, am stärksten ausgeprägt bei Aufgaben zur visuell kognitiven Entwicklung und Aufgaben zur operativen Intelligenz.

Bei der Auseinandersetzung mit kognitiven Aufgaben zeigen sich im Kleinkind- und Vorschulalter vermeidendes Verhalten oder der Versuch, über soziale Strategien Aufgaben auszuweichen. Fidler führt dies auf eine Wechselwirkung zwischen den Schwächen im instrumentellen Denken und den Stärken im sozialen Verhalten zurück, die sich im zweiten Lebensjahr herausbilden (Daunhauer / Fidler 2011). Bei konkreten Anforderungen versuchen die Kinder, die Tätigkeit abzubrechen oder auf soziale Aktivitäten überzugehen. Typisch ist das Ausweichen auf soziale Strategien inklusive sozialer Inszenierungen, welche die Aufmerksamkeit des Erwachsenen gewinnen. Aus diesem Wechselspiel heraus gestaltet sich demnach ein charakteristischer Verhaltensphänotyp.

In der sprachlichen Entwicklung sind die Fortschritte in Grammatik und Wortschatz oft langsam, typisch ist lange Zeit eine sehr undeutliche Aussprache oder auch eine eigene Jargonsprache. Während der Wortschatz aber oft schnellere Fortschritte macht und auch über dem Niveau der nonverbalen Intelligenz liegen kann, bleiben die grammatikalischen Fähigkeiten meist gegenüber diesem Bezugswert zurück (Rice et al. 2004). Typisch für die Zeit des Vorschulalters sind zudem charakteristische Sprechprobleme, die im Zusammenhang mit den myofunktionellen Funktionseinschränkungen, aber auch wiederkehrenden Mittelohrentzündungen und zeitweisen Schalleitungsschwerhörigkeiten im Zusammenhang zu sehen sind.

Beim **Übertritt in die Schule** zeigen sich oft deutliche Rückstände in der kognitiven Entwicklung (z.B. im gegenständlichen Malen, im Verständnis von Mengenbegriffen, im auditiven Gedächtnis), die Rückstände umfassen oft die Hälfte des chronologischen Alters. Es zeigt sich eine große Entwicklungsvariabilität im Verlauf der sprachlichen und kognitiven Entwicklung bei Kindern mit Down-Syndrom. Der Schweregrad der Intelligenzstörung lässt sich im Altersbereich zwischen 5 und 7 Jahren vorläufig abschätzen, bei manchen Kindern kann der Verlauf bis zum Erwachsenenalter aber erst zwischen 8 und 10 Jahren eindeutig bewertet werden.

Chapman/Hesketh (2000) stellen das allmähliche Entstehen des Verhaltensphänotyps beim Down-Syndrom anhand einer Reihe von Entwicklungsbereichen dar. Für die ersten 4 Lebensjahre wird für die kognitive Entwicklung im ersten und zweiten Lebensjahr ein globaler **Entwicklungsrückstand** beschrieben, der sich im Alter zwischen 2 und 4 Jahren zunehmend vergrößert. Das Sprachverständnis entwickelt sich demnach vergleichbar zum Entwicklungsniveau der kognitiven Entwicklung. Die expressive Sprache baut sich deutlich langsamer als das Sprachverständnis und die kognitive Entwicklung auf. Ab dem 4. und 5. Lebensjahr fallen zunehmend die Einschränkungen im auditiven Kurzzeitgedächtnis und die deutlichen Einschränkungen in der phonetisch-phonologischen Entwicklung mit schlechterer Verständlichkeit der gesprochenen Sprache auf.

Autismus-Spektrum-Störungen im Rahmen des Down-Syndroms: Hepburn/Moody (2011) beschreiben einige charakteristische Merkmale, die im Rahmen von komorbiden Autismus-Spektrum-Störungen vorkommen. Kinder mit diesen Eigenheiten reagieren demnach auf soziale Anforderungen und Angebote sehr viel weniger und sind eher mit der gegenständlichen Welt beschäftigt. Es zeigen sich weniger Ansatzpunkte und Initiativen, Wünsche oder Bedürfnisse mit nonverbalen kommunikativen Strategien auszudrücken. Es zeigt sich eine geringere Vielfalt im Gesichtsausdruck, um Gefühle auszudrücken.

Bevorzugtes Spiel ist ein eher repetitives und selbststimulierendes Spiel, Funktionsspiele und symbolische Spielhandlungen kommen sehr viel seltener vor. Wegen der begrenzten Spielinteressen und der Einschränkungen in der sozialen Kommunikation ist es besonders schwierig, den Entwicklungsstand der kognitiven Entwicklung abzuschätzen. Das Entwicklungstempo bei Kindern mit Down-Syndrom und Autismus-Spektrum-Störungen ist im Vorschulalter und Schulalter deutlich verlangsamt (Hepburn/Moody 2011, Genovese/Butler 2024).

Elternberatung: Im ersten und zweiten Lebensjahr können die Eltern das intensive Eingehen des Kindes auf den sozialen Kontakt und die soziale Responsivität vielfältig nutzen. Hilfreich ist es, wenn sie sich auf das verlangsamte Tempo und den aktuellen Entwicklungsstand einstellen.

Dazu ist es wichtig, dass die Eltern zu den einzelnen Entwicklungskompetenzen in der sensomotorischen und sozial-kommunikativen Entwicklung beraten werden und ihnen bewusst gemacht wird, wie man sich auf die Aktivitäten des Kindes einstellen kann. Auch bei der Stimulation der motorischen Entwicklung muss man das verlangsamte Tempo und die reduzierte Eigeninitiative beachten. Im Übergang zum 2. Lebensjahr können die Eltern das intensive Interesse des Kindes für soziale Imitation nutzen, etwa das Kind bei vielen Alltagsaktivitäten im Haushalt einbeziehen. Mit dem Einsetzen des symbolischen Spiels kann dieses Interesse intensiv genutzt werden. Dabei muss den Eltern oft bewusst gemacht werden, dass aus dieser Stärke im Bereich der sozialen Imitation nicht auf die langfristige Prognose geschlossen werden kann. Frühzeitig sollten die Eltern im Umgang mit ausweichendem und auch herausforderndem Verhalten beraten werden. Ein Teil der Kinder entwickelt aufgrund der großen sozialen Aufmerksamkeit, die sie bekommen, kreative Ausweichstrategien und es gelingt ihnen mit charmanten Mitteln, sehr viel Zuwendung zu bekommen. Soziale Aktivitäten dienen dem Kind dazu, schwierigen Lernaufgaben auszuweichen (Wishart 1993).

Dieses Thema wird mit 4 und 5 Jahren umso wichtiger. Eltern sollten darin beraten werden, wie sie Vermeidungsverhalten erkennen und das Kind dennoch motivieren, sich mit Aufgaben auseinanderzusetzen. Zeigen sich Tendenzen zu vermehrtem oppositionellem Verhalten, ist es wichtig, dass die Eltern eine klare und konsistente Strategie durchzuhalten lernen. Dies kann sich auch auf Aspekte wie distanzloses Verhalten, Weglauftendenzen oder bewusstes Übertreten von Regeln beziehen. Ein Kind für feinmotorische Aufgaben und Wahrnehmungsaufgaben zu motivieren erfordert, dass man sich auf das Tempo und die Aufmerksamkeitsspanne des Kindes einlässt. Bei Bedarf müssen Aufgaben in kleine Schritte aufgeteilt werden, der Erwachsene muss sein Lerntempo anpassen und es müssen viele Wiederholungen durchgehalten werden.

7.3 Williams-Syndrom

Beim Williams-Syndrom findet sich in der Säuglingsentwicklung oft eine ausgeprägte muskuläre Hypotonie. Die Familie ist oft mit den vielfältigen Symptomen einer Fütterstörung beschäftigt. Diese Fütterstörung kann sich in starker Irritierbarkeit, Erbrechen, Verstopfung und einem Wachstumsmangel äußern.

Manchmal stellt auch der Aufbau des Schlafrhythmus eine besondere Herausforderung dar.

Im Alter zwischen 2 und 3 ½ Jahren findet sich ein langsamer Aufbau der frühen sprachlichen Kompetenzen mit zunehmender Sicherheit im sprachlichen Ausdruck im Laufe des Vorschulalters. Mit dem Einsetzen der Sprache machen die Kinder in Wortschatz und Grammatik vergleichbare Fortschritte (Brock 2007). Früh erkennbar sind Defizite in der Feinmotorik und in der visuellen Planung und Verarbeitung. In der Körperbewegung zeigt sich ein auffälliges Gangbild mit verstärkten Eigenheiten vor allem unter emotionalem Stress.

Bis zum Schulalter wird das heterogene **Entwicklungsprofil** mit Stärken in der Sprachentwicklung und in der Gesichtswahrnehmung und zunehmenden Defiziten in visuell-räumlichen Kompetenzen, exekutiven Funktionen und Fertigkeiten im Bereich des mathematischen Denkens zunehmend deutlicher.

Dabei bewegen sich die grammatikalischen Fähigkeiten oft auf dem Niveau der nonverbalen Intelligenz. Die frühere Vermutung, dass die sprachlichen Kompetenzen einen relativen Vorsprung zeigen oder deutlich über dem Durchschnitt liegen, wird heute in Frage gestellt (Brock 2007).

Auffälligkeiten im Bereich der sozialen Kommunikation und in pragmatischen Fähigkeiten wurden vielfältig berichtet (Brock 2007). Früher beschrieb man eine Cocktail Party-Sprache bei den Kindern mit Williams-Syndrom. Darunter versteht man häufiges Fabulieren, eher distanzloses Verhalten ohne das Eingehen auf den Zuhörenden oder die Zuhörende, das Erzählen von persönlichen Erlebnissen, die Verwendung von sozialen Floskeln und perseverierendes Verhalten mit dem ständigen Wiederholen von persönlichen Fragen und sprachlichen Wendungen, auch um Aufmerksamkeit zu gewinnen (Udwin / Yule 1990). Die Kinder zeigen sich oft überaus freundlich bis distanzlos, sie haben großes Interesse am sozialen Austausch und sozialer Aufmerksamkeit. Gleichzeitig fällt es ihnen schwer, auf die Perspektive der Person, mit der ein Gespräch geführt wird, und oder deren erforderliche Vorinformationen einzugehen (Brock 2007). Ausgeprägte Ängste, Schwierigkeiten im Umgang mit Frustrationen und deutliche Einschränkungen in der emotionalen Regulation können den Alltag wesentlich beeinflussen. Eine zu große soziale Anteilnahme und Empathie kann das Kind in manchen Gruppensituationen auch sehr ängstlich oder angespannt reagieren lassen (Fidler et al. 2007).

Autismus-Spektrum-Störungen und Williams-Syndrom: Kinder mit dem Williams-Syndrom zeigen besondere Stärken bei der spontanen Imitation des Interaktionspartners, dies ist bei Kindern mit autistischen Symptomen sehr viel seltener zu beobachten. Es zeigen sich zudem weniger soziale Initiativen und weniger Interesse an sozialem Spiel. Kinder mit autistischen Symptomen reagieren seltener auf den emotionalen Ausdruck und den Gesichtsausdruck des Kommunikationspartners. Kinder mit Williams-Syndrom verwenden oft stereotype Äußerungen oder wiederkehrend bestimmte Floskeln, versuchen gleichzeitig, intensiven sozialen Kontakt und Blickkontakt zu halten. Dies kommt bei Kindern mit einer zusätzlichen autistischen Symptomatik sehr viel weniger vor, sie wirken sehr viel stärker auf sich bezogen. Das Entwicklungstempo bei Kindern mit autistischen Symptomen ist deutlich langsamer, obwohl sich dies nur schwer quantifizieren lässt und systematische Studien kaum vorliegen (Übersicht bei Hepburn/Moody 2011). Die intensive Beschäftigung mit Spezialinteressen und die Fixierung auf bestimmte Objekte und die Tendenz, auf bestimmte Gesprächsthemen immer wieder zurückzukommen, kann als Symptom einer Autismus-Spektrum-Störung imponieren. Die Abgrenzung zu Syndrom typischen Merkmalen ist aber nicht einfach. Oft stellt sich auch die Frage, ob spezifische Verarbeitungsprobleme zu dem rigiden Verhalten führen oder zumindest beitragen (Klein-Tasman et al. 2009, Klein-Tasman et al. 2018).

Elternberatung: Themen der Elternberatung beziehen sich auf aktuelle Entwicklungsaufgaben und spezielle Belastungen in den einzelnen Altersstufen. In den ersten beiden Lebensjahren können **Entwicklungsaufgaben** wie das Fütter- und Essverhalten und das Schlafen im Vordergrund stehen. Im Altersbereich ab 2 bis 4 Jahren beschäftigt die Eltern mehr das Interesse des Kindes für das Spiel, der Umgang mit umtriebigem, aber auch ängstlichem Verhalten. Oft ist es wichtig, dass die Eltern eine klare und konsistente Strategie finden, mit einem bestimmten Verhalten umzugehen. Dies betrifft die starke Fixierung auf bestimmte Interessen und Gesprächsthemen, die extreme Sensibilität gegenüber Geräuschen oder spezifische Ängste. Für den Umgang mit dem sozial distanzlosen Verhalten müssen feste Rituale eingeführt werden, z. B. welche Personen ein Kind anspricht, wie es mit körperlicher Nähe umgeht und welche Begrüßungsformeln üblich sind.

Um die emotionale Labilität eines Kindes zu kompensieren, bietet es sich an, oft über Gefühle des Kindes zu sprechen. Es ist hilfreich, wenn die Eltern regelmäßig über das heterogene Entwicklungsbild ihres Kindes sprechen können und sowohl besondere Begabungen, z. B. im Bereich der Musikalität, als auch hartnäckige Grenzen, z. B. im Bereich der visuomotorischen und visuell-räumlichen Fähigkeiten, wahrnehmen (Morris/Braddock 2020).

7.4 Angelman-Syndrom

Im ersten Lebensjahr findet sich bei Kindern mit Angelman-Syndrom anfangs eine milde bis mittelgradige Hypotonie mit geringem motorischen Antrieb. Es zeigt sich frühzeitig ein soziales Lächeln und eine frühe Disposition zu einem fröhlichen Wesen. Im Kleinkind- und Vorschulalter findet sich öfters ein reflexives Lachen und Kichern.

Belastend von früh an sind die häufigen Fütterstörungen mit langsamem Rhythmus bei den Mahlzeiten, schwachem Saugverhalten, Würgen oder Erbrechen, die oft der erste Anlass für eine ausführlichere neuropädiatrische Untersuchung sind.

Kinder mit Angelman-Syndrom zeigen einen stark verlangsamten Entwicklungsverlauf mit massiv verzögertem Durchlaufen der **Meilensteine** der motorischen Entwicklung und langsamem Aufbau von sensomotorischen Fähigkeiten und Spielverhalten. Im Vorschulalter wird das freie Laufen erst mit 4 bis 5 Jahren erreicht. Es zeigt sich allerdings eine große Schwankungsbreite in der frühen grobmotorischen Entwicklung.

Im Vorschulalter findet sich ein ausgeprägter allgemeiner **Entwicklungsrückstand** mit fehlender aktiver Sprache. Typisch sind eine kurze Aufmerksamkeitsspanne, teilweise motorische Hyperaktivität bis hin zu ständiger Aktivität und manchmal ziellosen Handbewegungen, auch Flatterbewegungen der Hände. Das Spielverhalten ist meist explorierend und repetitiv, es findet sich ein stark verzögerter Verlauf des präsymbolischen und Funktionsspieles, typisches Symbolspiel kommt nur selten vor. Wegen des fehlenden Interesses an Spielaktivitäten wirken viele Kinder sehr umtriebig und ständig in Aktion.

Die kognitive Entwicklung scheint lange Phasen zu stagnieren. Es wird in der Literatur von einer Plateaubildung auf einem Entwicklungsstand von 2 Jahren gesprochen, allerdings findet sich eine erhebliche Variabilität auf der Grundlage der beschriebenen Mutationsformen (Peters et al. 2004). Im Kontaktverhalten wirken die Kinder fröhlich und guter Stimmung, bei Freude und Anspannung kommen auch stereotype Manierismen etwa mit den Händen vor. Das soziale Kontaktverhalten wirkt eher zu offen und manchmal distanzlos, ausgeprägte Wutausbrüche werden seltener berichtet. Lächeln und Lachen werden schon durch niederschwellige Reize ausgelöst und wirken sich auch positiv auf die soziale Kommunikation aus. Besonders belastend für die Eltern sind über Jahre anhaltende Probleme mit dem Einschlafen und Durchschlafen. Herausfordernd sind auch die extreme Hyperaktivität und Impulsivität, die sich schwer beeinflussen lässt, im Laufe des Schulalters auch Übergänge zu aggressivem und impulsivem Verhalten (Peters et al. 2004).

Die Exploration mit dem Mund bleibt lange Zeit ein typisches Verhalten, über 50% der Kinder zeigen persistierenden Speichelfluss oder eine Zungenprotrusion. Fütterstörungen zeigen oft eine deutliche Verbesserung im Laufe der frühen Kindheit. Viele Kinder beginnen im Alter von drei bis vier Jahren selbstständig zu laufen, etwa 10% der Kinder erreichen nie das freie Laufen (abhängig auch von der zugrunde liegenden genetischen Ursache).

Das Einsetzen von zerebralen Anfallsleiden wird berichtet für die Altersperiode zwischen 18 Monaten und 4 Jahren. Im Übergang zum Schulalter findet sich ein ausgeprägter allgemeiner **Entwicklungsrückstand** mit weiterhin oft fehlender aktiver Sprache. Es zeigt sich ein stark verzögerter Verlauf der kognitiven Entwicklung und des Spielverhaltens (Williams 2010).

Autismus-Spektrum-Störungen beim Angelman-Syndrom: Kinder mit Angelman-Syndrom lassen sich durch sozialen oder körperlichen Kontakt gut beruhigen. Dies ist bei zusätzlichen autistischen Symptomen sehr viel weniger wirksam. Kinder mit zusätzlichen autistischen Symptomen bleiben eher auf sich bezogen, während Kinder im Rahmen des Syndroms sonst engen körperlichen Kontakt suchen und auch soziale Spiele und sozialen Kontakt initiieren. Typisch wird auch das schnelle Reagieren auf den Gesichtsausdruck des Interaktionspartners und das Spiegeln des emotionalen Ausdrucks angesehen, was bei Kindern mit zusätzlichen autistischen Symptomen sehr viel seltener ist. Das Entwicklungstempo über einen Zeitraum von einem oder zwei Jahren ist bei den Kindern mit zusätzlichen autistischen Symptomen deutlich langsamer (Hepburn / Moody 2011 zur Übersicht). In den Analysen von Peters et al. (2004) wurde ein eher hoher Anteil von autistischen Symptomen angenommen, die Prozentangaben lagen bei 60 bis 80%. Es stellt sich bei manchen Kindern aber die Frage, ob die Schwere der kognitiven und kommunikativen Einschränkungen sowie ausgeprägte motorische Stereotypien zu einer zu hohen Bewertung im Sinne von autistischen Merkmalen führen (Moss / Howlin 2009, Genovese / Butler 2024).

Diagnostische Anpassung: Das geringe Interesse für Funktionsspiele kann eine Einschätzung der kognitiven Entwicklung deutlich erschweren. Sinnvoll ist das Beobachten typischer Alltagsinteressen und des kommunikativen Verhaltens, um eine Einschätzung des kognitiven Entwicklungsstands vorläufig zu erreichen. Setzt das Kind nur einen begrenzten Teil eines standardisierten Entwicklungstests um, ist die Bewertung des kognitiven Potenzials sicherlich deutlich erschwert.

Bei fehlender expressiver Sprache sollte das Wortverständnis, die Fähigkeiten, einfache natürliche Gesten nachzuahmen, oder die Verwendung von Bildmaterialien erprobt werden. Diese Optionen sollen helfen, eine erste Einschätzung der Möglichkeiten für den Aufbau des kommunikativen Verhaltens zu erlauben.

Therapieschwerpunkte: Unterstützende Kommunikation gewinnt bei den Kindern mit Angelman-Syndrom eine besondere Bedeutung. Dabei ist es wichtig, dass man sich verschiedene Funktionen des kommunikativen Verhaltens bewusst macht, weil die Umgebung sich darum bemühen muss, Gelegenheiten für die Kommunikation zu schaffen. Die wichtigsten Funktionen sind der Ausdruck von Wünschen und Bedürfnissen, der Austausch von Informationen, das Eingehen auf soziale Erwartungen z. B. übliche Formeln von Begrüßen und Verabschieden und das Eingehen auf den sozialen Kontakt (Keen et al. 2016). Die kommunikativen Fähigkeiten sind durch die eingeschränkte oder fehlende expressive Sprache deutlich begrenzt, schwierig ist es zudem, das genaue Entwicklungsniveau des Sprachverständnisses zu erfassen. Die kommunikativen Möglichkeiten werden durch Grenzen der Intelligenz, der Sinnesverarbeitung, der motorischen Planung und des Gedächtnisses erschwert. Es wird deshalb empfohlen, eine individuelle Strategie für Kinder mit diesem Syndrom zu verfolgen, die den speziellen Bedürfnissen und Möglichkeiten des einzelnen Kindes gerecht wird (Calculator 2016).

Elternberatung: Die Elternberatung sollte sich an alters- und entwicklungsorientierten Zielen ausrichten, die einerseits dem natürlichen Entwicklungsverlauf des Syndroms folgt, andererseits besondere alterstypische Belastungen aufgreift. Im ersten Lebensjahr fallen eine geringe Aufmerksamkeitsspanne, nur langsame Fortschritte in der sensomotorischen Entwicklung und ein reduziertes Kontaktverhalten auf. Die Eltern sollten darin beraten werden, sich auf die Ebene der sozialen und sensomotorischen Kompetenzen des Kindes einzustellen. Dies sollte anhand einfacher Spielaufgaben oder sozialer Spiele verdeutlicht werden.

Wichtige strukturierende Hilfen sind für das Thema des Fütterns und des Schlafens notwendig. Themen im zweiten Lebensjahr sind die Anregung von Eigenaktivität und motorischer Exploration des Kindes, auch wenn die Eltern den Eindruck haben, dass manche Kompetenzen eher eine längere Phase stagnieren. Wie bei anderen genetischen Syndromen versucht man, das vermehrte soziale Interesse des Kindes durch soziale Handlungsroutinen und wiederkehrende dialogische Spiele aufzugreifen. Im dritten Lebensjahr können Hilfestellungen bei der Fortbewegung, der Umgang mit dem zunehmenden hyperaktiven Verhalten sowie die Reduktion der Exploration von Gegenständen mit dem Mund hinzukommen. Das Thema des Schlafens stellt weiterhin eine große Herausforderung dar.

Im vierten Lebensjahr bilden wichtige Themen die Förderung von sensomotorischen Fähigkeiten und einfachen Spielabläufen bei der Verwendung von Funktionsspielen. Hat das Kind wenig Ausdauer oder ist sehr umtriebig, versucht man, bestimmte Spielabläufe oft zu wiederholen und in eine soziale Routine einzubetten. In Übergang zum 5. und 6. Lebensjahr wird man auf das Sprachverständnis und das Eingehen auf vertraute Alltagsaktivitäten achten. Zeigt das Kind geringe Fortschritte in der lautlichen Exploration oder in der aktiven Sprache, versucht man, mit den Eltern gemeinsam alternative Formen der Kommunikation zu erproben. Dies kann natürliche Gesten oder Bildmaterialien einschließen. Auf das hyperaktive und leicht ablenkbare Verhalten des Kinds wird man reagieren, indem man bei Spielaktivitäten intensive und gezielte soziale Zuwendung einsetzt. Bleibt ein Kind länger bei Aktivitäten, die es beim Erwachsenen sieht, z. B. Haushaltstätigkeiten, sollte dieses vielfältig eingesetzt werden. Manche Aufgaben müssen unter Umständen vereinfacht werden, die erfolgreiche Umsetzung sollte mehrfach wiederholt werden und das Kind intensiv bestärkt werden. Für die starke Ablenkbarkeit eines Kindes ist auch der Aufbau von Routinen hilfreich. Hierzu kann man Elemente aus der Förderung von Kindern mit Autismus-Spektrum-Störungen miteinsetzen, z. B. ein visueller Plan, gleichbleibende Routinen bei Tätigkeiten und Spielen und die genaue Vermittlung, wann ein Spiel oder eine Tätigkeit beginnt und endet.

Zusammengefasst sind wichtige Prinzipien der Elternberatung ein genaues Beobachten und Verstehen des aktuellen Entwicklungsstands, ein Eingehen auf die aktuellen Entwicklungsaufgaben und ein Antizipieren von schwierigem Verhalten beim Essen, Schlafen oder in Alltagsroutinen und eine frühzeitige Strukturierung des Kindes bei diesen Aufgaben.

7.5 Neurofibromatose Typ 1

Im ersten Lebensjahr werden Entwicklungsauffälligkeiten im Bereich der motorischen und kognitiven Entwicklung beschrieben. Am auffälligsten sind der Verlauf der grobmotorischen Entwicklung und der sozial-kommunikativen Fähigkeiten (Kolesnik et al. 2017). Eine Reihe von Kindern zeigen in dieser frühen Phase Verhaltensmerkmale, die bei Kindern mit Autismus-Spektrum-Störungen als Früherkennungszeichen auffällig sind. Im weiteren Verlauf des zweiten Lebensjahres fallen oft motorische Rückstände und eine vermehrte motorische Unruhe auf, das Einsetzen der expressiven Sprache kann aufbauend verzögert verlaufen.

Die kurze Aufmerksamkeitspanne und Schwächen in den motorischen Fertigkeiten begleiten die Altersspanne zwischen 24 und 36 Monaten. Beginnt ein Kind zu sprechen, ist die Aussprache oft undeutlich und der Wortschatz wird verlangsamt aufgebaut. Bei manchen Kindern bemerkt man schon einen verlangsamten Aufbau der kognitiven Entwicklung, während sich umtriebiges Verhalten und Einschränkungen im Aufmerksamkeitsverhalten erst gegen Ende dieser Altersspanne erkennen lassen.

Zwischen 36 und 48 Monaten fällt oft vermehrt das stark selbstbezogene Verhalten des Kindes auf, manche Kinder wirken im Kontakt schwer zugänglich, reagieren impulsiv und tun sich auch zunehmend schwer mit gleichaltrigen Kindern umzugehen. Im Altersbereich zwischen 4 und 5 Jahren lassen sich charakteristische neuropsychologische Themen erstmals sorgfältig untersuchen, diese betreffen die kognitive Entwicklung insgesamt, spezifische Funktionsschwächen in der motorischen Koordination und visuomotorischen und visuell-räumlichen Kompetenzen und die Einschränkungen im Aufmerksamkeitsverhalten und exekutiven Funktionen.

Eine Begabungsprognose lässt sich oft ab einem Alter von 5 bis 5 ½ Jahren erstellen, zu diesem Zeitpunkt zeigt sich auch die große Variabilität der Entwicklung. Manche Kinder zeigen nur kleine Schwächen und beginnen sich im sozialen Verhalten zunehmend besser an Alltagserwartungen anzupassen, andere Kinder zeigen ausgeprägte Teilfunktionsstörungen, Defizite im Aufmerksamkeitsverhalten und hyperaktives Verhalten. Im Übergang in die Schule ist es wichtig, diese spezifischen Entwicklungsschwächen gut zu verstehen, um die Eltern zur weiteren Schullaufbahn und zur Frage möglicher Lernschwierigkeiten im schulischen Rahmen zu beraten.

Kinder und Jugendliche mit Neurofibromatose zeigen eine Reihe von spezifischen Funktionsstörungen, die insbesondere visuell-kognitive Funktionen, visuell-räumliche Kompetenzen, sprachliche Fertigkeiten sowie grob- und feinmotorische Entwicklungsschritte einschließen können. Durchgängig zu beobachten sind Auffälligkeiten im Aufmerksamkeitsverhalten sowie bei einem erheblichen Teil der Kinder signifikante Veränderungen im Sinne einer Aktivitäts- und Aufmerksamkeitsstörung mit Tendenzen zu impulsivem Verhalten und Einschränkungen in exekutiven Funktionen (Wessel et al. 2013). Diese vielfältigen Entwicklungsauffälligkeiten sollten im Rahmen einer regelmäßigen entwicklungs- und neuropsychologischen Diagnostik bewertet werden, so dass die Behandlungsziele laufend aktualisiert werden können und die Eltern für die Förderplanung beraten werden können.

Autismus-Spektrum-Störungen und Neurofibromatose Typ 1 (NF1) Der Anteil von Autismus-Spektrum-Störungen wird in der Literatur sehr variabel angegeben, was mit einzelnen typischen Eigenheiten dieses Störungsbildes zusammenhängt (Chisholm et al. 2018). Es finden sich zudem Kinder, die im Kleinkind- und Vorschulalter ausgeprägte Symptome einer Autismus-Spektrum-Störung zeigen, diese Verhaltensmerkmale können sich im Laufe des Schulalters aber deutlich abmildern, so dass man unter Umständen nicht mehr von einer Autismus-Spektrum-Störung spricht. Interessant sind auch die speziellen Auffälligkeiten im Rahmen des Legius-Syndroms (Anderson 2020).

Behandlung: Grundlage der Behandlungsplanung ist eine systematische neuropsychologische Diagnostik. Bei der Behandlung von exekutiven Störungen stützt man sich auf allgemeine Prinzipien, die das Planen von Aktivitäten erleichtern sollen. Aufgaben werden in kleine Schritte zerlegt, visuelle Hilfen sollen den Ablauf strukturieren und Aufgaben sollen vorausgeplant werden ebenso die Übergänge zwischen Aufgaben. Die Arbeitsumgebung eines Kindes wird bewusst strukturiert, Ablenkungen werden gemieden und eine genaue Zeitstruktur geplant.

Zum Umgang mit impulsiven Verhaltensweisen versucht man, Auslöser zu analysieren, man überlegt sich im Vorfeld, wie man auf ein Verhalten reagiert und schreibt sich bei Bedarf genauer auf, was man im Verhalten des Kindes beobachtet hat und wie man darauf reagiert hat. Die gezielte Abstimmung einer medikamentösen Therapie ist oft wesentlich für eine langfristige Stabilisierung.

Elternberatung: Eltern sollten zum Krankheitsverlauf und zu den möglichen Komplikationen beraten werden. Auch Kinder mit einem leichten bis mäßigen Krankheitsverlauf sollten regelmäßig neurologisch untersucht werden, um mögliche Komplikationen nicht zu übersehen.

Bei Kleinkindern wird man die Eltern zum Umgang mit leicht ablenkbarem und umtriebigem Verhalten beraten. Dies kann einerseits durch die Förderung der sozialen Responsivität und den Aufbau von sozialen Handlungsroutinen erreicht werden. Zum anderen können die Eltern feste Alltagsroutinen und Spielabläufe einsetzen und bestimmte Abläufe und Spielaktivitäten oft wiederholen. Dadurch wird das Kind bei den automatisierten Handlungen weniger ablenkbar agieren.

Im 3. und 4. Lebensjahr können wichtige Themen der Umgang mit hyperaktivem und impulsivem Verhalten sein sowie das Eingehen auf Autismus spezifische Merkmale im Kontaktverhalten. Zwischen 4 und 6 Jahren werden als zusätzliche **Entwicklungsaufgaben** der Umgang mit feinmotorischen Aktivitäten und visuell geprägten Aufgaben hinzukommen. Die Eltern werden dahingehend beraten, dass sie das Kind am leichtesten motivieren können, wenn sie Alltagsaktivitäten aufgreifen. Sie sollten sich niemals darauf fixieren, dem Kind unbedingt eine bestimmte Aufgabe nahezubringen, die das Kind stark vermeidet, z. B. das Malen. Hat ein Kind etwa Spezialinteressen oder ist es stark auf bestimmte Spielthemen fixiert, kann man mit diesen Interessen feinmotorische Aktivitäten verknüpfen (z. B. ein Kind mit starker Fixierung auf Autos malt mit der Mutter einen Straßenplan, den es immer wieder revidieren kann).

Im 5. und 6. Lebensjahr und im Übergang zur Schule sollte den Eltern vermittelt werden, wie sie das Aufmerksamkeitsverhalten des Kindes anregen können. Typische Strategien sind, eine Aufgabe in kleinere Schritte zu zerlegen, die Ausdauer des Kindes bei einer bestimmten Aktivität langsam auszuweiten und intensive soziale Zuwendung als Verstärker einzusetzen. Die Eltern sollten im Detail zum Begabungsprofil und möglichen neuropsychologischen Funktionsstörungen beraten werden und die Auswirkungen auf das schulische Lernen verdeutlicht werden. Dies schließt auch eine frühzeitige Unterstützung durch eine medikamentöse Therapie der Aufmerksamkeitsstörung ein.

Literaturhinweise zum Thema genetische Syndrome:

Hogenboom, M. (2014): Menschen mit geistiger Behinderung besser verstehen: Angeborene Syndrome. Ernst Reinhardt Verlag, München. Anschauliche Darstellung einzelner genetischer Syndrome mit eindringlichen Falldarstellungen.

Sarimski, K. (2014): Entwicklungspsychologie genetischer Syndrome. 4. überarbeitete Auflage, Hogrefe, Göttingen. Das Standardwerk zum Thema genetische Syndrome mit einer Fülle von Hinweisen zum Verlauf, zur Förderung und zur Elternberatung bei den einzelnen genetischen Syndromen.

8 Autismus-Spektrum-Störungen

8.1 Definition

Autismus-Spektrum-Störungen sind klinisch und ätiologisch heterogene Formen von entwicklungsneurologischen Störungen (neurodevelopmental disorders), die man primär über die Beschreibung des Verhaltens und der Entwicklungssymptome einordnen kann.

Autismus-Spektrum-Störungen werden definiert durch signifikante qualitative Störungen der wechselseitigen sozialen Interaktion und Kommunikation und durch das Auftreten eines Repertoires an restriktiven und repetitiven Verhaltensmerkmalen. Diese Verhaltensmerkmale verändern sich im Laufe der Entwicklung und müssen jeweils im Vergleich zur normalen sozialen und kommunikativen Entwicklung eines Kindes interpretiert werden (Volkmar 2019).

Kernsymptome im **DSM-5** sind die Bereiche soziale Kommunikation und Interaktion sowie restriktive und rigide Verhaltensweisen. Im Bereich der sozialen Kommunikation werden qualitative Auffälligkeiten dokumentiert, die das soziale Kontaktverhalten zu Kindern und Erwachsenen, die Regulation des wechselseitigen Blickkontakts, die soziale Interaktion und Kommunikation mit einer anderen Person, das soziale Verständnis in Situationen und das Eingehen auf soziale Erwartungen betreffen können. Qualitative Auffälligkeiten betreffen häufig auch das Spielverhalten und das Eingehen auf Anforderungen im Alltag. Da Verhaltensmerkmale jeweils im Vergleich zu den Meilensteinen und sozialen Erwartungen in der Altersgruppe beschrieben werden, zeigt sich ein überaus variables und vielschichtiges Bild bei den Symptombeschreibungen.

Repetitive und restriktive Verhaltensweisen beziehen sich auf stereotype oder zwanghaft wirkende Verhaltensweisen, ein starkes Festhalten an vertrauten Abläufen und spezielle Auffälligkeiten in der Reaktion auf Sinneseindrücke. Zur Diagnosestellung kommt erschwerend hinzu, dass verschiedene Verlaufsformen beschrieben werden (Tab. 20). Im Rahmen der ICD-11 bezieht sich die Systematik in der Diagnosestellung auf die gleichen Kernsymptome. Es werden zugleich verschiedene Unterformen beschrieben, die die Ausprägung der Intelligenzstörung und der sprachlichen Entwicklung abbilden. Zudem wird unterschieden, ob bei einem Kind eine frühe Regressionsphase aufgetreten ist oder nicht.

Tab. 20: Übersicht Autismus-Spektrum-Störungen

Autismus-Spektrum-Störungen	
Prävalenz	In Deutschland 0,38 % (0,54 % männlich, 0,20 % weiblich) im Altersbereich von 2 bis 24 Jahren im Jahr 2012 (Bachmann et al. 2018), 1,04 % im Alter von 2 bis 18 Jahre, 1,85 % im Alter von 8 Jahren USA 2016 (Zablotsky et al. 2019, Hyman et al. 2020). Die verfügbaren Daten sind extrem heterogen für die beteiligten Länder / Regionen.
Ursachen	– Genetische und epigenetische Verursachung – Familiäre Häufung von Autismus-Spektrum-Störungen – Soziale Einflüsse prägen die Variabilität der Störung und mögliche Anpassungsstörungen
Symptom-Merkmale	– Symptome betreffen die Qualität der sozialen und sprachlichen Kommunikation, die Ausprägung von restriktiven und repetitiven Verhaltensweisen (einschließlich Symptomen einer ausgeprägten Hyperreagibilität gegenüber Sinneseindrücken) – Der Schweregrad ist abhängig von der Schwere der Intelligenzstörung, den Kompetenzen in der expressiven Sprache und der Ausprägung der sozialen Anpassungsstörungen
Komorbide Störungen	– Intelligenzstörungen – Syndromaler Autismus im Rahmen von genetischen Syndromen (z.B. fragiles X-Syndrom, Phelan-McDermid-Syndrom) – Umschriebene Entwicklungsstörungen motorischer Funktionen – Einfache Aktivitäts- und Aufmerksamkeitsstörungen – Emotionale Störungen z.B. ausgeprägte Ängste
Klinischer Verlauf	– In der frühen Entwicklung zeigen sich unterschiedliche Verlaufsformen mit früh einsetzendem Autismus oder spät einsetzendem Autismus (ab 2 bis 2 ½ Jahren) – Regression in der Entwicklung bei 20 bis 25 % der Kinder im Altersbereich zwischen 18 und 30 Monaten – Abhängig vom Schweregrad langsamer Aufbau der aktiven Sprache und der Intelligenzfunktionen – Bei schweren Verläufen lebenslange Auswirkungen auf Lernpotenzial, soziale Anpassung und Selbstständigkeit

Behandlung	– Intensive Behandlungsphase im Alter zwischen 2 und 6 Jahren zur Förderung von sozialer Kommunikation, Sprache und sozialer Anpassung – Förderschwerpunkte soziale Kommunikationstherapie, strukturierte Verhaltenstherapie, unterstützende Kommunikation – Langfristige Behandlungsstrategien und Begleitung zur Sicherung der Teilhabe und sozialen Inklusion – Behandlung von begleitenden psychischen Symptomen

8.2 Verlaufsmerkmale

Die frühen Verlaufsmerkmale von Autismus-Spektrum-Störungen sind sehr heterogen, was die frühe Diagnose deutlich erschwert. Man beobachtet Kinder, die bereits im Laufe des ersten Lebensjahres Eigenheiten in der sozialen Responsivität zeigen, schwer zu regulieren sind und bevorzugtes Interesse für die physikalische Umgebung zeigen. Es werden auch Kinder beschrieben, die im ersten Lebensjahr eine scheinbar völlig unauffällige Entwicklung durchlaufen und erst im Altersbereich zwischen 12 und 18 Monaten durch fehlende soziale Aufmerksamkeit, geringe Fortschritte im sozial-kommunikativen Verhalten und zunehmende repetitive Verhaltensmuster auffallen (Charman 2014, Landa et al. 2007). Landa (2011) hat die Begriffe des early und late onset Autismus geprägt, um diese unterschiedlichen Verlaufsmerkmale abzubilden. Es gibt nämlich auch eine Gruppe von Kindern, die eine scheinbar unauffällige Entwicklung bis 18 oder 22 Monate zeigen und erst dann zunehmende qualitative Veränderungen im Kontaktverhalten, in der sozialen und sprachlichen Kommunikation und in ihren Interessen und im Umgang mit Spielmaterialien (Landa 2011).

Für eine weitere Gruppe von Kindern wird eine relativ unauffällige Entwicklung bis zum Alter von 16 bis 24 Monaten berichtet, dann findet sich eine deutliche Entwicklungsregression mit Verlusten von sozialen, sprachlichen und kognitiven Fähigkeiten, die bis zu diesem Zeitpunkt erworben wurden (Rogers 2004). In der Abb. 14 wird versucht, diese unterschiedlichen Verlaufsformen grafisch darzustellen.

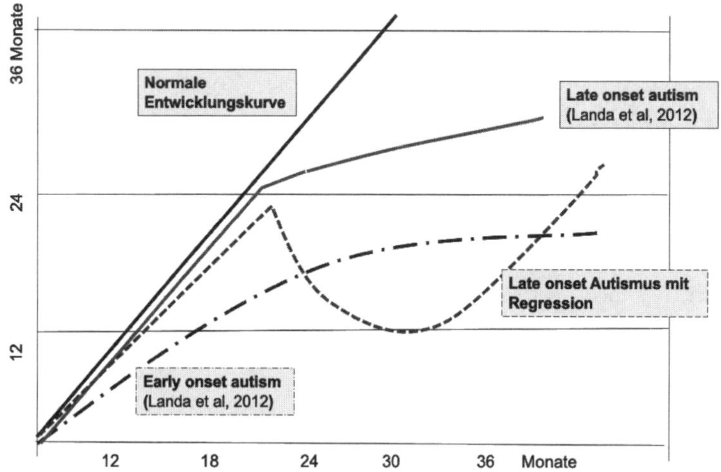

Abb. 14: Verlaufsmerkmale von Autismus-Spektrum-Störungen in den ersten Lebensjahren

Die Variabilität der Symptome setzt sich auch im Laufe des Vorschulalters fort. Dies hängt damit zusammen, wie ein Kind im Bereich der sprachlichen und kognitiven Entwicklung Fortschritte macht, wie stark stereotype oder restriktive Verhaltensweisen die soziale Anpassung prägen und sicherlich auch, wie die soziale Umwelt es schafft, sich auf das Verhalten des Kindes einzustellen oder spezifische Kompetenzen zu fördern (Gotham et al. 2012).

Entwicklungssymptome verändern sich im Laufe der Entwicklung, Eigenheiten, die in einer gewissen Altersspanne als sehr prägnant auffallen, können zu einem späteren Zeitpunkt keine wesentliche Rolle mehr spielen. Zudem muss man das soziale Verhalten des Kindes jeweils auf das kognitive oder mentale Alter beziehen. Dieser Vergleich ist allerdings schwierig, wenn man den kognitiven Entwicklungsstand noch nicht standardisiert erfassen kann (Thurm et al. 2019).

Interessant sind in den letzten Jahren Berichte über Kinder, die sozusagen aus der Diagnose herauswachsen oder durch Therapie ihre sozialen Defizite sehr stark ausgleichen (Fein et al. 2013, Helt et al. 2008). Dabei stellt sich sicherlich einerseits die Frage, ob die frühe Diagnose korrekt war und ob die Autismus spezifische Diagnostik sachgerecht durchgeführt wurde. Eine weitere Option ist, dass sich Symptome in Richtung einer anderen Entwicklungsstörung entwickeln. So gibt es Fallbeschreibungen von Übergängen zwischen autistischen Symptomen und Aktivitäts- und Aufmerksamkeitsstörungen (Fein et al. 2005).

Überschneidungen zwischen diesen Diagnosen finden sich in bestimmten Entwicklungsphasen vor allem im Bereich der sozialen Kommunikation, im Aufmerksamkeitsverhalten und in der Impulsivität (Sokolova et al. 2017). Im Rahmen von globalen Entwicklungsstörungen bzw. Intelligenzstörungen können verschiedene soziale Verhaltensweisen und stereotype Verhaltensmerkmale in den ersten Lebensjahren zunächst zu einer Diagnose Autismus führen, während dann im Laufe der Schulzeit und im beginnenden Schulalter nur noch die Intelligenzstörung im Vordergrund steht. Die Frage ist, ob man die Krankheitsbilder in frühen Entwicklungsphasen tatsächlich unterscheiden kann oder ob beide Störungsbereiche nebeneinander bestehen (Polyak et al. 2015).

8.3 Prävalenz

Die **Prävalenz** von Autismus-Spektrum-Störungen hat seit 2000 erheblich zugenommen. Dies wird auf verschiedene Faktoren zurückgeführt: ein verändertes Diagnosesystem im Rahmen des **DSM-5**, verbesserte Diagnoseinstrumente, eine veränderte Sichtweise auf soziale Eigenheiten und qualitative Verhaltenseigenheiten und eine Ausweitung von Früherkennung und Frühtherapie insgesamt (Hyman et al. 2020). Zudem werden im Kontext von genetischen Störungen und Intelligenzstörungen sehr viel häufiger komorbide autistische Symptome beschrieben (Moss/Howlin 2009).

Bei der Diagnosestellung wird oft auf den Alterseffekt hingewiesen. Viele Kinder werden auch bei signifikanten Symptomen erst im Altersbereich zwischen 4 und 5 Jahren diagnostiziert. Bei leichtergradigen Symptomen werden Diagnosen oft erst im Schulalter gestellt (Sheldrick et al. 2017). Die Häufigkeitsangaben zeigen deutliche Schwankungen zwischen einzelnen Ländern, teilweise begründet durch die Systematik der Dokumentation anhand ausgewählter Diagnoseschemas. Für die USA wurden in den letzten Jahren Häufigkeiten von deutlich mehr als einem Prozent der untersuchten Population im Kindesalter berichtet (Boyle et al. 2011, Zablotsky et al. 2023). In Europa sind vor allem die Studien der Gruppe um Diana Schendel in Dänemark interessant, die ähnliche Veränderungen in der Entwicklung der Häufigkeit dokumentiert haben. Interessant sind dabei zudem die Unterschiede zwischen den Häufigkeitsangaben klinisch diagnostizierter Störungen und den Daten, die in den epidemiologischen Studien gefunden wurden (Parner et al. 2008). Dabei spielt sicherlich die Vertrautheit mit klinischen Klassifikationen und Untersuchungsverfahren, aber auch die Verfügbarkeit von Facheinrichtungen eine Rolle.

Vergleicht man die Prävalenzrate von Autismus-Spektrum-Störungen zwischen verschiedenen Ländern und ethnischen Gruppen, so sieht man deutliche

Unterschiede, die mit von kulturellen Wertvorstellungen und sozialen Erwartungen geprägt sein dürften (Norbury/Sparks 2013). Kann man diagnostische Standards und Untersuchungsmethoden ohne weiteres auf eine andere Kultur oder ein anderes soziales Umfeld übertragen?

8.4 Ursachen

Bei den Ursachen von Autismus-Spektrum-Störungen geht man von prägenden genetischen Einflüssen aus, obwohl beim einzelnen Kind eine genaue Klärung öfters nicht gelingt. Aktuell lässt sich bei 20 bis 25% der Kinder eine spezifische strukturelle genetische Veränderung nachweisen kann. Dazu gehören chromosomale Störungen, copy number variants (chromosomale Mikrodeletionen und Duplikationen) und Störungen, die einzelne Gene betreffen (Robert et al. 2017).

Im Rahmen des sogenannten syndromalen Autismus beschreibt man qualitative Auffälligkeiten auf dem Hintergrund eines bekannten genetischen Syndroms (z. B. dem fragilen X-Syndrom). Die Verhaltensmerkmale bei den einzelnen genetischen Syndromen können dabei stark variieren, was die Abgrenzung zu dem „normalen" syndromalen Verhaltensmuster nicht einfacher macht (Hepburn/Moody 2011, Genovese/Butler 2024).

Es finden sich erhöhte Häufigkeiten bei einer Reihe von pränatalen und perinatalen Risiken, die den möglichen Einfluss von epigenetischen und hirnorganischen Faktoren nahelegen. So sieht man bei der fetalen Alkohol-Syndrom-Spektrum-Störung einen Anteil von Kindern, die durch autistische Verhaltensmerkmale imponieren. Bei Kindern mit extremer Frühgeburtlichkeit hat man ebenfalls eine Teilgruppe beschrieben, bei denen sich im Laufe des Vorschulalters Autismus-Spektrum-Störungen als komorbide Störung zu anderen kognitiven und motorischen Einschränkungen diagnostizieren lassen (Agrawal et al. 2018).

Das Phänomen der **Regression** bei einem Teil der Kinder mit Autismus-Spektrum-Störungen mit Verlust von sozialen und sprachlichen Fähigkeiten im Altersbereich von 16 bis 30 Monaten ist ätiologisch oft nicht erklärbar (Rogers 2004). Eine Verbindung zu einer Epilepsie findet sich nur selten.

Die desintegrative Störung ist im neuen Diagnosesystem zwar nicht verzeichnet, wird aber als selten auftretende Form des Verlusts von kognitiven, sprachlichen und sozialen Fähigkeiten ab einem Altersbereich von 2 Jahren, manchmal bis in das Vorschulalter und beginnende Schulalter beschrieben. Die Ursachen dieser Störung sind nicht geklärt.

Formen der Epilepsie können mit autistischen Symptomen assoziiert sein. Beim Landau-Kleffner Syndrom zeigt sich primär ein Verlust von sprachlichen

Fähigkeiten, bei langer Phase der Nichtbehandlung können autistische und kognitive Störungen imponieren. Bei Kindern mit einer autistischen Regression in Verbindung mit einer Epilepsie treten die Symptome oft früher auf als beim Landau-Kleffner Syndrom. Schließlich finden sich schwere Formen von Epilepsien in der frühen Kindheit, die mit dem Verlust von kognitiven und sozialen Fähigkeiten und zunehmenden autistischen Verhaltensmerkmalen gekoppelt sind (Tuchman et al. 2010). Prinzipiell muss man bei der Untersuchung von Kindern mit Autismus-Spektrum-Störungen beachten, dass signifikante komorbide Intelligenzstörungen ein deutliches Risiko für eine Epilepsie einschließen können, man sollte deshalb an eine EEG-Kontrolle vor allem im Vorschulalter (ab 3–4 Jahren) und im Übergang zum Jugendalter (ab 10–11 Jahren) denken.

Hinsichtlich der erworbenen Symptome von Autismus-Spektrum-Störungen gibt es Berichte zu den Folgen von schwerer frühkindlicher Deprivation, die Autismus ähnliche Symptome bewirken können (Rutter et al. 1999). Diese deutlichen Entwicklungsveränderungen werden auch mit Veränderungen in der Hirnstruktur als Folge der Deprivation in Zusammenhang gebracht (Tab. 21).

Tab. 21: Ursachen von Autismus-Spektrum-Störungen und mögliche Einflüsse.

Neuropsychologische Ebene	Organische Ursachen
Symptome assoziiert mit schweren Intelligenzstörungen	Genetische und epigenetische Verursachung ohne genaue Zuordnung
Extrem diskrepantes Intelligenzprofil mit Stärken in der visuellen Kognition und deutlichen Rückständen in sprachlichen Wissensfunktionen	Genetische Syndrome (syndromaler Autismus) z.B. fragiles X-Syndrom, Phelan-McDermid-Syndrom, Angelman-Syndrom, Noonan-Syndrom, Neurofibromatose Typ 1)
Neuropsychologisches Profil bei parallelen Symptomen von Autismus-Spektrum-Störung und ADHS	Extreme Frühgeburtlichkeit
	Fetale-Alkoholsyndrom-Spektrumstörung (FASD)
	Erworbener Autismus bei Epilepsie (z.B. Landau-Kleffner Syndrom, Lennox-Gestaut-Syndrom) und bei Enzephalopathien

Psychische Ebene	Soziale / kulturelle Ebene
Extreme Deprivation in der frühen Kindheit (Autismus ähnliche Symptome)	Kulturelle Wertvorstellungen und soziale Erwartungen an Empathie und soziales Verständnis
Überschneidungen in der Symptomatik mit schweren frühen Bindungsstörungen	Vorbild der Eltern (extrem selbstbezogenes bis manieristisches Verhalten der Eltern, Spezialinteressen)

Bei den sozialen und kulturellen Einflüssen finden sich vor allem Diskussionen zu dem Thema Asperger-Syndrom und sozial eigenbrötlerischem Verhalten. Dazu zählen die Berichte, dass in Familien mit fachlich hoch qualifizierten Wissenschaftlern ein deutlich erhöhter Anteil an Personen mit einem Asperger-Syndrom zu beobachten ist (Baron-Cohen et al. 1998). In jedem Fall gibt es auch eine kulturelle und sozial bestimmte Definition, welche Formen von sozialem und selbstbezogenem Verhalten als normal und angepasst gelten und welche als auffällig erscheinen. Im Rahmen der Diskussionen um den Begriff „Neurodiversität" wurde auch die Frage gestellt, an welchen Punkten man eine normale Variation des sozialen Verhaltens von pathologischem Verhalten abgrenzen kann (Jaarsma / Welin 2011).

Sozial-pragmatische Merkmale der Sprache sind besonders stark vom kulturellen Umfeld beeinflusst. Das Einhalten von Gesprächsregeln und die sprachliche Initiative gegenüber einem fremden Erwachsenen können von einem sozialen und kulturellen Umfeld genauso beeinflusst sein wie der Blickkontakt und die Verwendung von bestimmten kommunikativen Gesten (Norbury / Sparks 2013). Welche Erwartungen und Normen werden an das soziale Verhalten eines Kindes angelegt, das in einer anderen Kultur aufgewachsen ist?

8.5 Klassifikation

Mit der Einführung des **DSM-5** hat man eine übergeordnete Kategorie „Autismus-Spektrum-Störungen" definiert. Auch im ICD-11 wird diese Klassifikation übernommen werden. Die qualitativen Symptome werden in einer dimensionalen Form definiert, der Schweregrad wird durch das erforderliche Maß an Unterstützung und weitere parallel auftretende Störungen gekennzeichnet. Man hat sich zu dieser Vorgehensweise entschlossen, weil man die Abgrenzung zwischen dem frühkindlichen Autismus, dem atypischen Autismus, dem Asperger-Syndrom und dem sogenannten High-Functioning-Autismus auf der empirischen Ebene nicht einheitlich definieren konnte.

Diese Klassifikation ist nun keineswegs unumstritten und man versucht nach der Einführung des DSM-5 seit 2014, die Abgrenzung z. B. des Asperger-Syndroms und des High-Functioning-Autismus mit veränderten qualitativen Verhaltensmerkmalen und neurobiologischen Informationen neu zu definieren (De Giambattista et al. 2019). Das Bild von Autismus-Spektrum-Störungen ist extrem heterogen und schwankt zwischen Kindern mit schweren Funktionseinschränkungen der kognitiven und sprachlichen Entwicklung und Kindern mit einer altersgemäßen bis deutlich überdurchschnittlichen Intelligenz mit spezifischen sozialen und sprachlichen Eigenheiten.

Die Beschreibung von Merkmalen des syndromalen Autismus macht diese Abgrenzungen nochmals schwieriger, weil im Kontext einzelner genetischer Syndrome oft eine spezifische Symptomkonstellation zu beobachten ist.

Im Rahmen von langfristig konzipierten Längsschnittstudien hat man in den letzten Jahren versucht, die Verlaufsmerkmale und die individuellen Unterschiede genauer herauszuarbeiten (Gotham et al. 2012). Im Verlauf erkennt man so den Schweregrad und die speziellen Funktionseinschränkungen über mehrere Jahre hinweg. Ob sich aus diesen Studien auch Subtypen von Autismus-Spektrum-Störungen ergeben, die man nach der Krankheitsgeschichte, der Ätiologie und speziell angepassten Behandlungsstrategien differenzieren kann, ist aktuell noch offen. Der individuelle Entwicklungsverlauf lässt sich aus diesen Untersuchungen nur schwer ableiten. So finden sich Kinder, die sich gegenüber sozialen Anforderungen oder einzelnen Therapiemethoden stark verweigern, ab einem bestimmten Zeitpunkt in der Entwicklung aber deutliche Fortschritte zeigen, so als ob nun eine Synthese oder ein neuer Kristallisationspunkt erreicht wäre. Solche Themen sind für die Auswahl der Therapie oder der besten Förderumgebung z. B. im Rahmen eines Kindergartens von großem Interesse.

8.6 Komorbidität

Das Thema der komorbiden Störungen ist bei Kindern mit Autismus-Spektrum-Störungen überaus vielschichtig und kann die differentialdiagnostische Abgrenzung wesentlich erschweren. Die Systematik im **DSM-5** geht davon aus, dass komorbide Störungen zusätzlich definiert werden können. Diese betreffen die Intelligenzentwicklung, Sprachstörungen, psychische Störungen und einfache Aktivitäts- und Aufmerksamkeitsstörungen. Diese Diagnosen müssen sich also nicht mehr zwingend gegenseitig ausschließen. Im Rahmen der ICD-11 wird in einem ausführlichen Abschnitt behandelt, welche parallel auftretenden Störungen beschrieben werden können und in welchem Ausmaß man differentialdiagnostische Fragen in diesem Zusammenhang beachten muss (WHO 2024).

Man setzt den Anteil der assoziierten Intelligenzstörungen heute niedriger an als vor 25 Jahren, begründet durch die Beschreibung einer größeren Zahl von Kindern mit leichtgradig ausgeprägten Symptomen. Die Abgrenzung kann sich im Verlauf schwierig gestalten, eine globale Entwicklungsstörung kann im Kleinkind- und Vorschulalter als autistische Störung imponieren, im weiteren Verlauf können sich die Eigenheiten, die an eine Autismus-Spektrum-Störung denken lassen, aber weitgehend auflösen (Thurm et al. 2019). Die **Komorbidität** verschiedener entwicklungsneurologischer Phänotypen beeinflusst auch die Zunahme in der **Prävalenz** von Autismus-Spektrum-Störungen, während die Diagnose Intelligenzstörung zwischen 2000 und 2020 in der Häufigkeit eher abzunehmen scheint (Hyman et al. 2020, Talbott/Miller 2020).

Die Abgrenzung zwischen Aktivitäts- und Aufmerksamkeitsstörungen und Autismus kann im Vorschulalter ebenfalls schwierig sein. Bei einem Kind im Alter zwischen 4 und 6 Jahren können Eigenheiten beider Syndrome auffallen und erst im Laufe der Schulzeit kristallisiert sich dann heraus, welche Symptomatik als Leitstörung für die langfristige Prognose und soziale Integration gelten kann (Mayes et al. 2012). Bei Kindern mit parallelen Störungen von Autismus und ADHS zeigen sich zudem einige typische neuropsychologische Merkmale, die für die Behandlung wichtig sein können (Colombi / Ghaziuddin 2017).

Die Verbindung mit sprachlichen Symptomen ist ebenfalls vielschichtig. Es finden sich einerseits Kinder, bei denen die Störung der pragmatischen Entwicklung, also des sozialen Gebrauchs der Sprache im Vordergrund steht. Diese Symptomatik gilt vor allem für Kinder mit einer günstigen Intelligenzentwicklung. Dann findet sich eine Teilgruppe von Kindern, bei denen Auffälligkeiten auf der formalen und strukturellen Ebene erkennbar sind, vor allem hinsichtlich Grammatik, sprachlichem Gedächtnis und Wortschatz. Eine besondere Herausforderung für die Therapie stellen Kinder mit einer minimalen Sprache dar, die nur einzelne Worte imitieren und aktiv anwenden oder kaum Worte zur Kommunikation im Alltag einsetzen (Gerenser 2009). Auf allen Symptomebenen kann es zu einem bestimmten Zeitpunkt der Entwicklung schwierig sein, zwischen der Sprachstörung und der autistischen Störung zu unterscheiden. Verlaufsbeobachtungen erlauben es aber in der Regel, die Leitsymptomatik zu verstehen.

Eine bedeutsame Rolle für die soziale und emotionale Anpassung spielen assoziierte psychische Symptome, die z. B. Ängste, depressive Symptome oder zwanghaftes Verhalten einschließen können. Auf diese sekundären Merkmale stößt man oft erst, wenn ein Kind sich in seiner Anpassung deutlich verändert zeigt (Mayes et al. 2012). Abb. 15 stellt die komorbiden Störungen bei Autismus-Spektrum-Störungen grafisch dar. Es ist eine zentrale Aufgabe in der Verlaufsdiagnostik dieser parallelen Störungen zu erkennen und die Behandlungsstrategien gezielt darauf abzustimmen.

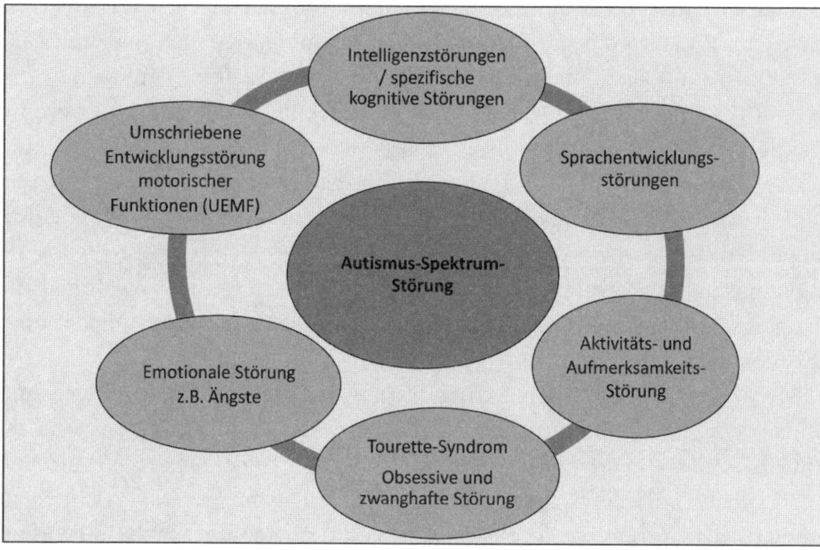

Abb. 15: Komorbide Störungen bei Autismus-Spektrum-Störungen

8.7 Diagnostisches Vorgehen

Die Amerikanische Pädiatrische Gesellschaft hat seit 2007 ein systematisches Screeningprogramm konzipiert, das der Früherkennung von Autismus-Spektrum-Störungen dient. Die wichtigsten Hinweise ergeben sich aus den sogenannten red flags, die für die Altersstufen von 12, 18 und 24 Monaten einige charakteristische Hinweiszeichen auflisten. Die einzelnen Symptome können allerdings auch auf andere Entwicklungsstörungen hinweisen. Auch die Verwendung von Screeninginstrumenten, die eine Reihe von kritischen Symptomen abfragen (vor allem des M-CHAT-R), dürfen nicht darüber hinwegtäuschen, dass in der klinischen Praxis Hinweiszeichen oft nicht beachtet oder im Sinne anderer Entwicklungsauffälligkeiten gedeutet werden (Tab. 22).

Tab. 22: Ausgewählte Früherkennungszeichen von Autismus-Spektrum-Störungen

Lebensalter in Monaten	Entwicklungsmerkmale der sozialen, kommunikativen und sprachlichen Entwicklung	Rigide, restriktive und stereotype Verhaltensmerkmale, sensorisches Verhalten
6	– Reagiert kaum auf Ansprache – Geht auf wechselseitiges Blickverhalten nicht ein – Abwehrendes Verhalten gegenüber Körperkontakt	– Langanhaltendes Schreiverhalten / fehlende emotionale Regulation – Extrem passives Verhalten, stark selbstbezogen – Fixiert lange und anhaltend visuelle Reize
12	– Stillstand oder Rückschritt in den sozial-kommunikativen Fertigkeiten – Mangelnde Ausdifferenzierung kommunikativer Funktionen (geht nicht auf soziale Spiele ein) – Geringe Vokalisation – Meidet Blickkontakt	– Bleibt passiv und sucht wenig sozialen Kontakt – Fixiert auf einzelne Gegenstände – Einzelne stereotype Handlungen z.B. fixiert auf Gegenstände, fasziniert von Bewegungen – Extrem störanfällig gegenüber Veränderungen
18	– Stagnation der sozialen Entwicklung – Wenig Interesse an Funktionsspielen – Verwendet weder Gesten noch Sprachlaute zur Kommunikation – Meidet Blickkontakt – Imitiert keine Alltagsaktivitäten	– Agiert ganz auf sich bezogen – Fixiert auf einzelne stereotype Handlungen, setzt Spielmaterialien nicht-funktional ein – Intensive emotionale Reaktion auf Veränderungen

24	– Keine Ansatzpunkte zur sprachlichen Imitation – Instrumentelle Kommunikation (zieht den Erwachsenen an der Hand) – Blickkontakt wird nicht zur Regulation der wechselseitigen Interaktion eingesetzt – Spielverhalten mit sehr eng begrenzten Interessen / wenig Interesse an Funktionsspielen	– Das Kind reagiert überempfindlich oder ängstlich auf laute Geräusche – Stereotype Aktivitäten im Umgang mit Gegenständen, komplexe Manierismen – Entwicklungsregression mit sozialem Rückzugsverhalten, Verlust von sprachlichen und kognitiven Fähigkeiten
30	– Wenig oder kein Interesse für Funktionsspiele – Keine Fortschritte im symbolischen Spiel – Phase des Nachsprechens setzt nicht ein (spontanes Imitieren von Worten) – Neigung zur Echolalie und Verwenden einer Privatsprache	– Starke Hyperreagibilität gegenüber einzelnen Sinnesreizen – Intensive emotionale Reaktion auf Veränderung gewohnter Abläufe und Alltagsroutinen – Stereotypes Klopfen, taktiles Untersuchen, Hin- und Herbewegen von Gegenständen, Riechen an Gegenständen
36	– Die kommunikative Zeigefunktion fehlt / vorwiegend instrumentelle Kommunikation – Auffälliges Blickverhalten, Vermeiden des Blickkontakts oder informelles Schauen – Intensives Interesse an visuellen Symbolen z.B. Buchstaben, Embleme / Logos	– Veränderungsängste mit stark abwehrendem Verhalten in neuen Situationen – Stereotype Verhaltensweisen mit variablen Symptomen über Monate hinweg – Komplexe Manierismen wie Hüpfen und Wedeln der Arme, Zehenspitzengang

In der komplexen Autismus spezifischen Diagnostik setzt man am besten Verfahren ein, die Informationsquellen aus verschiedenen Kontexten verknüpfen. Mit der **Diagnostischen Beobachtungsskala für Autismus (ADOS-2)** gewinnt man im Rahmen einer halbstandardisierten Situation Informationen über das soziale und interaktive Verhalten eines Kindes. Diese Beobachtungen sind am aussagekräftigsten, wenn das Kind sich in der Untersuchungssituation ähnlich wie im familiären Rahmen oder in vertrauten Spielsituationen verhält. Dadurch wird man sich bewusst, wie ein Kind auf Kontaktangebote, soziale Spiele und Anregungen zum Funktionsspiel oder symbolischen Spiel eingeht. Man erkennt, ob das Kind sehr stark selbstbezogen agiert, ob es Initiative ergreift, aktiv zu kommunizieren, und auf welche Weise es dies tut. Man erkennt auch den sozialen Rahmen, in dem das Kind seine sprachlichen Kompetenzen einsetzt, ob die Sprache idiosynkratische Merkmale widerspiegelt und wie das Kind auf sprachliche Instruktionen und Anregungen eingeht.

In der Untersuchungssituation fehlt die Möglichkeit zu beobachten, wie das Kind auf Gleichaltrige eingeht. Bei einem Teil der Kinder mit Autismus-Spektrum-Störungen ist vor allem dieses Kontaktverhalten auffällig – so kann ein Kind im Alter von 2 bis 3 Jahren starke Ängste vor Gleichaltrigen haben, zwischen 3 und 5 Jahren den Kontakt stark vermeiden, mit 5 bis 6 Jahren eher nur auf vertraute Spielroutinen eingehen. Bei älteren Kinder vor allem im Übergang zum Jugendalter merkt man im Umgang mit Gleichaltrigen die ausgeprägte soziale Isolation, die fehlende Empathie für die Anliegen und Interessen der Gleichaltrigen und die starke Fokussierung auf eigene Interessen und Vorlieben. Diese Beobachtungen fließen in die ADOS-2 Skala dementsprechend nicht ein.

Das **Diagnostische Interview für Autismus (ADI-R)** dient einer detaillierten Befragung der Eltern und kann dementsprechend Informationen zugänglich machen, die außerhalb der klinischen Beobachtung liegen. Im Rahmen des Interviews werden Alltagsbeobachtungen abgefragt, etwa das Eingehen auf den sozialen Kontakt, Möglichkeiten der Kommunikation und das Interesse an sozialem und sprachlichem Austausch. Zusätzlich lassen sich stereotype und restriktive Verhaltensweisen eruieren, die in der klinischen Beobachtung unter Umständen nicht vorkommen z. B. das Verwenden einer Privatsprache oder eine starke sensorische Reagibilität. Die Ergebnisse sind sehr stark von der Fragetechnik der untersuchenden Person abhängig, die versucht, bei den einzelnen Interviewfragen detailliert nachzufragen, und mögliche Verhaltensbeispiele nennt, um das Verhalten des Kindes zu verstehen. Zudem gewinnt das Interview sehr, wenn man die Fragen geschickt miteinander verbinden kann und gleichzeitig einzelne Verhaltensbeschreibungen und Kodierungen auch mit anderen Fragen in Zusammenhang stellen kann.

Fragebögen wie der **Soziale Reaktivitätsfragebogen (SRS)**, die Eltern eigenständig ausfüllen, ergeben wichtige Informationen über die Alltagsbeobachtungen und subjektive Einschätzung der Eltern. Dabei kann es hilfreich sein, manchmal mit Eltern einzelne Fragen nochmals durchzusprechen, bei denen sie sich in der Bewertung unsicher waren. Dies erhöht das Verständnis auf Seiten der Eltern, worauf die Frage abzielt. Fragebögen können manchmal problematisch sein, wenn Eltern die Bewertungen im Sinne einer schon für sie plausiblen

Diagnose werten. Umgekehrt gibt es Eltern, die sehr stark die Normalität ihres Kindes betonen wollen und die Fragen sehr zurückhaltend bewerten, vor allem keine ungewöhnlichen Eigenheiten oder Verhaltensweisen bestätigen würden.

Am günstigsten wäre es also, wenn man Informationen aus mehreren Quellen hinzuziehen kann. Dazu würden konkrete Beschreibungen oder Berichte aus der jeweiligen Einrichtung hinzukommen, manchmal noch die Beobachtung des Kindes in einer Alltagssituation außerhalb des klinischen Settings. In der Praxis ist man meist froh, wenn man neben der ausführlichen Anamnese zwei der Informationsquellen zur Verfügung hat, am besten eine Beobachtungsskala und ein Interview oder einen Fragebogen.

Keines der aufgeführten Instrumente kann eine Autismusdiagnose eindeutig belegen. Es gibt immer wieder einzelne Fälle, in denen sich zwischen den Untersuchungsergebnissen der Autismus spezifischen Instrumente und dem klinischen Urteil Widersprüche ergeben. Am Ende ist das klinische Urteil vorrangig. In dieses Urteil fließen detaillierte Informationen zur Vorgeschichte und zum Entwicklungsverlauf, zum beobachteten Verhalten des Kindes und aus Berichten von Familie und Kindergarten bzw. Schule ein. Abb. 16 stellt die verfügbaren Verfahren für das Kleinkind- und Vorschulalter übersichtlich zusammen, einzelne Verfahren sind nicht übersetzt bzw. nicht für deutschsprachige Kinder normiert.

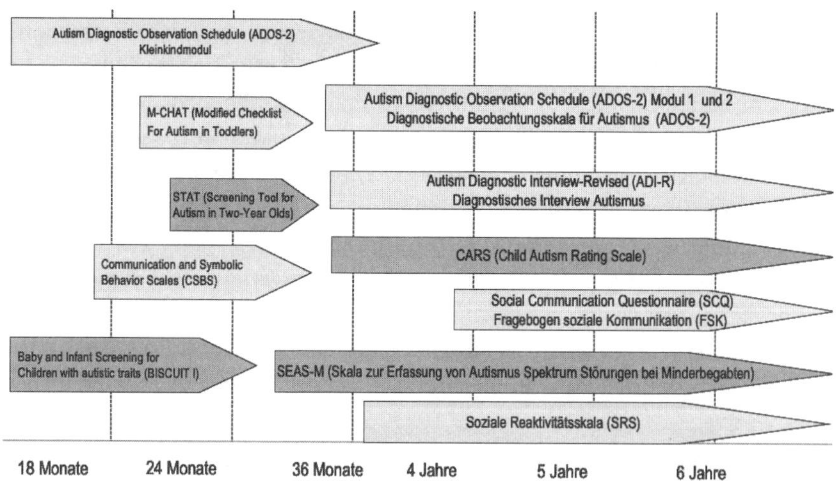

Abb. 16: Testverfahren zur Autismus spezifischen Diagnostik im Kleinkind- und Vorschulalter

Die Verfahren zur Autismusdiagnostik sind nicht dafür entwickelt worden, um Veränderungen in verschiedenen Funktionsbereichen abzubilden. Entwicklungsfortschritte bei einem Kind, auch als Ergebnis von durchgeführten Therapien, lassen sich also nur begrenzt über die Methoden zur Autismusdiagnostik abbilden. Dies gilt auch für langfristige Veränderungen im sozialen und kommunikativen Verhalten – auch hier eignen sich die Verfahren oft nur begrenzt, Änderungen der Symptomatik abzubilden.

Notwendiger Bestandteil der Autismusdiagnostik ist eine ausführliche neuropädiatrische und/oder kinderpsychiatrische Untersuchung, in der die Vorgeschichte detailliert abgefragt wird, eine körperliche Untersuchung erfolgt und eine entwicklungsneurologische Untersuchung stattfindet. Ziel der Untersuchung ist es auch, weitere diagnostische Schritte zu entscheiden, z.B. in Richtung einer genetischen Diagnostik, eines EEGs oder einer Labordiagnostik. Die Abklärung der Sinnesfunktionen ist ein notwendiger Bestandteil (Tab. 23).

Tab. 23: Entscheidungsschritte für die Diagnostik bei Autismus-Spektrum-Störungen

Entwicklungsauffälligkeiten	Untersuchungsbefunde
Qualitative Auffälligkeiten in der Kommunikation, stereotypes und rigides Verhalten	Entwicklungsanamnese und Verhaltensbeobachtung, Hypothesen zu möglichen Formen von Entwicklungsstörungen
Soziale Kommunikation Restriktive und stereotype Verhaltensweisen	Autismus spezifische Diagnostik anhand von standardisierten Beobachtungsverfahren und Fragebögen
Dissoziierte Entwicklung mit starken Entwicklungsdiskrepanzen und Anpassungsproblemen	Neuropädiatrische Untersuchung, genetische Abklärung
Atypischer Verlauf der Autismus-Spektrum-Störung, Hinweise auf körperliche Dysmorphiemerkmale	Abklärung syndromaler Autismus, genetische Untersuchung, spezielle Abklärung fragiles X- Syndrom
Allgemeiner Entwicklungsrückstand mit unklarer Diagnose	Intelligenzdiagnostik
Auffälliger Verlauf der sprachlichen Entwicklung	Logopädische und phoniatrische Diagnostik
Dissoziierte Entwicklung mit heterogenem Entwicklungsbild	Differentialdiagnostische Abklärung und Verlaufsbeobachtung zur Klärung der komorbiden Diagnosen

Soziale Deprivation, soziale Verhaltensstörung	Ausführliche soziale Anamnese, Verhaltensbeobachtung der Eltern-Kind-Interaktion, Abklärung einer möglichen Bindungsstörung
Ausgeprägte Verhaltensauffälligkeiten und Dysregulationen	Analyse der möglichen Ursachen (z.B. im Sinne des Eisbergmodells) für die weitere Behandlungsplanung

Findet sich eine genetische Ätiologie, so kann dies dazu beitragen, dass die Eltern die Diagnose besser akzeptieren und wichtige Untersuchungsschritte und Behandlungsstrategien plausibel finden. Zudem hilft die genetische Diagnostik einzuschätzen, was man über die Entwicklungsprognose eines Kindes weiß und welches Wiederholungsrisiko in der Familie besteht. Findet sich in einer Familie ein Kind mit Autismus, so ist das Risiko für die gleiche Diagnose bei einem Geschwisterkind bis zum Faktor 10 erhöht (Hansen et al. 2019). Manchmal leiten sich aus einer genetischen Diagnose konkrete Schritte für die prospektive Planung von Diagnostik und Therapiemaßnahmen ab.

Da sich bei vielen Kindern mit Autismus-Spektrum-Störungen komorbide Störungen finden, ist eine Entwicklungs- und Intelligenzdiagnostik, bei unklarem Profil der sprachlichen Kompetenzen auch eine vertiefte Sprachdiagnostik sinnvoll. In den letzten Jahren wurde zudem großer Wert auf eine systematische Bewertung der motorischen Kompetenzen gelegt (Paquet et al. 2016). Ergänzend sollten qualitative Auffälligkeiten in der sensorischen Verarbeitung bewertet werden, da sie Teil der Kernsymptomatik sind (McCormick et al. 2016).

Die Diagnostik von Autismus-Spektrum-Störungen ist nicht mit der einmaligen Diagnosestellung abgeschlossen. Ziel der Verlaufsuntersuchungen ist es, die Veränderungen in der sozialen, sprachlichen und kognitiven Entwicklung zu erfassen und mögliche positive oder negative Veränderungen in der sozialen und psychischen Anpassung zu verstehen. Obwohl man davon spricht, dass Autismus-Spektrum-Störungen eine lebenslange Störung oder Behinderung sein können, sollte man vor allem aufmerksam dafür sein, wenn sich die Kernsymptome im Laufe des Kindes- und Jugendalters stark abmildern und die soziale Anpassung wesentlich leichter gelingt. Dann wird man sich auch die Frage stellen, ob frühere komorbide Störungen nun die Leitsymptomatik darstellen. Die Behandlungsziele sollten laufend auf die sich verändernden **Entwicklungsaufgaben** abgestimmt werden. Die beschriebenen Themen erfordern eine kontinuierliche interdisziplinäre Zusammenarbeit zwischen verschiedenen Fachgruppen, um realistische Ziele für die Entwicklung des einzelnen Kindes zu verfolgen.

8.8 Therapieprinzipien im Kleinkind- und Vorschulalter

Behandlungsziele für die Therapie von Kindern mit Autismus-Spektrum-Störungen beziehen sich auf drei Schwerpunktthemen.

- An erster Stelle ist das Ziel, die Kernsymptome im Bereich der sozialen und sprachlichen Kommunikation und der restriktiven und repetitiven Verhaltensweisen sowie damit assoziierte Störungen zu reduzieren oder zu kompensieren.
- Ein weiteres Ziel ist, die Selbstständigkeit möglichst weit aufzubauen, indem neue Fertigkeiten und Alltagskompetenzen eingeübt werden.
- Schließlich wird als drittes Ziel formuliert, Verhaltensprobleme soweit wie möglich zu kompensieren oder über präventive Strategien zu verhindern (Hyman et al. 2020, 20).

Im Rahmen von **umfassenden Behandlungsprogrammen** werden verhaltensorientierte, entwicklungsorientierte und naturalistische Prinzipien verfolgt. Die bekanntesten umfassenden Therapiemodelle sind die ABA-Programme bzw. die EIBI-Programme (Early intensive behavioral intervention), das Early Start Denver Modell und das TEACCH-Programm (Treatment and Education of Autistic and Related Communication-Handicapped Children) (Odom et al. 2019).

Im Rahmen von verhaltensorientierten Methoden versucht man, in klar strukturierten Übungssituationen dem Kind neue Fertigkeiten beizubringen. Dabei werden Prinzipien der Lerntheorie systematisch angewandt, auch die Übertragung auf neue Situationen wird systematisch eingeübt. Im Rahmen der naturalistischen Methoden versucht man, die Übungselemente in Alltagssituationen einzubetten, um eine unmittelbare Übertragung auf das Verhalten des Kindes in die Familie und das soziale Umfeld zu erreichen.

Im Rahmen von entwicklungsorientierten Ansätzen versucht man, stärker den individuellen Entwicklungsschritten und **Entwicklungsaufgaben** eines Kindes zu folgen. Der Schwerpunkt liegt dabei oft auf den Themen soziale Kommunikation und sprachliches Verhalten. Restriktive und rigide Verhaltensweisen werden in ihrer möglichen kommunikativen Bedeutung für das Kind interpretiert und in angemessener Weise in die Behandlungsplanung einbezogen. Thematisiert wird in verschiedenen Ansätzen auch das Thema der sensorischen Reagibilität (also die Hyperreaktivität oder die zu geringe Reaktivität gegenüber sensorischen Reizen) und ihre Bedeutung für die **emotionale Regulation** eines Kindes.

Entwicklungspsychologische Themen werden an unterschiedlichen theoretischen Modellen ausgerichtet. Manche Therapien sind eher symptomorientiert und versuchen, einzelne Kompetenzen eines Kindes aufzubauen. Andere Therapien sehen einzelne Symptome als ursächlich an und versuchen, Basisfunktionen oder grundlegende Prozesse zu bearbeiten, um bei dem Kind Fortschritte zu erreichen (Charman 2014). Oft werden einzelne grundlegende Fertigkeiten gewählt, welche die Entwicklungsdynamik eines Kindes im sozialen Bereich anregen sollen. Dazu gehören Aspekte wie das soziale Kontaktverhalten, das Herstellen einer gemeinsamen Aufmerksamkeit, Imitationsverhalten, funktionelles oder symbolisches Spiel. Entwicklungsorientierte Ansätze sind meist vorsichtiger in der Bewertung, welche Fortschritte erreicht werden können. So spricht man eher davon, dass man Symptome in ihrer Ausprägung abmildern oder den Entwicklungsverlauf eines Kindes positiv beeinflussen kann (Wetherby / Woods 2008). Verhaltensorientierte Ansätze vertreten oft eine sehr viel anspruchsvollere Perspektive, wurden zu Beginn aber auch mit dem Anspruch konzipiert, ein Übungsprogramm für viele Stunden pro Woche aufzubauen (Odom et al. 2019).

Für die früheste Entwicklungsphase hat man in den letzten Jahren gezielte Förderprogramme konzipiert, die das beginnende soziale Kontaktverhalten und die soziale Kommunikation beeinflussen sollen. Diesen Programmen liegt die Vorstellung zugrunde, dass ein Kernsymptom von Autismus-Spektrum-Störungen das fehlende soziale Interesse und die geringe soziale Motivation in den ersten Lebensjahren ist. Indem man das Kind anregt und fördert, stetigen sozialen Austausch mit anderen Personen einzugehen, hofft man, Grundlagen für die weitere soziale Entwicklung zu beeinflussen (Sacrey et al. 2015).

Die Vermittlung von **Alltagskompetenzen** kann sich auf Bereiche der Selbstständigkeit, wie das eigenständige Essen, Toilettenverhalten, das Anziehen oder das Einschätzen von Gefahren beziehen. Besonderes Interesse hat dabei das Essverhalten bekommen, weil bei Kindern mit Autismus-Spektrum-Störungen extrem selektives Essverhalten und Schwierigkeiten, sich auf die Routinen im Rahmen der Esssituation einzulassen, extrem belastend sein können (Lubetsky et al. 2011). Vor allem eine enge Strukturierung in den ersten Lebensjahren und ein intuitives Verständnis für die aktuellen Entwicklungsaufgaben eines Kindes tragen zu einem positiven Verlauf der Selbstständigkeit bei. Zudem wirken sich die Intelligenzentwicklung und die Möglichkeiten der sprachlichen Kommunikation und des Sprachverständnisses wesentlich auf die Anpassungsfähigkeit eines Kindes aus (Bal et al. 2015). Oft sind eine feste Alltagsstrukturierung, der Aufbau von Ritualen um einzelne Aufgaben der Selbstständigkeit und gezielte visuelle Hilfestellungen für eine erfolgreiche Umsetzung der Anforderungen wichtige Voraussetzungen.

Der Umgang mit **herausforderndem Verhalten** stellt die dritte Ebene dar. Diese Verhaltensweisen stellen für die Familie und pädagogische Einrichtungen oft eine erhebliche Herausforderung dar. Das Thema soll anhand von assoziierten Symptomen einer Aktivitäts- und Aufmerksamkeitsstörung beschrieben werden. Kinder mit ADHS haben unter Umständen erhebliche Probleme in der sozialen Interaktion. Dies hängt mit Einschränkungen in den exekutiven Funktionen und in der Fähigkeit zur Selbststeuerung zusammen. Im Unterschied zu autistischen Kindern können Kinder mit ADHS zumindest im Nachhinein verstehen, was ihre Unaufmerksamkeit und ihre impulsiven Verhaltensweisen ausgelöst hat (Gillberg et al. 2009, 265-266). Gillberg hat in mehreren Publikationen die fließenden Übergänge zwischen Autismus-Spektrum-Störungen, speziell dem Asperger-Syndrom und den Aktivitäts- und Aufmerksamkeitsstörungen diskutiert. Es werden immer wieder typische Verläufe von Kindern beschrieben, bei denen eine eher schwere hyperkinetische Störung im Vorschulalter beschrieben und später eine Autismus-Spektrum-Störung diagnostiziert wurde. Dabei geht man davon aus, dass die extreme Hyperaktivität die Symptome der Autismus-Spektrum-Störung eine Zeitlang überdecken kann.

Für das Kleinkind- und Vorschulalter sollte das Ziel sein, ein Kind mit einer kombinierten Symptomatik sehr eng zu strukturieren und feste Tagesabläufe und feste Rituale aufzubauen. Meist bedarf es einer sehr kleinen heilpädagogischen Gruppe, um ein Kind im sozialen Lernen gut einzubinden. Für die Eltern stellt die doppelte Symptomatik oft eine große Herausforderung dar, sie bedürfen einer besonders engmaschigen Begleitung. Ein intensives Elterntraining kann bei extremen Belastungen im Alltagsverhalten sehr wichtig werden. Eine medikamentöse Therapie kann ab dem beginnenden Schulalter bei komorbiden Störungen notwendig werden (Davis/Kollins 2012).

Im Rahmen der Therapieplanung ist die Frage einerseits, wie man Autismus spezifische Methoden auswählen kann, die auf die speziellen Entwicklungsaufgaben eines Kindes abgestimmt sind. Zum anderen stellt sich die Frage, wie man Behandlungsstrategien auf die speziellen Eigenheiten eines Kindes, z. B. seine Interessen, seine Bereitschaft, sich auf Anforderungen einzulassen, seine Ausdauer und Kooperation abstimmen kann. Die Frage ist also, wie man individuelle Behandlungsstrategien findet, die an die Entwicklungsbedürfnisse und die Mitarbeit des Kindes angepasst sind. Dieses Vorgehen kann bei komorbiden Störungen sehr wichtig sein, aber auch bei Kindern, die sich mit einer bestimmten Entwicklungsthematik intensiv beschäftigen und deshalb für andere Aufgaben nur schwer zugänglich sind (Lord et al. 2021).

Im Rahmen der Frühtherapie werden bei Kindern mit Autismus-Spektrum-Störungen in der Regel allgemeine Prinzipien der Frühförderung mit Autismus spezifischen Therapieelementen kombiniert. Die Förderung erfolgt über die Frühförderstellen oder niedergelassenen Praxen von ergotherapeutischen, heilpädagogischen und logopädischen Fachkräften, manchmal Kinder- und Jugendlichenpsychotherapeutinnen und -therapeuten. Wird ein Kind in einen Integrationskindergarten aufgenommen, erfolgen oft Förderschwerpunkte innerhalb des Kindergartens. Heilpädagogische Tagesstätten bieten aufgrund ihrer Gruppengröße oft einen intensiveren Betreuungsschlüssel und versuchen, eine feste Tagestruktur zu gestalten und einzelne Therapiemaßnahmen in den Kindergartenalltag zu integrieren. Therapieangebote und Möglichkeiten der Elternberatung erfolgen zudem über regional verfügbare Autismustherapiezentren. Der Anspruch einer zeitlich intensiven und eng strukturierten Therapie wie im Rahmen des ABA-Programms lässt sich in den verfügbaren Facheinrichtungen meist nicht realisieren. Vor allem die zeitlichen Vorgaben von 25 oder mehr Therapiestunden bzw. intensiver Förderung pro Woche sind im Grunde nur in spezialisierten Kindergärten verfügbar. Für die Eltern ist solch ein intensives Übungsprogramm nur in Einzelfällen realisierbar. Die Übersichtsreferate zur Wirksamkeit dieser Therapie stellen den umfassenden Anspruch des Ansatzes in Frage, Kernsymptome von Autismus-Spektrum-Störungen weitgehend zu kompensieren. Meist werden moderate Effekte beschrieben und die Langzeitwirkung dieser Therapiemaßnahmen ist oft nicht belegt (Rodgers et al. 2020).

Zur Frage der Wirksamkeit von Therapiemethoden sind die Ergebnisse der Überblicksreferate in den letzten Jahren eher ernüchternd (Odom et al. 2019, Sandbank et al. 2020). Studien, die verschiedene Behandlungsansätze vergleichen z. B. das ABA-Programm, das Early Start Denver-Modell oder das JASPER-Programm liegen nicht vor. Die Übertragung der Ergebnisse der intensiven Übungsprogramme aus den Studien, die im universitären Rahmen realisiert werden, auf die klinische Praxis in der Frühförderung und in pädagogischen Einrichtungen ist nicht klar.

Welche Programme für einzelne Subgruppen wirksam sind, lässt sich noch wenig einschätzen (Almirall et al. 2018), ebenso ist unklar, welche Faktoren in den komplexen Therapieprogrammen (z. B. Early Start Denver-Modell, SCERTS-Programm) wirksam werden. Haben einzelne Therapieprogramme negative Wirkungen auf die Entwicklung eines Kindes, können sie herausforderndes Verhalten verstärken und werden individuelle Anpassungsprobleme im Einzelnen berücksichtigt?

Interessant in diesem Zusammenhang sind in den letzten Jahren die Versuche, einen modularen, auf das einzelne Kind abgestimmten Ansatz zu verfolgen. Da sich die Entwicklung von Kindern mit Autismus-Spektrum-Störungen sehr heterogen präsentiert, ist es wenig plausibel, dass alle Kinder die gleiche Therapieintervention und die gleiche Intensität an Therapie benötigen. Kasari hält es für sinnvoll mit einer niedrig dosierten Therapie zu beginnen, am ehesten im Rahmen eines entwicklungsorientierten Ansatzes, und im Verlauf zu prüfen, ob ein Kind eine intensivere Behandlungsstruktur benötigt. Dieses modulare Vorgehen ist auch abgestimmt auf das Thema der „nonsponder", also Kinder, die auf eine bestimmte Therapiemethode nicht ansprechen. Ein Teil der Kinder macht trotz intensivster Trainingsaufgaben nur geringe und keine Fortschritte, begründet durch Begrenzungen der Intelligenz, schwer zugängliches Verhalten und minimale Fortschritte in der aktiven Sprache (Kasari et al. 2018).

Für die Praxis der Frühförderung sind in der Tab. 24 die wichtigsten Entscheidungsschritte für Kinder mit Autismus-Spektrum-Störungen im Kleinkind- und Vorschulalter zusammengefasst (Voigt 2024). Bei einer Verdachtsdiagnose ab einem Alter von 14 bis 18 Monaten sind Frühfördermaßnahmen zur Elternberatung und zur Anregung des sozialen Kontakts und der sozialen Kommunikation indiziert, auch wenn noch keine zuverlässige Diagnose gestellt werden kann. Für die Entscheidung in Richtung einer gezielten Förderung kann man einzelne **Risikofaktoren** miteinbeziehen z. B. familiäre Vorbelastungen durch Autismus, geringe häusliche Fördermöglichkeiten oder sehr ausgeprägte Anpassungsprobleme eines Kindes.

Tab. 24: Entscheidungsstrategien in der Behandlung von Autismus-Spektrum-Störungen im Vorschulalter

Früherkennung von klinisch relevanten Entwicklungsrückständen der sozialen Kommunikation und Auffälligkeiten in rigiden und restriktiven Verhaltensweisen (1 1/2 bis 3 Jahre)	**Unterschiedliche Verlaufsformen:** – Qualitative Auffälligkeiten der sozialen Kommunikation und des Kontaktverhaltens sowie der sensorischen Reagibilität am Ende des ersten Lebensjahres oder im Altersbereich zwischen 12 und 18 Monaten – Zunehmende Auffälligkeiten in der sozialen Kommunikation und Auftreten von restriktiven, rigiden und stereotypen Verhaltensweisen im 2. und 3. Lebensjahr – Entwicklungsregression mit Verlust von sprachlichen, sozialen und kognitiven Fähigkeiten im Altersbereich zwischen 18 Monaten und 2 ¾ Jahren **Risikofaktoren, die für eine frühe Förderung sprechen:** – Familiäre Vorbelastung mit Autismus-Spektrum-Störungen – Belastete Interaktion in der frühen Kindheit z.B. bei frühkindlichen Regulationsstörungen – Ungünstiger häuslicher Förderrahmen / zusätzliche Belastungsfaktoren – Ausgeprägte rigide und stereotype Verhaltensweisen – Extreme Passivität eines Kindes und sehr geringes soziales Interesse
Therapieindikation für Frühförderung Komplexleistungen (2 bis 6 Jahre)	– Behandlungsbeginn je nach Prognose / Komplexität der Symptome – Spezifische Therapieindikation (soziale Kommunikation, Sprachanbahnung, Spielverhalten) – Spezifisches methodisches Vorgehen in der Logopädie (unterstützte Kommunikation) – Hohe Behandlungsintensität, wenn möglich bei ausgeprägten Symptomen und schwer zugänglichem Kontaktverhalten – Intensive und anhaltende Elternberatung / Elternanleitung

Indikationen für weitere Therapiemethoden im Rahmen der Frühförderung	Behandlungsindikationen bei komorbiden Entwicklungsstörungen (Motorik, Wahrnehmung) Zusätzliche komorbide Störungen mit Einfluss auf die Wirksamkeit der Behandlung z.B. Hyperaktivität, exekutive Funktionen, ausgeprägte soziale Verhaltensprobleme
Behandlungsstrategien bei sekundären sozialen und emotionalen Störungen	– Herausforderndes Verhalten mit starkem Austesten von Grenzen, extreme motorische Unruhe, zunehmendes autoaggressives Verhalten – Verhaltens-und Entwicklungsanalyse und Suche nach kompensierendem kommunikativem Verhalten – Intensive Elternberatung / Elterntherapie – Kinderpsychotherapie – Bei sehr schwierigem Anpassungsverhalten auch stationäre kinderpsychiatrische oder sozialpädiatrische Behandlung
Entscheidung über speziellen Kindergarten	– Entscheidung für Integrationskindergarten bei mäßigen sozialen und emotionalen Anpassungsproblemen und kombinierten Entwicklungsrückständen – Entscheidung für heilpädagogischen Kindergarten / Sprachheilkindergarten bei komplexen Symptomen in der kognitiven, sprachlichen und sozialen Entwicklung, erheblichen Belastungen in der sozialen und emotionalen Entwicklung oder erheblichen Belastungen der Eltern-Kind-Interaktion, bei mangelnder häuslicher Anregung für die soziale und sprachliche Entwicklung und das Spielen
Intelligenzdiagnostik und Beratung der Eltern zur Schullaufbahn (ab 5 Jahre)	– Versuch eine Intelligenzdiagnostik ab 5 bis 5 ½ Jahren, vorausgesetzt es zeigt sich eine angemessene Mitarbeit – Beratung der Eltern zu möglichen Entwicklungsverläufen der kognitiven und sprachlichen Entwicklung – Bewertung des Grads der Unterstützung im pädagogischen Umfeld und mögliche Auswahl von schulischen Einrichtungen

Wird im weiteren Verlauf die Diagnose bestätigt, so sollten intensive und regelmäßige Frühfördermaßnahmen eingeleitet werden, die mindestens zwei bis drei Therapiestunden in der Woche umfassen und mit einer engmaschigen Elternberatung verbunden sind. Zur Alltagsstrukturierung und um soziales Verhalten unter Gleichaltrigen anzuregen, ist die Aufnahme in einer Integrationsgruppe in der Kinderkrippe oder im Kindergarten wünschenswert. Therapieschwerpunkte liegen in dieser Altersspanne zwischen 2 und 4 Jahren im Bereich des sozialen Kontaktverhaltens, im Eingehen auf Spielabläufe, in der Anregung der sozialen Kommunikation und der Sprachanbahnung. Dabei lassen sich spezielle Förderstrategien im Verlauf abstimmen, etwa die Frage, wann man Methoden einer unterstützten Kommunikation miteinsetzt, ob man gezielte Hilfen bei sensorischen Verarbeitungsproblemen anbieten muss oder ob eine Klärung und Behandlung von herausforderndem Verhalten notwendig wird. In diesem Zusammenhang ist es sinnvoll zu klären, ob sich parallel auftretende Entwicklungsstörungen zeigen, die den Entwicklungsverlauf beeinflussen und einer gezielten Behandlung bedürfen.

Im Altersbereich ab 3 Jahren sollte die Entscheidung über den günstigsten Rahmen für einen Kindergarten getroffen werden. Benötigt ein Kind häufig intensive Anregungen, zeigen sich deutliche soziale Anpassungsprobleme und geringe Fortschritte in der sozialen und sprachlichen Kommunikation, so wird man den Übergang in einen heilpädagogischen Kindergarten oder eine schulvorbereitende Einrichtung anstreben. In einzelnen Bundesländern gibt es auch Sprachheilkindergärten, die in diesem Themenbereich kompetent sind.

8.9 Elternberatung

Die Diagnose einer Autismus-Spektrum-Störung kann für die Eltern sehr belastend sein. Sie sind zudem damit konfrontiert, dass die eindeutige Diagnosestellung einige Zeit in Anspruch nimmt und eine prognostische Einschätzung noch mit großen Unsicherheiten behaftet bleibt. Wichtige Ziele der Elternberatung sind deshalb eine Vermittlung der Stärken und Schwächen des Kindes und eine anschauliche Vermittlung des Entwicklungsstands. Welche aktuellen **Entwicklungsaufgaben** werden für das Kind im Vordergrund stehen? Welche Therapien stehen vor Ort zur Verfügung und welche kurzfristigen Ziele sollten bearbeitet werden? Wie kann man einzelne Therapien aufeinander aufbauen? Welche Kinderkrippe oder welcher Kindergarten sind verfügbar, welche Einrichtung bietet das beste qualitative Angebot für das einzelne Kind? Welche Erfahrung mit Autismus spezifischen Therapien haben die einzelnen therapeutischen

Fachkräfte und die teilstationären Einrichtungen? Wie kann man die Eltern an Elterngruppen und an Beratungszentren zum Thema Autismus anbinden?

Autismus-Spektrum-Störungen werden mit vielfältigen spekulativen Erklärungen und Behandlungsversprechen verbunden. Die Eltern sollten deshalb die Möglichkeit haben, ihre Alltagsbelastungen, ihr Verständnis der Entwicklung ihres Kindes und ihre Zukunftsperspektiven zu besprechen. Ein Mythos, der mit Autismus öfters verbunden ist, ist der Glaube an eine außergewöhnliche Begabung von Kindern, veranschaulicht z. B. an den Spezialinteressen, frühem Interesse für Buchstaben und Zahlen und stark selbstbezogenem und fokussiertem Verhalten. Ein realistischer Blick auf die Entwicklung eines Kindes und die aktuellen Entwicklungsaufgaben kann auch die emotionalen Belastungen der Eltern reduzieren.

Wichtig bleibt, dass die Eltern einzelne Ansprechpersonen haben, die mit dem Entwicklungsverlauf und den Therapieoptionen eng vertraut sind. Wichtig sind regelmäßige Verlaufsuntersuchungen, die den Entwicklungsstand, aktuelle Anpassungsprobleme, mögliche Therapieoptionen und dem Umgang mit familiären Belastungen thematisieren.

Literaturhinweise:

Noterdaeme, M., Enders, A. (Hrsg.) (2017): Autismus-Spektrum-Störungen ein integratives Lehrbuch für die Praxis. 2. Auflage, Kohlhammer Verlag, Stuttgart. Standardwerk zur Übersicht über die Thematik

Voigt, F. (2024): Frühdiagnostik und Frühtherapie bei Autismus-Spektrum-Störungen. 2. Auflage, Ernst Reinhardt Verlag, München. Aktuelle Übersicht über Entwicklungsverlauf, Diagnostik und Therapie von Kindern mit Autismus-Spektrum-Störungen in den ersten Lebensjahren

9 Aktivitäts- und Aufmerksamkeitsstörungen

Die Kernsymptome von Aktivitäts- und Aufmerksamkeitsstörungen umfassen Hyperaktivität, Impulsivität und Störungen der Aufmerksamkeitsregulation. Die Symptome beginnen oft in der frühen Kindheit, sie sind aber zunächst schwer abgrenzbar von Temperamentsmerkmalen, Einflüssen der Eltern-Kind-Interaktion und alterstypischen Verhaltenseigenheiten. Bestätigt sich die Diagnose, so geht man von einem langfristigen Verlauf und deutlichen Auswirkungen auf das schulische Lernen und die soziale Integration aus (Barkley 2018). Auch bei günstiger Behandlungsplanung vor allem im beginnenden Schulalter, sind Auswirkungen auf die soziale und emotionale Entwicklung und unter Umständen auf die schulische Laufbahn häufig. Dies ist im Zusammenhang mit den häufig parallel auftretenden Entwicklungsstörungen zu sehen (Gillberg 2014). Die vielfältigen Verknüpfungen zwischen den Störungsbildern erschweren die Früherkennung und die differentialdiagnostische Abgrenzung im weiteren Verlauf.

Für den Altersbereich von 3 und 4 Jahren nennen Mahone / Pritchard (2014) eine Reihe von Hinweiszeichen im Verhalten von Kindern, die eine vertiefte neuropsychologische Abklärung nahelegen. Dazu gehören das geringe Interesse oder das Vermeiden von Aktivitäten, der häufige Wechsel zwischen Aktivitäten, ständige motorische Unruhe, impulsives Verhalten und eine geringe Gefahreneinschätzung.

Verlaufsmerkmale: Im Vorschulalter lassen sich die Merkmale der Hyperaktivität und Impulsivität manchmal früher beobachten, weil sie Spielverhalten und soziales Kontaktverhalten gegenüber gleichaltrigen Kindern mitprägen können. Charakteristische Aufmerksamkeitsprobleme lassen sich oft erst sicherer erfassen, wenn Anforderungen an die Daueraufmerksamkeit gestellt werden, also in einem Altersbereich zwischen 5 und 6 Jahren.

Viele Autorinnen und Autoren plädieren dafür, die Diagnose ADHS nicht vor dem 3. Lebensjahr zu stellen (Barkley 2018). Es zeigen sich aber sicherlich schon in der frühen Entwicklung einzelne Kinder mit extremer motorischer Umtriebigkeit und fehlender Ausdauer. Oft ist auch eine Diagnosestellung im Altersbereich von 3 bis 5 Jahren mit vielen Unsicherheiten belastet. Es werden eine Reihe von komorbiden Funktionsschwächen beschrieben z. B. umschriebene Entwicklungsstörungen motorischer Funktionen oder Sprachentwicklungsstörungen. Oft sind die parallel auftretenden Entwicklungsauffälligkeiten zunächst der Anlass für eine Entwicklungsdiagnostik und die Einleitung von spezifischen Therapiestrategien (Tab. 25).

Tab. 25: Übersicht Aktivitäts- und Aufmerksamkeitsstörungen

	Aktivitäts- und Aufmerksamkeitsstörungen
Prävalenz	Angaben für das Vorschulalter bei 2- bis 5-jährigen Kindern 2,0 bis 5,7 %, Variationen durch unterschiedliche Definitionskriterien (Zablotsky et al. 2023)
Ursachen	Genetische Verursachung bei vielfältigen Wechselwirkungen mit sozialen Einflüssen, vor allem auf den Verlauf des sozialen Verhaltens (Barkley 2018)
Symptom-Merkmale	– Ausgeprägte motorische Unruhe – Starke Ablenkbarkeit und häufiger Wechsel zwischen Spielaktivitäten – Impulsivität, stark selbstbezogenes und persistierendes Verhalten – Risikoverhalten, geringe Gefahreneinschätzung
Komorbide Störungen	– Soziale Verhaltensstörungen – Emotionale Störungen / depressive Symptome – Sprachentwicklungsstörungen – Umschriebene Entwicklungsstörungen motorischer Funktionen – Angststörungen
Klinischer Verlauf	– Symptommerkmale werden im Altersbereich zwischen 2 und 3 Jahren auffällig, anfangs geprägt durch starke motorische Unruhe und geringe Stabilität des Spielverhaltens, stark selbstbezogenes Verhalten – Zunahme der Häufigkeit der Diagnosestellung im Altersbereich zwischen 4 und 6 Jahren, wahrscheinlich geprägt von den höheren sozialen Erwartungen
Behandlung	– Elterntraining zur Unterstützung von Verhaltenssteuerung und Förderung der Selbststeuerung auf Seiten des Kindes – Verhaltenstherapie zur intensiven Förderung von Verhaltensregulation, sozialen Kompetenzen – Medikamentöse Therapie ab einem Alter von 5 bis 6 Jahren abhängig vom Schweregrad / bei starken Anpassungsproblemen – Unterstützende Therapien zur Behandlung der komorbiden Symptome (z.B. UEMF)

Für die Beschreibung der Verhaltensmerkmale wurde von Sonuga-Barke (2003) das Zwei-Pfade-Modell (dual path way model) formuliert. Darin werden zwei Verhaltensdimensionen beschrieben, die unabhängig voneinander wirksam werden können. Dies betrifft einerseits Störungen der exekutiven Funktionen, die sich in Einschränkungen des Arbeitsgedächtnisses, der Planungskompetenzen und in der Fähigkeit zeigen, flexibel zwischen Aufgaben zu wechseln (set shifting), zum anderen eine motivationale Eigenheit der Kinder, als aversiv oder negativ erlebte Verzögerungen (delay aversion) zu vermeiden. Vorschulkinder mit dieser Symptomatik würden deshalb der Verschiebung einer Belohnung eher schnelle und leicht zugängliche Belohnungen vorziehen. Nach Ansicht von Sonuga-Barke zeigen sich in diesen Merkmalen zwei unabhängige Pfade für den Entwicklungsverlauf von Kindern mit Aktivitäts- und Aufmerksamkeitsstörungen. Typisch für Vorschulkinder sind Einschränkungen in der Verhaltenshemmung, die zu impulsivem Verhalten und sozialen Anpassungsproblemen beitragen.

Aus der Sicht von Sonuga-Barke / Halperin (2010) handelt es sich bei Aktivitäts- und Aufmerksamkeitsstörungen um eine Entwicklungsstörung mit einer Reihe von eng zusammenwirkenden Entwicklungsprozessen und einem variablen Verlauf. Es werden unterschiedliche Verlaufsformen beschrieben, die Zuordnung eines Kindes zu den einzelnen Verlaufsformen ist aber erst durch die Beobachtung über einen längeren Zeitraum möglich. Die Symptomatik entsteht aus einem dynamischen Zusammenspiel zwischen verschiedenen individuellen **Risikofaktoren**. Der Beginn der Symptomatik erfolgt oft erst allmählich, so dass in der frühen Entwicklung der Unterschied zu einer Normvariante nur schwer zu erkennen ist. Sonuga-Barke / Halperin (2010) diskutieren unterschiedliche Phänotypen oder Verlaufsformen, die durch ein frühes oder verzögertes Auftreten und durch ein fluktuierendes oder aber persistierendes Muster gekennzeichnet sind.

- Als erster Typ werden frühe subklinische Merkmale von ADHS beschrieben, die sich in Richtung oppositionellem Verhalten entwickeln können und in Wechselbeziehung zu einem eher strengen oder negativen Erziehungsverhalten stehen.
- Als zweite Gruppe werden Kinder mit spät einsetzenden ADHS-Symptomen beschrieben, die Auffälligkeiten typischerweise im Alter zwischen 4 und 6 Jahren zeigen. In Wechselwirkung mit der Anforderungssituation und den positiven bzw. negativen Einflüssen der sozialen Umwelt können sich die Symptome in Richtung der Schule verstärken und sich auf die Anpassung in den ersten Schuljahren auswirken.

- Bei Kindern mit einer Symptomatik, die vorwiegend auf die Vorschulzeit konzentriert bleibt, zeigt sich in Richtung Schule eine deutliche Stabilisierung im Zusammenspiel mit einer positiv strukturierenden und unterstützenden Umgebung. Bei solchen Kindern sind einzelne Temperamentsmerkmale bei Schulbeginn noch erkennbar, sie schaffen es aber, sich in wichtigen sozialen Anforderungssituationen anzupassen. Bei diesen Kindern scheint eine positive Spirale im sozialen Umfeld zu entstehen, die dazu beiträgt, dass sich das Verhalten zunehmend stabilisiert.
- Bei der vierten Gruppe von Kindern spricht man von einer früh einsetzenden Symptomatik, die sich im weiteren Verlauf als chronische Verhaltensproblematik weiterentwickelt. Auch bei dieser Gruppe finden sich Wechselwirkungen mit dem elterlichen Erziehungsstil. Belastend sind dabei vor allem ein schwieriges Temperament und emotionale Anpassungsprobleme. Bei diesen Kindern zeigt sich im Grunde eine negative Spirale aus oppositionellem und emotional schwierigem Verhalten auf Seiten des Kindes einschließlich ausgeprägter Wutausbrüche und dem zunehmend strenger kontrollierenden und eher zu Strafen neigenden Verhalten der Eltern. Aus dieser negativen Spirale resultiert eher eine Eskalation der Problematik auf Seiten des Kindes.

Ob diese Klassifikation sich im weiteren Verlauf bestätigen lässt, muss hier offenbleiben. Interessant ist, vor allem auf zwei Aspekte zu achten. Einerseits finden sich früh einsetzende und spät beginnende Symptommuster. Dies kann teilweise mit den Erwartungen der sozialen Umwelt im Zusammenhang stehen. Ein 3-jähriges Kind, das stark seinem eigenen Rhythmus folgt und extrem lebhaft und sprunghaft agiert, wird nicht als auffällig wahrgenommen, solange die soziale Umwelt dem Kind seinen Rhythmus und sein Tempo belässt und sozusagen dem Kind jeden Wunsch von den Lippen abliest. Der zweite wichtige Punkt ist die vielschichtige Dynamik, die sich in der Eltern-Kind-Interaktion entwickeln kann. Das schwierige Temperamentsverhalten eines 3-jährigen Kindes kann die Eltern in ihrem Erziehungsstil stark verunsichern und dazu führen, dass sie unterschiedliche Strategien ausprobieren, wie sie das Kind steuern können. Mündet dieses Interaktionsmuster in einen immer stärker kontrollierenden Erziehungsstil, kann sich daraus eine negative Dynamik entwickeln, die sowohl die ADHS-Symptome verstärkt als auch zu vermehrt oppositionellem Verhalten beiträgt (Granic/Patterson 2006). Schwierige Temperamentsmerkmale können zudem die Bindungssituation zwischen Eltern und Kind belasten. Bei einem Kind mit einer eher unsicheren Bindung können sich daraus weitere Belastungen für die Eltern-Kind-Interaktion ableiten (Clarke et al. 2002).

Im weiteren Verlauf können sich im beginnenden Schulalter Symptome allmählich abmildern oder aber es kann sich ein chronischer Verlauf zeigen.

Auch hier sind Wechselwirkungen zwischen dem Verhalten des Kindes und der sozialen Umwelt auf vielen Ebenen wirksam (Barkley 2018). Eine wichtige Rolle scheint negatives Elternverhalten mit stark kontrollierendem und eher aufdringlichem Verhalten, verbunden mit einem inkonsistenten und mit wenig Lob verbundenem Erziehungsstil zu spielen (Daley et al. 2009). Patterson (2002) sprach in diesem Zusammenhang von zunehmendem kontrollierenden und einengenden Verhalten („coercive behavior"), das der Interaktionspartnerin oder dem Interaktionspartner keine Freiräume zulässt und in zunehmend stärker ausgeprägte Strafen bis hin zu körperlichen Aggressionen führen kann. Verstärkt kann die Spirale dadurch werden, dass einzelne Elternteile ähnliche Temperamentsmerkmale wie ihr Kind zeigen und deshalb selbst ein stark wechselhaftes Verhalten zeigen (Daley et al. 2009).

Die **Prävalenz** von Aktivitäts- und Aufmerksamkeitsstörungen im Vorschulalter wird mit 2 bis 5,7% angegeben, in einzelnen Studien sind die Angaben auch höher. Jungen sind sehr viel häufiger von der Symptomatik betroffen als Mädchen. Die Verhältnisangaben schwanken zwischen 2:1 bis 5:1 im Vergleich Jungen und Mädchen (Danielson et al. 2017). Eine Reihe von Autorinnen und Autoren geht davon aus, dass Aufmerksamkeitsstörungen bei Mädchen deutlich zu selten diagnostiziert werden. Es wird angenommen, dass sich Mädchen im sozialen Verhalten im Durchschnitt besser anpassen können als Jungen (Thapar/Cooper 2016). Man nimmt für einen größeren Teil der Kinder an, dass genetische Einflüsse die Symptomatik vorbestimmen. Wie sehr sich die Symptome im Verlauf ändern und wie ausgeprägt die sozialen Anpassungsprobleme sind, wird wesentlich von sozialen Einflüssen aus dem Umfeld geprägt (Thapar/Cooper 2016). Die Häufigkeit der Diagnosestellung einer Aktivitäts- und Aufmerksamkeitsstörung nimmt in den letzten Jahren stetig zu (Drechsler et al. 2020). In den USA wurde von Seiten des National Center for Health Statistics im Jahr 2013 geschätzt, dass 9,5% der Kinder und Jugendlichen im Altersbereich diese Diagnose erhielten – die Angaben bei Jungen liegen bei 13,3%, für Mädchen bei 5,6% (Mahone/Denckla 2017). Bei fast 2% der Kinder mit 3 und 4 Jahren wurde die Diagnose schon gestellt. Dies wird im Zusammenhang mit erhöhten Erwartungen an die soziale Anpassung und erweiterten pädagogischen Zielen in diesem Altersbereich gesehen.

Im Vorschulalter lassen sich die Merkmale der Hyperaktivität und Impulsivität früher beobachten, weil sie Spielverhalten und soziales Kontaktverhalten gegenüber gleichaltrigen Kindern mitprägen können. Charakteristische Aufmerksamkeitsprobleme lassen sich oft erst sicherer erfassen, wenn Anforderungen an die Daueraufmerksamkeit gestellt werden, also in einem Altersbereich zwischen 5 und 6 Jahren.

Interessant sind in diesem Zusammenhang die Verlaufsuntersuchungen, die bei 207 Kindern (davon 75% Jungen) bis in einen Altersbereich von 9 bis 12 Jahren stattfanden (Riddle et al. 2013). Im mittleren Schulalter fanden sich noch bei 89% der Kinder Symptome einer Aktivitäts- und Aufmerksamkeitsstörung. Die Studie zeigt, dass die Diagnose über einen Zeitraum von 6 Jahren eine relativ hohe Stabilität aufweist. Vor allem bei den Vorschulkindern mit einer moderaten bis schweren Symptomatik fand sich eine anhaltende Symptomatik, obwohl diese Kinder im Rahmen der Studie auch eine medikamentöse Behandlung erhielten. Der chronische Verlauf zeigt auch, dass der Erfolg der Behandlungsansätze im Vorschulalter noch begrenzt ist (Riddle et al. 2013).

Komorbidität: Wie bei den anderen neurologischen Entwicklungsstörungen zeigen sich vielfältige Komorbiditäten und Überschneidungen mit anderen Formen von Entwicklungsstörungen. Eine sehr hohe Schnittmenge findet sich im Vorschulalter mit Sprachentwicklungsstörungen und mit umschriebenen Entwicklungsstörungen motorischer Funktionen. Im Rahmen der PATS-Studie, die eine Gruppe von mehr als 300 Vorschulkindern mit mittelgradigen bis schweren Symptomen einer ADHS-Symptomatik einschloss, fanden sich bei 2% der Kinder oppositionelles Verhalten, bei 10,2% Sprach- und Kommunikationsstörungen, bei 7,3% Angststörungen und bei 3,3% umschriebene Entwicklungsstörungen motorischer Funktionen (Posner et al. 2007). Manchmal können ähnliche Symptomverläufe auch eine Diagnose zunächst verdecken. So finden sich bei einzelnen Kindern mit einer ausgeprägten hyperkinetischen Störung und sozialen Anpassungsproblemen im Verlauf zunehmende Hinweise auf eine Autismus-Spektrum-Störung. Im schulischen Rahmen finden sich enge Verknüpfungen zu spezifischen kognitiven Verarbeitungsproblemen (z. B. bei Gedächtnisfunktionen) und Lernschwierigkeiten, die man im Einzelnen abklären muss (Germanò et al. 2010).

9.1 Diagnostisches Vorgehen im Vorschulalter

Die Diagnose einer Aktivitäts- und Aufmerksamkeitsstörung wird gestellt aufgrund einer systematischen Anamnese des Entwicklungsverlaufs und einer unmittelbaren Beobachtung des aktuellen Verhaltens, wenn möglich in unterschiedlichen sozialen Anforderungssituationen. Eine wichtige Rolle spielt die Analyse der aktuellen familiären und sozialen Rahmenbedingungen und ein Verständnis der emotionalen und sozialen Anpassung vor allem in Gruppensituationen, z. B. in der Kinderkrippe oder im Kindergarten.

Es werden verschiedene Informationsebenen einbezogen, diese umfassen die unmittelbare Verhaltensbeobachtung, Fragebögen zum Verhalten des Kindes ausgefüllt durch Eltern und pädagogisches Fachpersonal sowie psychodiagnostische Verfahren zur Erfassung von Intelligenz, Sprachentwicklung, Aufmerksamkeitsverhalten, Problemlöseverhalten und exekutiven Funktionen. Es gibt kein einzelnes Verfahren, dass eine eindeutige diagnostische Zuordnung beweisen kann. Vielmehr ist man stets auf multiple diagnostische Informationen in der Entscheidungsfindung für Diagnose und Behandlungsplanung angewiesen.

Fragebögen sind ab einem Alter von 4 Jahren sinnvoll einsetzbar, man sollte Informationen möglichst aus verschiedenen sozialen Situationen erfragen und die Bewertungen der Erwachsenen durch konkrete Verhaltensbeschreibungen und Verhaltensbeobachtungen im klinischen Setting ergänzen. Verwendet werden meist die Child Behavior Checklist (CBCL 1 ½ bis 5), die Skala zur Erfassung von Aktivitäts- und Aufmerksamkeitsstörungen aus dem DYSYPS-III (FBB-ADHS-V) und der Fragebogen zur Erfassung exekutiver Funktionen im Vorschulalter (BRIEF-P). Wegen der Wechselbeziehungen zu Rückständen der kognitiven und sprachlichen Entwicklung sollte stets auch eine ausführliche Entwicklungs- und / oder Intelligenzdiagnostik geplant werden.

9.2 Therapieprinzipien

Eine wichtige Therapiestrategie im Vorschulalter ist die unmittelbare Arbeit mit den Eltern im Rahmen einer Elternschulung oder eines Elterntrainings. Solche Schulungen schließen Prinzipien der Psychoedukation zum allgemeinen Umgang mit der Störung ein. Darüber hinaus werden meist besondere Belastungssituationen im Alltag analysiert und versucht, Veränderungen der wechselseitigen Interaktion in konkreten Übungen und Rollenspielen einzuüben. Behandlungsprogramme zielen darauf ab, dass die Eltern die Symptomatik ihres Kindes besser einschätzen und verstehen können und lernen, mit schwierigen Verhaltensweisen im Alltag umzugehen (S3 Leitlinie 2017 ADHS). Eine medikamentöse Therapie kommt bei Kindern unter 6 Jahren nur in Einzelfällen in Betracht.

Da die Symptomatik des Kindes in einzelnen Fördersituationen eine wesentliche Rolle spielen kann, werden auf das Kind zentrierte Behandlungen empfohlen, die einen Schwerpunkt auf motorische Fertigkeiten, Spielverhalten und Selbstständigkeit legen. Die sozialen Anpassungsprobleme dieser Kinder sind oft Anlass, eine Förderung im Rahmen von Heilpädagogik, Ergotherapie oder Logopädie zu veranlassen. Dabei ist es wichtig, dass man unabhängig vom Therapieverfahren einen Schwerpunkt auf die Bearbeitung aktueller **Entwicklungsaufgaben** vor allem im Bereich der Selbstregulation legt, aber auch darauf achtet, dass die erreichten Fortschritte in der Therapie in den Alltag übertragen werden. Dies kann durch eine engmaschige Beratung der Eltern und konkrete Übungsaufgaben für den familiären Alltag unterstützt werden (French 2015).

9.3 Prinzipien der Elternberatung

Eine frühe Beratung der Eltern zu Temperamentsmerkmalen und sozialen Eigenheiten eines Kindes trägt zu einer entspannten Alltagsinteraktion bei. Eltern, die ähnliche Verhaltenseigenheiten wie ihr Kind haben, z. B. selbst impulsiv handeln, unaufmerksam sind und sehr selbstbezogen agieren, können einerseits eine besondere Intuition für die Besonderheiten ihres Kindes entwickeln. Gleichzeitig können sie das Verhalten des Kindes auch erheblich verstärken. Eine eindeutige Diagnosestellung, eine detaillierte Erklärung der Stärken und Schwächen des Kindes und ein genaues Erläutern, wie sich die Symptomatik im Alltag auswirkt, kann für die Eltern sehr entlastend wirken.

Hilfreich ist es, anhand von konkreten Alltagssituationen zu besprechen oder wenn notwendig zu üben, wie die Eltern das Kind im Alltag am besten unterstützen können. Dabei ist es besonders wichtig, dass die Eltern sich mehr auf die Stärken eines Kindes konzentrieren, sich genau überlegen, wie sie das Kind zu mehr Ausdauer und Geduld motivieren können und versuchen, positive Alltagsinteraktionen zu gestalten. Eltern betonen oft, dass ihr Kind sich bei selbstgewählten Aufgaben ausdauernd beschäftigen kann. Dies kann man nutzen, indem man sich zeitweise auf die Spielebene und die speziellen Interessen des Kindes einlässt und eine angenehme Spielinteraktion mitgestaltet.

Übungssituationen sollte man stets dann vermeiden, wenn ein erhöhter Zeitdruck besteht und der Erwachsene selbst keine innere Ruhe hat. Solche kritischen Situationen können z. B. Aufgaben zur Selbstständigkeit wie das Anziehen betreffen, die am Morgen schnell erledigt werden sollen. Ein besonderes Augenmerk sollten die Eltern stets auf die **emotionale Regulation** und Befindlichkeit des Kindes haben. Dabei kann das Gespräch mit einer externen beobachtenden Person oft sehr hilfreich sein, vor allem um Temperamentsmerkmale und herausforderndes Verhalten des Kindes zu verstehen.

10 Soziale und emotionale Störungen im Vorschulalter

Bei der Beschreibung von emotionalen und sozialen Störungen im Kindesalter begegnet man den Begriffen „internalisierende Störung“ (emotionale Störungen wie Ängste und depressive Verstimmung im Vorschulalter) und „externalisierende Störung“ (störendes oder unangemessenes Verhalten z. B. Aktivitäts- und Aufmerksamkeitsstörungen und soziale Verhaltensprobleme im Vorschulalter). Emotionale Auffälligkeiten sind im Kleinkind- und Vorschulalter schwerer erkennbar, weil sich Kinder nicht mit sprachlichen Mitteln ausdrücken können (Campbell et al. 2000). Spezifische Ängste oder Phobien können in diesem Altersbereich vorübergehend auftreten. Manche emotionalen Symptome werden mit Temperamentsmerkmalen eines Kindes im Zusammenhang gesehen. Schüchternheit und gehemmtes Verhalten (behavioral inhibition) können als Persönlichkeitsmerkmale eines Kindes schon im ersten und zweiten Lebensjahr auffallen, diese Eigenheiten sind oft sehr stabil über die Kindheit hinweg (Fox 2004).

Herausforderndes Verhalten kann im Zusammenhang mit verschiedenen Formen von Entwicklungsstörungen stehen und kann als eine Form der Anpassung und der Bewältigung eines Kindes gesehen werden (Ogundele 2018). Speziell im Altersbereich zwischen 1 1/2 und 4 Jahren kann ein schwieriges soziales Verhalten mit wiederkehrenden Wutausbrüchen und dem Überschreiten von Regeln oder eine starke emotionale Anpassungsstörung ein Indiz für eine globale Entwicklungsstörung oder auch eine Autismus-Spektrum-Störung sein. Der Begriff der sozialen Verhaltensstörung ist oft mit ausgeprägten Verhaltenssymptomen assoziiert, diese können Aggressivität, massive Regelverletzungen oder destruktives Verhalten einschließen. Die Diagnosesysteme beschreiben sozusagen ein schwieriges Verhalten nach einer langen zeitlichen Genese. Bei Vorschulkindern ist dieser Begriff der sozialen Verhaltensstörung, vor allem auch im Hinblick auf die Intensität der Symptome, häufig nicht abbildbar.

In den aktuellen Diagnosesystemen werden Entwicklungsaspekte noch zu wenig berücksichtigt. Wie bei anderen Formen von Entwicklungsstörungen entwickeln sich Auffälligkeiten allmählich aus der Wechselwirkung zwischen Temperaments- und Persönlichkeitsmerkmalen, der familiären Interaktion und vielfältigen Belastungsfaktoren. Dies erschwert die Früherkennung von sozialen Anpassungs- und Verhaltensstörungen. Die diagnostischen Begriffe passen oft nicht zu den spezifischen Entwicklungsauffälligkeiten. So wird der Begriff der oppositionellen Verhaltensstörung den spezifischen Anpassungsproblemen von 2- bis 4-jährigen Kindern nicht gerecht, oft wird die Diagnose im Vorschulalter aus Mangel an alternativen Beschreibungen zu häufig diagnostiziert (Biedzio / Wakschlag 2019).

Umgekehrt werden andere Symptome oft zu lange übersehen. Die schnellen Veränderungen in einzelnen Entwicklungsphasen und typische altersbezogene Anpassungsprobleme (z. B. das Thema von Wutausbrüchen bei zweijährigen Kindern), machen die Unterscheidung zwischen auffälligem Verhalten und einer normalen Variation in der jeweiligen Entwicklungsphase schwierig. Im Verlauf der Entwicklung sind Verzögerungen der psychosozialen Entwicklung aber oft ein markantes Merkmal für die Beschreibung der Entwicklung. Bei frühgeborenen Kindern werden oft die signifikanten und langfristig wirkenden Verhaltensauffälligkeiten betont, die sich im Verlauf der Entwicklung zeigen. Dazu werden erhöhte Risiken für Ängste, depressives Verhalten und soziale Verhaltensstörungen beschrieben (Montagna / Nosar 2016)

Interessant ist die Beobachtung, dass der Anteil und die Ausprägung von Verhaltensauffälligkeiten bei Mädchen und Jungen in der frühen Entwicklung vergleichbar sind, während ab einem Altersbereich um 4 Jahre deutliche Geschlechtsunterschiede zugunsten der Mädchen beobachtet werden. Erklärungen dafür könnten sein, dass sich frühe Verhaltensauffälligkeiten bei Mädchen bis zum Schulalter stärker im Sinne von internalisierenden Problemen entwickeln. Als zweite Möglichkeit wird diskutiert, dass Mädchen in der frühen sozialen, kognitiven und körperlichen Entwicklung schnellere Entwicklungsfortschritte machen. Daraus könnten zunächst soziale Anpassungsprobleme entstehen, die sich mit zunehmender sozialer Kompetenz ausgleichen (Keenan / Shaw 1997). Ob Eltern einen unterschiedlichen Erziehungsstil bei Jungen und Mädchen zeigen oder ob sich eine negative Spirale aus zunehmend schwierigem Verhalten eines Kindes und strikterem elterlichen Erziehungsverhalten entwickelt, ist dabei unklar (Koenig et al. 2010).

10.1 Definition

DEFINITION

Ein Muster von sozialen Verhaltensauffälligkeiten wird als Hinweis auf eine sich entwickelnde Störung betrachtet, wenn die Verhaltensweisen atypisch für das Alters- und Entwicklungsniveau des Kindes sind und länger als 6 Monate bestehen.
Darüber hinaus sollte das Verhalten über verschiedene soziale Situationen hinweg bestehen und zu deutlichen Anpassungs- und Entwicklungsproblemen führen.
Schließlich soll das Verhalten eine signifikante Belastung sowohl für das Kind als auch die Eltern darstellen.

Diese Definitionselemente sind im **DSM-5** zusammengefasst (Falkai/Wittchen 2015).

Ein entwicklungsorientiertes Verständnis geht von einem dimensionalen Ansatz aus, der mehrere Facetten des Verhaltens betrachten muss (Wakschlag et al. 2010). Die Arbeitsgruppe um Wakschlag verwendet in der frühen Entwicklungsphase vier Entwicklungsdimensionen, um die Risiken für soziale Probleme einzuschätzen. Dies sind

- ausgeprägte Wutausbrüche und Schwierigkeiten beim Umgang mit Frustrationen,
- fehlende Kooperation und geringes Verinnerlichen von Regeln,
- Aggression und die Fähigkeit, aggressive Tendenzen zu modulieren,
- geringe Rücksicht auf andere und nur langsame Entwicklung von Empathie und Gewissen.

Die wichtigsten Themen sind eine häufige Dysregulation im Verhalten und der Emotionen, welche außerhalb der situativen Erwartungen wiederkehrend auftritt (Wakschlag et al. 2014). Eine wichtige Frage dabei ist, wann und auf welche Weise ein Verhalten gezeigt wird.

Klassifikationsversuche für die ersten Lebensjahre unterscheiden die folgenden Bereiche: Aktivitäts- und Aufmerksamkeitsstörungen, oppositionelles Verhalten und Aggressivität, sozialer Rückzug und extreme Schüchternheit, Ängste, depressive Symptome, geringe soziale Reife (z. B. ablesbar an Wutausbrüchen und Schwierigkeiten in der emotionalen Regulation, Entwicklungsrückstände mit vermeidendem Verhalten, somatische Beschwerden (z. B. Essen, Schlafen) (Gardner / Shaw 2009). Im DSM-5 und im ICD-11 begegnet man ähnlichen Diagnosekategorien, die Zuordnung gelingt oft erst durch eine ausführliche Abklärung und eine Verlaufsbeobachtung.

10.2 Verlaufsmerkmale

Die Verlaufsmerkmale von sozialen Verhaltensstörungen im Säuglings- und Kleinkindalter betreffen ungünstige Temperamentsmerkmale und überwiegend negativ kontrollierende Interaktion der Eltern mit dem Kind. Vorbelastungen durch Regulationsstörungen und Einflüsse von frühen Belastungen der Bindungsentwicklung können durch eigene psychische Belastungen der Eltern verstärkt werden.

Im Kindergartenalter zeigen sich eine Reihe von externalisierenden Verhaltensmerkmalen, auf die man frühzeitig aufmerksam werden sollte. Dazu gehören oppositionelles Verhalten und starkes Trotzverhalten durch sehr stark auf sich bezogenes Verhalten, mangelndes Eingehen auf soziale Regeln und Vermeidungsverhalten in Alltagsaufgaben. Manche Kinder setzen früh Aggressivität im Umgang mit gleichaltrigen Kindern ein, um Konflikte zu lösen und sich zu behaupten.

Es werden in der Literatur eine Reihe von **Risikofaktoren** für den chronischen Verlauf von sozialen Auffälligkeiten aufgelistet, die man im Einzelfall sorgfältig erfragen und analysieren sollte (Scheithauer / Petermann 1999). Solche Risikofaktoren sind z. B. Temperamentsmerkmale des Kindes, zusätzliche Entwicklungsstörungen beim Kind, familiäre Belastungen durch Partnerprobleme, psychische Belastungen einzelner Familienmitglieder, soziale und finanzielle Einschränkungen und das Auftreten kritischer Lebensereignisse.

In ihren Studien zum frühen Entwicklungsverlauf von sozialen Verhaltensauffälligkeiten zeigte Campbell (2002), das sich unterschiedliche **Entwicklungspfade** zeigen. Für einzelne Kinder kann man zu einem bestimmten Zeitpunkt im Vorschulalter noch nicht absehen, wie der weitere Verlauf des sozialen Verhaltens insbesondere im Bereich des externalisierenden Verhaltens ist. Für das Thema der Kontinuität von sozialen Verhaltensproblemen zeichnet sich demnach ein sehr heterogenes Bild ab. Bei Kindern mit sehr ausgeprägten Störungen in den Bereichen hyperkinetisches Verhalten, Impulskontrolle und aggressives Verhalten zeigt sich über das Vorschulalter hinweg meist eine hohe Stabilität (Campbell et al. 2000). Allerdings finden sich bei externalisierenden Verhaltensformen im Vorschulalter unterschiedliche Verläufe. Etwa die Hälfte der Kinder zeigt eine Verbesserung in der sozialen Anpassung und einen Rückgang der sozialen Anpassungsprobleme. Bei der Hälfte der Kinder zeigt sich eine Kontinuität im Verlauf.

Campbell et al. (1986) haben dazu den Entwicklungsverlauf von Vorschulkindern im Alter von 3 bis 4 Jahren mit Auffälligkeiten in der sozialen Anpassung bis in das beginnenden Schulalter verfolgt. Demnach zeigen manche Kinder mit früh einsetzenden Verhaltensauffälligkeiten einen positiven Verlauf und die Anpassungsprobleme scheinen sich stark abzumildern. Bei einem weiteren Teil der Kinder bleiben die Verhaltensstörungen stabil oder verschlimmern sich und wirken sich bis in das Schulalter kontinuierlich aus. Schließlich gibt es auch Kinder, bei denen soziale Verhaltensstörungen oder Anpassungsprobleme erst mit dem Schulalter beginnen, die sich dann chronifizieren bzw. einen stabilen weiteren Verlauf zeigen. Dabei werden enge Wechselwirkungen mit einer Reihe von Risikofaktoren sowie vor allem mit dem elterlichen Erziehungsverhalten beschrieben. Vor allem das Muster von aggressivem und zunehmend mehr kontrollierendem Verhalten tragen wohl zu einem Kaskadeneffekt bei. Ein weiterer Faktor im Bereich des Erziehungsverhaltens ist inkonsistentes und wenig vorhersehbares Verhalten, das sich auf den Verlauf von oppositionellem und aggressivem Verhalten auswirkt. Die Entwicklung der sozialen Kompetenzen ist dabei ein weiterer wichtiger modulierender Faktor. Bei Kindern, die eine deutliche Verbesserung im sozialen Verhalten zeigen, ist dies wohl eine Folge einer besseren Selbstkontrolle und emotionalen Regulation.

Ausagierendes und Grenzen austestendes Verhalten ist häufig bei Kindern im Altersbereich zwischen 2 und 4 Jahren, vor allem in der Öffentlichkeit versuchen Kinder so, die Aufmerksamkeit zu gewinnen. Im Laufe des Vorschulalters entwickelt ein Kind zunehmende Selbstkontrolle, kann die eigenen Gefühle besser regulieren und entwickelt ein moralisches Bewusstsein, was als richtig oder falsch gewertet wird. Dieser Anpassungsprozess vollzieht sich im wechselseitigen Austausch zwischen Kind und Eltern. Dabei findet sich ein intensives Wechselspiel zwischen dem kindlichen Temperament und den elterlichen Reaktionen und Persönlichkeitsmerkmalen (Kochanska et al. 2019). Vielfältig beschrieben wurde die Spirale, die aus eher striktem und bestrafendem Verhalten der Eltern und impulsivem, eigenwilligen und selbstbezogenen Verhalten des Kindes entsteht. Aus dieser Dynamik können im Vorschulalter zunehmende Verhaltensauffälligkeiten bei einem Kind entstehen (Patterson 2002).

Verhaltensauffälligkeiten in den ersten Lebensjahren sind sehr stark geprägt von der subjektiven Bewertung der Eltern und der der betreuenden pädagogischen Einrichtung. Der Vergleich mit Kindern gleichen Alters ist nicht immer hilfreich, weil sich Kinder in jeder Altersstufe erheblich in ihren Temperamentsmerkmalen unterscheiden können. Wichtig sind auch kulturelle Wertvorstellungen und die Erziehungsvorstellungen der Eltern. Die große Variabilität im

Verhalten in den ersten Lebensjahren ist wesentlich mitgeprägt vom sozialen Umfeld und der Kontinuität bestimmter Rahmenbedingungen, dies lässt sich aber oft nur schwer vom individuellen Verhalten differenzieren.

Im Kleinkind- und Vorschulalter ist es nicht einfach, vorübergehende Entwicklungs- und Anpassungsprobleme von chronisch wirksamen sozialen Problemen zu unterscheiden. In der Praxis spielen klinisch-psychiatrische Diagnosen eine prägende Rolle. Dies führt aber dazu, dass nur ein kleiner Teil der Kinder zu einer weiteren Abklärung und Beratung der Eltern vorgestellt wird. Die Eltern gehen davon aus, dass Ängste eines Kindes, Wutausbrüche oder auch verweigerndes Verhalten eine bestimmte Entwicklungsphase prägen können, sich mit dem Erwerb neuer kognitiver oder sprachlicher Kompetenzen oder der Eingewöhnung in eine neue Umgebung auflösen können. Gleichzeitig nehmen Eltern eher schwieriges oder Regel verletzendes Verhalten wahr als emotionale Belastungen oder eigenes Erziehungsversagen (Palm et al. 2019). Eltern schreiben ihrem Kind eine eindeutige psychische Störung auch nur selten zu, oft wird dies von der sozialen Umgebung als Projektion eigenen Misserfolgs interpretiert. Insgesamt werden Eltern viele Themen, welche die soziale und emotionale Entwicklung ihres Kindes betreffen, wenig zur Sprache bringen.

BEISPIEL

Meggy ist ein 3;4 Jahre altes Mädchen, das die Eltern mit ihren ausgeprägten Wutausbrüchen an den Rand der Verzweiflung bringt. Die Eltern schildern das Kind als freundlich und vielfältig interessiert. Die frühe Entwicklung der Motorik und Sprache verlief unauffällig. Schon im Alter von 12 bis 14 Monaten habe sich Meggy sehr eigenwillig und selbstbezogen gezeigt und mit anhaltendem Schreien reagiert. Im Alter zwischen 16 und 20 Monaten seien auch einzelne Episoden mit autoaggressivem Verhalten hinzugekommen. Die Mutter fühlt sich durch die aus ihrer Sicht schwer vorhersehbaren, täglich mehrfach vorkommenden Wutanfälle stark belastet. Sie betont, sie fühle sich, wie wenn sie „auf einer Eierschale" sitzen würde. Manchmal traut sie sich kaum, Grenzen einzufordern, weil sie die Reaktionen ihrer Tochter fürchtet. In der Beratung beider Eltern wurden systematisch Hintergründe des Verhaltens eruiert. Eine wichtige Komponente war dabei auch, dass die Mutter sich von ihrem Partner in den kritischen Situationen alleine gelassen fühlte. Die Eltern wurden eingeladen, sich systematische Strategien zu überlegen und aufzuschreiben, wie sie mögliche Auslöser einzelner Wutepisoden des Kindes analysieren könnten und wie sie ihre Reaktionen abstimmen und vorbereiten könnten. In mehreren Beratungsterminen, die über 3 Monate verteilt wurden, wurden immer wieder wichtige Alltagsbelastungen besprochen und konkrete Lösungen überlegt. Am Ende dieser Periode zeigte sich eine deutliche Entlastung in den emotionalen Reaktionen des Kindes. Diese positive Veränderung wurde verstärkt durch die zunehmende Eingewöhnung in den örtlichen Regelkindergarten. In der Entwicklungsdiagnostik zeigte sich eine vollkommen altersgerecht entwickeltes Kind.

Gibt es einen Zusammenhang zu frühkindlichen Regulationsstörungen? Im Rahmen einer systematischen Metaanalyse haben Hemmi et al. (2011) 22 Längsschnittstudien ausgewertet, die den Zusammenhang zwischen frühkindlichen Regulationsstörungen und sozialen Verhaltensstörungen (internalisierende und externalisierende Symptommerkmale) bzw. Aktivitäts- und Aufmerksamkeitsstörungen untersucht haben. In die Analyse ging die Gesamtzahl von 1935 Kindern ein. Es zeigte sich insgesamt eine mittlere Effektgröße für den Zusammenhang zwischen den frühen Symptomen und den späteren Verhaltensauffälligkeiten. Wichtig sind dabei Hinweise auf zusätzliche **Risikofaktoren**, insbesondere Familien mit mehrfachen Belastungen und kumulative Effekte von Entwicklungsauffälligkeiten.

In der Studie von Bilgin et al. (2020) wurde bewertet, ob multiple frühe Regulationsstörungen im Bereich von Füttern, Schlafen und Schreiverhalten einen Zusammenhang zu persistierenden Aufmerksamkeitsproblemen haben. Dazu wurden 342 Kinder, die in der frühen Entwicklung mehrfach untersucht wurden, im Alter von 6, 8 und 28 Jahren nachuntersucht und bewertet, ob ein Zusammenhang zur Diagnose einer Aktivitäts- und Aufmerksamkeitsstörung nachzuweisen war. Die Idee dabei ist, dass multiple und anhaltende Belastungen in der frühen Regulation eine frühe phänotypische Ausprägung von Aufmerksamkeitsproblemen darstellen. Insgesamt zeigte sich ein Zusammenhang zwischen persistierenden frühen Regulationsstörungen und der Zuschreibung einer ADHS-Diagnose im Kindesalter und als Erwachsener. Gleichzeitig zeigten sich abnehmende Aufmerksamkeitsprobleme im Laufe der Kindheit, dies zeigt im Verlauf also eine zunehmende Anpassung an die soziale Umwelt.

10.3 Prävalenz

In der frühen Kindheit beobachtet man eine große Variabilität im Verhalten, die es deutlich erschwert, spezifische Symptome kurzfristig einzuordnen. Ist die Familie nicht anhaltend belastet oder verändert sich das Verhalten, wird dies dazu führen, dass ein Kind nicht in der kinderärztlichen Praxis oder einer anderen Facheinrichtung vorgestellt wird. Manche Eltern führen Verhaltensauffälligkeiten auf eigene Erziehungsschwächen zurück und meiden deshalb zunächst, nach einem fachlichen Rat zu suchen. Genauso wie man eigene psychische Probleme nur schwer nach außen präsentieren will, meidet man, über die emotionalen und sozialen Probleme des Kindes mit Personen außerhalb der Familie zu sprechen. Dies wird auch mit der Stigmatisierung in Beziehung gesetzt, die man mit dem Begriff „psychische Störungen" verknüpft (Brauner/Stephens 2006).

In verschiedenen Publikationen geht man von einem Prävalenzanteil von 8 bis 10% für die genannte Gruppe von Entwicklungsauffälligkeiten aus (Boyle et al. 2011, Zablotsky et al. 2019). In der kinderärztlichen Praxis werden emotionale und soziale Probleme weniger häufiger berichtet, als man dies aus den vorliegenden epidemiologischen Daten erwarten würde. Dies hat mit der konkreten Versorgungssituation in diesem Altersbereich zu tun, der reduzierten Bereitschaft von Familien aus einem schwierigeren sozialen Umfeld, nach Hilfe zu suchen, aber auch mit vielfältigen Vorbehalten von Fachleuten gegenüber einer diagnostischen Klassifikation.

In die Schätzungen der Häufigkeit von sozialen Verhaltensauffälligkeiten werden in der Regel auch Kinder mit Aktivitäts- und Aufmerksamkeitsstörungen einbezogen, deren Symptome sich im Laufe des Vorschulalters zunehmend besser einordnen lassen (Egger/Angold 2006). Da zwischen verschiedenen Formen von sozialen Auffälligkeiten ein hoher Anteil von Komorbidität besteht, werden Prävalenzdaten davon beeinflusst, welche Störungsbereiche man untersucht und welche Grenzwerte man für bestimmte Symptome festlegt. Es zeigen sich zudem viele Überschneidungen zwischen sozialen Verhaltensauffälligkeiten und spezifischen Entwicklungsstörungen. In der norwegischen Studie von Wichstrøm et al. (2012) wurde eine große Stichprobe von 4-jährigen Kindern untersucht. Aus der Analyse ergaben sich für 7,1% der untersuchten Population psychische Auffälligkeiten, davon 1,9% Symptome einer Aktivitäts- und Aufmerksamkeitsstörung, 1,8% oppositionelles Verhalten, 1,5% Ängste und 2,0% depressive Störungen. Charakteristisch für solche Stichproben ist ein deutlich erhöhter Anteil von Auffälligkeiten bei den Jungen, mit Einflüssen der Familienstruktur und des sozialen Status (Wichstrøm et al. 2012). Die Häufigkeitsangaben schwanken natürlich auch je nachdem, ob man die Eltern per Fragebogen befragt, zusätzliche klinische Beobachtungen anstellt oder die Diagnose über die betreuenden Einrichtungen erhebt. Unterschiedliche Angaben finden sich auch abhängig vom definierten Schweregrad (z.B. in einem Fragebogen), oder ob sich ein eindeutige Diagnose stellen lässt. Die Übersichtsreferate zu diesem Thema sprechen von einem Anteil von 10 bis 15% der Kinder im Vorschulalter, die psychische Anpassungsprobleme zeigen (Charach et al. 2020), die Häufigkeitsangaben unterscheiden sich demnach nicht von Schulkindern. Da sich eine erhebliche Kontinuität in den psychischen Störungsbildern im Laufe der Kindheit beobachten lässt, ist man weiterhin um eine frühe Diagnose und frühe Therapie bemüht.

10.4 Erklärungsmodelle

Im Rahmen des **Interaktionsmodells** werden erhebliche soziale Verhaltensprobleme eines Kindes als Ergebnis einer andauernden ungünstigen Interaktion zwischen Eltern und Kind interpretiert. Dabei versucht man zu verstehen, welche Verhaltensweisen auf Seiten der Eltern zu einer Verschlimmerung des Verhaltens beitragen können, ohne die Eltern selbstverständlich ausschließlich für die Verhaltensstörung verantwortlich zu machen. Die Eltern bringen in die Interaktion ihre Persönlichkeit und eigene Lebenserfahrungen mit. Sie verfolgen oft einen charakteristischen Erziehungsstil, der die Alltagsinteraktion mitbestimmt. Der Erziehungsstil wird durch die eigene Entwicklungsgeschichte der Eltern, ihre Wertvorstellungen, aber auch durch Temperaments- und Persönlichkeitsmerkmale des Kindes mitgeprägt (Belsky/Jaffe 2006).

Welche konkreten Erziehungsstrategien effektiv dabei sind, das Verhalten des Kindes zu steuern, ist von der Situation, vom Alter und den Eigenschaften des Kindes abhängig. Erziehungsstrategien sind wirkungsvoll, wenn die Eltern eine genaue Vorstellung davon haben, was sie erwarten und welches Verhalten sie als unerwünscht bewerten. Die Eltern machen dabei einen konsistenten und kongruenten Gebrauch von effektiven, aber nicht zu strengen Methoden, um das Verhalten des Kindes zu hemmen (Patterson 2002).

Als ineffektive Erziehungsstrategien sieht man vor allem den verstrickten und den nachlässigen Erziehungsstil. Bei einem verstrickten Erziehungsstil sehen die Eltern zu viele Verhaltensweisen des Kindes als problematisch oder störend an. Sie können auch triviale oder wenig störende Verhaltensweisen nicht stehen lassen oder tolerieren. Dem Kind wird immer wieder gedroht, es wird ermahnt, sein Verhalten zu ändern.

Die Eltern können ihre formulierten Erwartungen und ihre hohen Standards nicht durchsetzen. Sie verstärken damit unbeabsichtigt das Verhalten des Kindes. Dies löst ein Interaktionsmuster aus, welches das Kind ständig unter Druck setzt (coercive behavior). Die Kontrollstrategien nehmen in der Intensität stetig zu. Dieses Muster verstärkt aggressives Verhalten auf Seiten der Eltern, aber auch auf Seiten des Kindes (Patterson 2002).

Im Rahmen des nachlässigen Erziehungsstils sehen die Eltern über viele Verhaltensweisen des Kindes hinweg oder lassen das Verhalten durchgehen, obwohl sie es als problematisch oder störend empfinden. Die Eltern übersehen gleichzeitig positive Verhaltensweisen des Kindes. Die Eltern sind entmutigt, weil das störende Verhalten des Kindes oft vorkommt, weil sie das Verhalten auf die Persönlichkeit des Kindes zurückführen oder sie sich selbst als unwirksam darin erleben, das Verhalten zu beeinflussen (Snyder/Patterson 1986).

Das sogenannte **Eisberg-Modell** sucht bei Verhaltensstörungen des Kindes (z. B. provozierendes und impulsives Verhalten in einer bestimmten Situation) neben der Beschreibung des sichtbaren Verhaltens nach möglichen Ursachen, die „unter der Oberfläche" liegen und die über eine längere Entwicklungsphase wirksam sind (Abb. 17). Diese Modellvorstellung wurde zunächst bei Kindern mit Autismus-Spektrum-Störungen entwickelt (Schopler et al. 1995). Die Übertragung auf andere Formen von Entwicklungsstörungen ist naheliegend. Ziel des Modells ist es, versteckte Ursachen für ein auffälliges Verhalten beim Kind zu finden und durch eine Veränderung der Umstände das soziale Verhalten des Kindes wirkungsvoller zu beeinflussen. Es wird eine funktionelle Verhaltensanalyse durchgeführt, die über das verhaltenstherapeutische Schema hinausgeht und nach tiefergehenden oder sich über längere Zeit auswirkenden Einflüssen sucht.

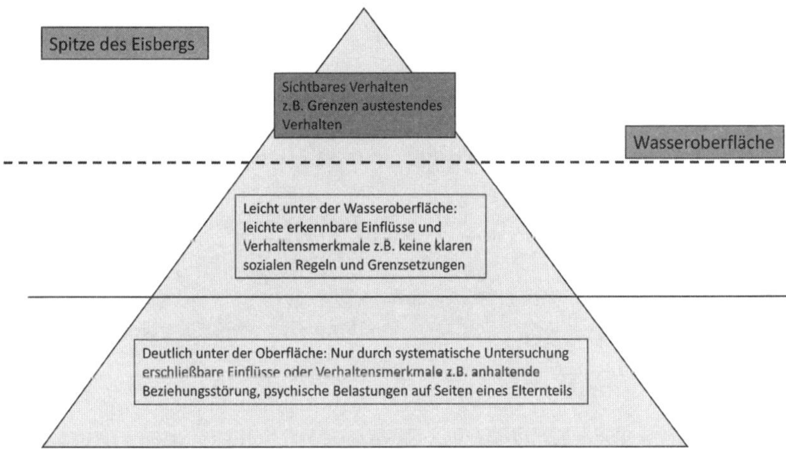

Abb. 17: Eisberg-Modell bei sozialen Verhaltensstörungen

Mögliche Ursachen für Verhaltensauffälligkeiten sind z. B. spezifische Entwicklungsrückstände in der kognitiven und sprachlichen Entwicklung, Ängste und negative Vorerfahrungen in einer bestimmten Situation, inadäquate Erwartungen und Verhaltensstrategien der Eltern, charakteristische Erziehungsstile und eingespielte Interaktionsrituale („Teufelskreise") und Fehlinterpretationen des Verhaltens (Schopler et al. 1995).

Das Bindungsmodell: Das Bindungssystem ist für den Säugling und das Kleinkind lebenswichtig, Nähe, Schutz und Zuwendung durch die erwachsenen Bezugspersonen sind Bedingung einer normalen Entwicklung. Kinder mit ausgeprägter Bindungsstörung zeigen soziale Verhaltensauffälligkeiten bis hin zu autistischen

Verhaltensmerkmalen, Überaktivität und Störungen des Aufmerksamkeitsverhaltens. Eine desorganisierte Bindung kann Ausgangspunkt zu weiteren dysfunktionalen Interaktionsmustern und sozialen Verhaltensstörungen sein. Die Abgrenzung zwischen Bindungsstörungen und Autismus-Spektrum-Störungen kann in der frühen Entwicklung manchmal schwierig sein, vor allem wenn sich komorbide Entwicklungsstörungen finden. In der Fachliteratur wird gleichzeitig betont, dass Bindungsstörungen eine eher seltene Form von sozialer Störung sind (Zeanah/Gleason 2015). Mögliche Belastungen der Bindungsentwicklung in der frühen Kindheit können durch eine Vielzahl von Entwicklungsmerkmalen kompensiert werden und müssen nicht zu einer längerfristigen Störung der emotionalen oder sozialen Entwicklung führen (Thompson et al. 2022).

10.5 Diagnostik

Wie bei den anderen Formen von Entwicklungsstörungen ist ein gestaffeltes Vorgehen sinnvoll, um der Thematik gerecht zu werden. Im Rahmen der Vorsorgeuntersuchungen und des **Screenings** werden **Meilensteine** der emotionalen und sozialen Entwicklung abgefragt, um eine Einschätzung der psychosozialen Entwicklung in der jeweiligen Altersstufe zu bekommen. Sinnvoll ist es, sich dabei auf einzelne Entwicklungsthemen zu beziehen, die in der Altersgruppe wichtig sind. Essverhalten, Schlafrhythmus, Umgang mit Aufgaben zur Selbstständigkeit und der Umgang mit Gleichaltrigen sind wichtige Aspekte, die man in einer kurzen Anamnese ansprechen sollte (Tab. 26).

Tab. 26: Mögliche Früherkennungszeichen von sozialen und emotionalen Störungen

Alter in Monaten	Früherkennungszeichen zur weiteren Abklärung
6–12	– Anhaltendes Schreiverhalten und starke Störanfälligkeit – Schwieriges Temperament mit geringer Anpassung an die soziale Umwelt – Sehr eigenwilliges Verhalten
12–24	– Stark selbstbezogenes Verhalten – Vermeiden des Kontakts zu Gleichaltrigen – Geringe Empathie für andere Personen – Ständiges Austesten von Grenzen und Verboten – Extreme motorische Unruhe – Einzelne stereotype Handlungen

24–36	– Extrem ausgeprägte Wutanfälle – Distanzloses Verhalten – Rücksichtsloses Verhalten ohne Empathie für andere Personen – Aggressives Verhalten gegenüber Kindern / Tieren – Ausgeprägte Ängste vor anderen Kindern – Extreme Schüchternheit und soziale Scheu, Sprechangst – Starke motorische und impulsives Verhalten – Geringe Gefahreneinschätzung
36–48	– Stark selbstbezogenes Verhalten – Starkes Austesten von Grenzen – Häufiges bewusstes Überschreiten von Regeln – Destruktives und aggressives Verhalten gegenüber anderen Kindern – Starke motorische Unruhe und impulsives Verhalten – Vermeiden von Gruppenaktivitäten, sprunghaftes Verhalten
48–60	– Ausgeprägte Hyperaktivität und impulsives Verhalten – Vermeiden von Gruppenaktivitäten, sprunghaftes Verhalten – Stark Aufmerksamkeit suchendes Verhalten – Distanzlosigkeit – Geringes Gefahrenbewusstsein – Geringe Entwicklung des Gewissens – Ausgeprägte Ängste im Umgang mit anderen Kindern / fremden Erwachsenen

Die Untersuchungssituation kann wichtige Hinweise liefern, es kann aber auch sein, dass sich ein Kind extrem angepasst verhält und man z. B. expansives oder oppositionelles Verhalten gar nicht beobachten kann. Entschließt man sich, ein Kind an eine Facheinrichtung zu verweisen, welche die Verhaltensproblematik genauer abklärt, so sollten die Eltern über die konkrete Fragestellung, das übliche Vorgehen und mögliche Entscheidungsschritte informiert werden. Da Eltern gerade die Stigmatisierung durch eine Diagnose fürchten, sollte man ihnen bewusst machen, dass eine Bewertung vorläufig ist und manche Fragen erst im Verlauf beantwortet werden können (Perle 2018).

Hilfreich für das Screening können Fragebögen sein, die auf mögliche Anpassungsprobleme hindeuten können. Dazu gehören die Aufgaben zur sozialen Entwicklung aus dem ET6-6-R oder der Mannheimer Elternfragebogen (MEF). Beide Methoden lassen sich auch für die Basisdiagnostik einsetzen, wenn man versucht zu klären, ob sich anhaltende Probleme finden.

In die **Komplexdiagnostik** sollten verschiedene Themen einfließen. Eine sorgfältige Anamnese wird den Entwicklungsverlauf von Temperamentsmerkmalen, emotionaler Anpassung und Etappen der Selbstständigkeit erfragen. In die Bewertung sollten unmittelbare klinische Beobachtungen des Verhaltens, die Einschätzung von Merkmalen der Eltern-Kind-Interaktion, Berichte aus Kinderkrippe und Kindergarten einfließen. Elternfragebögen sind sehr hilfreich, können aber von der elterlichen Wahrnehmung und der sozialen Erwünschtheit beeinflusst sein. Oft ist es günstig, wenn man das Kind in verschiedenen Situationen beobachten kann, in Gegenwart der Eltern und alleine, im Umgang mit Geschwistern und mit Gleichaltrigen, in Spielsituation und in einer vom Erwachsenen stark vorstrukturierten Situation. In der klinischen Praxis sind nur einzelne dieser Informationsquellen zugänglich, so dass klinische Intuition und Routine im Umgang mit bestimmten Störungsbildern eine große Rolle spielen.

Bei der Abklärung der Ätiologie wird man sich der Einflüsse von genetischen Faktoren vor allem auf das kindliche Temperament bewusst sein, meist ist es sinnvoll zu fragen, welche der Persönlichkeitseigenschaften des Kindes die Eltern bei sich selber finden oder sie aus ihrer Kindheit erinnern. Anhaltende Schlafstörungen, Essprobleme oder stark schwankendes Verhalten sollten auch an mögliche körperliche Ursachen denken lassen, inklusive einer Epilepsiesymptomatik. Wegen der starken Überschneidungen mit anderen Formen von Entwicklungsstörungen müssen Merkmale der kognitiven, motorischen und sprachlichen Entwicklung stets mitbewertet werden.

Psychische Belastungen der Eltern beeinflusst durch vielfältige belastende Lebensereignisse oder auch chronische psychische Probleme eines der Elternteile können eine zentrale Rolle in der Genese einer kindlichen Verhaltensstörung spielen, ebenso natürlich familiäre Spannungen, Gewalterfahrungen und soziale Vernachlässigung. Wegen des Zusammenspiels verschiedener Einflüsse, sollte man aber vermeiden, sich nur auf eine ursächliche Erklärung zu fixieren.

Die weitere Klärung von möglichen Einflüssen im Sinne einer Vernachlässigung oder Misshandlung stellen besondere Herausforderungen dar und müssen unter Umständen in einem interdisziplinärem Team mit entsprechender Spezialisierung geklärt werden.

Selbst nach einer solchen umfassenden Diagnostik kann es in den ersten Lebensjahren schwierig bleiben, die Entwicklungssymptomatik zuverlässig einzuordnen und die spezifische Störung zu diagnostizieren. In diesem Falle wird man Kontrolluntersuchungen im Abstand von 3 bis 6 Monaten planen, um den Entwicklungsverlauf zu beobachten.

Als spezielle Untersuchungsmethoden hat man die Child Behavior Checklist (CBCL 1 ½ – 5 Jahre), die Strenghts and Difficulties Skala (SDQ) und einzelne Skalen aus dem DYSYPS-III zur Verfügung. Diese Skalen sind als erste Orientierung hilfreich, bei Bedarf muss aber eine weitergehende differentialdiagnostische Einschätzung erfolgen. Diese schließt eine ausführliche Entwicklungsdiagnostik, eine Beobachtung in verschiedenen sozialen Anforderungssituationen, Informationen über das Verhalten in der Kindergartengruppe sowie weitere Überlegungen zur Abgrenzung von anderen Formen von Entwicklungsstörungen ein.

10.6 Behandlung

Eine stabile Eltern-Kind-Beziehung bildet den wichtigsten Rahmen für die emotionale und soziale Entwicklung von Kleinkindern und Vorschulkindern. Ziel in verschiedenen Therapieprogrammen ist es, den Eltern zu vermitteln, wie sie Signale des Kindes lesen und sich auf die emotionalen Bedürfnisse ihres Kindes einstellen. Meist wird an der Eltern-Kind-Interaktion über eine persönliche Beratung oder über videogestütztes Training gearbeitet. Zudem versucht man, die Eltern darin zu unterstützen, über ihr eigenes Erziehungsverhalten zu reflektieren und zu formulieren, wie sie sich in einer konkreten Situation verhalten würden. Psychoanalytisch orientierte Ansätze versuchen, die Erinnerungen an die eigene Kindheit mit dem aktuellen Erziehungsverhalten in Bezug zu setzen. Exemplarisch dafür steht der Ansatz der Child-Parent-Psychotherapy von Lieberman et al. (2004), in dem die Eltern-Kind-Beziehung, das Bindungsverhalten, traumatisierende Erlebnisse der Eltern, welche die Eltern-Kind-Beziehung überlagern und belasten können, und ein Verständnis der aktuellen Entwicklungsbedürfnisse eines Kindes im Vordergrund stehen. In verschiedenen Modellen wird dabei über videogestütztes Feedback gearbeitet, das den Eltern hilft, Signale und kommunikatives Verhalten ihres Kinds zu lesen und zu verstehen, sich in die Beweggründe des Kindes einzufühlen, wenn es sich frustriert zeigt, wenig zugänglich ist oder auch Grenzen austestet. Die Eltern sollen in diesen Programmen jeweils lernen, ein eindeutiges Erziehungsverhalten zu zeigen und sich flexibel den **Entwicklungsaufgaben** ihres Kindes anzupassen.

Bei den Elternprogrammen für Vorschulkinder versucht man, den Eltern eindeutiges und konsistentes Verhalten bei auffälligem Verhalten des Kindes zu vermitteln. Programme, die sich an verhaltenstherapeutischen Prinzipien ausrichten, vermitteln oft Prinzipien, wie die Eltern für erwünschtes Verhalten positive Aufmerksamkeit und Lob einsetzen können und wie sie unerwünschtes Verhalten entweder ignorieren oder mit klaren Konsequenzen beeinflussen können. Die Programme unterscheiden sich darin, wie stark sie eine sehr strukturierte Anleitung einsetzen oder mehr auf das Verständnis der Eltern in der einzelnen Situation setzen (McMahon/Kotler 2008).

In der klinischen Praxis finden sich in der Versorgung von Vorschulkindern mit sozialen und emotionalen Auffälligkeiten eine Reihe von Defiziten. In der kinderärztlichen Praxis bilden Kinder mit sozialen und emotionalen Auffälligkeiten den häufigsten Vorstellungsgrund im Bereich der Entwicklungsvorsorge. Je nach Spezialisierung und Vernetzung der kinderärztlichen Praxis erfolgt nur bei einem Teil der Kinder eine weitergehende Abklärung der Verhaltensauffälligkeiten oder eine gezielte Behandlung. Da soziale Verhaltensauffälligkeiten zu einem erheblichen Anteil mit spezifischen Formen von Entwicklungsstörungen gekoppelt sind, sollten anhaltende soziale Anpassungsprobleme stets zum Anlass genommen werden, ein umfassenderes Bild der Entwicklung eines Kindes zu erheben (Ogundele 2018).

Im Rahmen der Versorgungssituation sind die verfügbaren Facheinrichtungen leider oft zu wenig mit den Störungsbildern und den spezifischen Behandlungsmethoden in den ersten Lebensjahren vertraut. Im Rahmen der Frühförderung kann eine Elternberatung oder ein umfassenderes Elterntraining nur punktuell erfolgen. **Sozialpädiatrische Zentren** sind oft in den diagnostischen Möglichkeiten sehr gut ausgestattet, stoßen aber mit den Therapieangeboten manchmal an ihre Grenzen.

Behandlungsprogramme stützen sich meist auf zwei grundlegende Ideen. Es wird einerseits auf der Ebene des responsiven Verhaltens der Eltern gearbeitet. Dabei werden den Eltern für die jeweilige Altersstufe angepasste Strategien zur Selbstregulation verdeutlicht, die sie selbst modellhaft vorführen können oder beim Kind bewusst unterstützen. Wichtig ist zudem das Prinzip der Ko-Regulation, also die Frage, wie die Eltern durch ihr eigenes Verhalten die Anpassung des Kindes unterstützen können.

Die zweite Ebene ist die Arbeit an spezifischen Fertigkeiten auf der emotionalen Ebene, im Verhalten oder im kognitiven Bereich. Ziel ist es dabei, soziale Kompetenzen im Umgang mit anderen Kindern zu stärken oder Fähigkeiten zur Selbstregulation aufzubauen und in den Alltag zu übertragen (McMahon/Kotler 2008).

10.7 Elternberatung

Landy (2009) beschreibt eine Reihe von Prinzipien, die den Aufbau von Selbstregulation, Gewissen und moralischen Vorstellungen unterstützen können. Sie betont eine liebevolle, responsive und wechselseitige Erziehungshaltung, in der gleichzeitig die Regeln für Grenzen des Verhaltens und für soziale Erwartungen eindeutig vertreten werden. Einzelne Regeln und Standards müssen danach klar formuliert und von den Erwachsenen gemeinsam vertreten werden. Es ist hilfreich, dem Kind die Gründe für bestimmte Regeln und das erwartete Verhalten zu erklären und auch die Meinung des Kindes dazu zu hören. Häufige

Anerkennung und Lob für positives Verhalten schaffen ein günstiges Gleichgewicht, um auch einmal klare Regeln durchzusetzen. Oft ist es sinnvoll, sich zu einer Situation aus der Distanz Gedanken zu machen und mögliche Ursachen eines schwierigen Verhaltens zu verstehen. Dies trägt auch dazu bei, dass der Erwachsene ruhiger und gelassener reagiert.

In der Beratung der Eltern bietet sich oft ein abgestuftes Programm an, dass die aktuelle Belastungssituation berücksichtigt, aber auch die Frage, wie lange die Eltern sich schon um das soziale Verhalten ihres Kindes sorgen. Diese abgestimmte Intervention hat Sanders (1996) bezogen auf das Triple-P ausgearbeitet, es soll im Folgenden aber auf ein allgemeineres Schema bezogen werden. In der Praxis der Frühförderung von Vorschulkindern muss man bei einem Teil der behandelten Kinder abwägen, ob man für einen festgelegten Zeitraum den Schwerpunkt auf das soziale und emotionale Verhalten legt. Zudem muss dann überlegt werden, welche Berufsgruppe sich auf dieses Thema am günstigsten einstellen kann. In der Tab. 27 wird ein abgestuftes Vorgehen an ausgewählten Fragen erläutert. Dabei kann man von allgemeinen Erziehungsratschlägen zu spezifischen Erziehungsstrategien oder aber auch konkreten Übungen im Umgang mit belastenden Verhaltensweisen übergehen, je nachdem welchen Hilfebedarf die Familie signalisiert und wie stark sich die sozialen Verhaltensauffälligkeiten chronifiziert haben.

Tab. 27: Stufen der familienorientierten Intervention (modifiziert nach Sanders 1996)

Stufe	Arbeitsschwerpunkte	Konkrete Fragen
1	Vermittlung allgemeiner Erziehungsmethoden / Veranschaulichung von Entwicklungsmerkmalen	– Welches sind typische Merkmale des sozialen Verhaltens (z.B. Trotzverhalten bei 2-3-jährigen Kindern, Grenzen austestendes Verhalten bei 4-jährigen Kindern)? – Warum verhalten sich Kinder in manchen Situationen derart extrem? – Was löst mein eigenes Verhalten beim Kind aus oder wie wirkt sich meine eigene psychische Verfassung auf das Kind aus?

2	Konkrete Erziehungsstrategien anhand von Problemgesprächen	– Wie gehe ich mit den konkreten Alltagskonflikten (z.B. provozierendem Verhalten des Kindes) um? – Was löst das Verhalten in mir selber aus? Wie kann ich meine Reaktionen vorausplanen und im Sinne einer gewissen Regelhaftigkeit reagieren?
3	Informationen und aktives Training	– Welche konkreten Übungselemente gibt es zu einzelnen Entwicklungsthemen? Können Rollenspiele hilfreich sein? – Wie gehe ich mit aggressivem Verhalten in der Öffentlichkeit um und wie kann ich mich darauf vorbereiten? Was gibt es in konkreten Situationen für unterschiedliche Strategien?
4	Intensives Elterntraining z. B. Triple P, Stepping Stones	– Wie kann eine Strafe wirkungsvoll eingesetzt werden? Wie gehe ich mit Ablenkbarkeit und Verweigerung bei den Hausaufgaben um? Wie wirkt Lob und positive Verstärkung, wenn ich sie sehr gezielt einsetze? – Wie viele Trainingsstunden (Einzel- oder Gruppensitzungen) sind für das Elterntraining erforderlich? – Ist es sinnvoll in vivo oder mit Videoszenen zu arbeiten? – Können die Väter in das Elterntraining miteinbezogen werden?
5	Störungsspezifische Beratung	– Elterntraining bei Sprachstörungen (z.B. Heidelberger Elterntraining) – Elternberatung und Interaktionsanleitung bei spezifischen genetischen Syndromen – Prospektive Beratung und Begleitung bei Intelligenzstörungen / schweren globalen Entwicklungsstörungen

6	Intervention auf der Familienebene bei zusätzlichen Belastungen durch familiäre Konflikte oder generationsübergreifende Konflikte	– Welche Formen der Einzeltherapie helfen bei starken Kommunikationsstörungen und hohem familiären Stress? – Ist das Ehepaar bereit, an einer Paartherapie oder an einer Familientherapie zur Bearbeitung von komplexen Problemsituationen teilzunehmen? – Wie kann mit generationsübergreifenden Konflikten umgegangen werden (etwa Einmischung der Großeltern, Unterlaufen von Erziehungsregeln)? Gibt es familiäre Loyalitäten und frühere Konflikte, die in der jetzigen Situation eine Rolle spielen?
7	Stationäre Behandlung z.B. Eltern-Kind-Station	– Ist eine Kombination von Einzeltherapie und Elterntraining erforderlich? Kann das stationäre Programm beide Eltern einbeziehen? – Hilft der stationäre Rahmen, die familiäre Routine zu unterbrechen und einen Neuanfang im Umgang mit dem Kind zu schaffen? – Gibt es weitere Behandlungsebenen, die das schwierige Verhalten entlasten (z.B. medikamentöse Therapie)? – Ist eine Psychotherapie eines Elternteils / eine psychiatrische Untersuchung indiziert?

Ein intensives Elterntraining kann notwendig sein, wenn die Eltern wahrnehmen, dass sie es nicht alleine schaffen, aus der negativen Spirale zwischen eigenem Erziehungsverhalten und schwierigem Verhalten des Kindes herauszukommen. Oft ist eine gute Vorbereitung dieses Schritts erforderlich, damit die Eltern ausreichend motiviert sind, Übungselemente auch auf zu Hause zu übertragen. Dabei hat sich das „guided participation model“ bewährt, dass einen intensiven Austausch und eine enge Zusammenarbeit mit den Eltern verfolgt (Sanders/Lawton 1993). Hat man den Eindruck, dass die Familiendynamik und Themenbereiche außerhalb des eigentlichen Erziehungsverhaltens eine Rolle spielen, wird man auch eine Familientherapie als Option wählen. Schließlich kann eine stationäre Behandlung bei extrem eskalierendem Verhalten notwendig werden, wenn man die Verhaltensdynamik von außen nur schwer verstehen kann und man einen intensiven Neuanfang im familiären Alltag suchen möchte. Eine stationäre Behandlung kann auch sinnvoll sein, wenn sich soziale Verhaltensstörungen im Kontext einer globalen Entwicklungsstörung entwickelt haben oder wenn der Entwicklungsverlauf in der kognitiven, sozialen und sprachlichen Entwicklung insgesamt nur schwer durchschaubar erscheint und erhebliche persönliche Belastungen auf Seiten der Erwachsenen eine Rolle spielen.

Konkrete Anregungen in der Elternberatung

- Beobachten Sie das Verhalten aus der Distanz und versuchen Sie, Auslöser oder Beweggründe des Kindes zu verstehen.
- Schreiben Sie einzelne Episoden schwierigen Verhaltens auf und notieren Sie, wie sie reagiert haben (im äußerlichen Verhalten, in ihren Gefühlen).
- Wenn Sie im Verhalten des Kindes Reaktionen entdecken, die Sie bei sich selbst sehen und von sich selbst kennen, sprechen Sie unbedingt mit einer neutralen Person, die Ihnen hilft, Ihr Verhalten zu reflektieren.
- Wenn Sie sich vornehmen, ein Verhalten zu verändern, wählen sie eine bestimmte Situation oder ein konkretes Verhalten aus (z.B. Ausziehen am Abend). Versuchen Sie nicht, zu viele Themen gleichzeitig zu bearbeiten.
- Schreiben Sie sich einen Tag vorher auf, wie sie auf das Verhalten des Kindes reagieren und was Sie sich als Ziel vornehmen.
- Achten Sie auf das Gleichgewicht von Lob und negativen Reaktionen, es ist gut, ein Polster von sehr viel Lob und positiver Zuwendung anzulegen, dies erleichtert es, negative Reaktionen durchzuhalten.
- Wenn Sie eine Konsequenz durchhalten, stellen Sie die Erklärung und das Sprechen über die konkrete Situation zurück, bis das Kind emotional ausgeglichen ist.
- Lassen Sie dem Kind Wahlmöglichkeiten und drängen es nicht in die Enge. Hat das Kind eigene Entscheidungsmöglichkeiten, wird es sich besser auf Aufgaben einlassen.

- Achten Sie auf die **emotionale Regulation** des Kindes und darauf, wie viele aktuelle Veränderungen es bewältigen musste.
- Wenn Sie den Eindruck haben, das Verhalten des Kindes und Ihre Reaktionen darauf eskalieren ständig und Sie verlieren die Übersicht, suchen Sie professionelle Hilfe.
- Kritisieren oder bewerten Sie das Kind nicht negativ vor anderen Menschen. Achten Sie auf das Gleichgewicht von Lob und Kritik.

Soziale Verhaltensauffälligkeiten bei Vorschulkindern erfordern eine sorgfältige Analyse der Einflussfaktoren auf Seiten des Kindes und der familiären Situation.
Für die Familien ist ein abgestuftes Vorgehen sinnvoll abhängig davon, wie anhaltend die Probleme auf Seiten des Kindes sind und welche Ressourcen in der Familie zur Verfügung stehen.
Ein intuitives Verständnis der Temperamentsmerkmale und Persönlichkeit eines Kindes und ein geschicktes Eingehen auf die aktuellen Entwicklungsaufgaben eines Kindes können soziale Anpassungsprobleme entlasten helfen.

11 Systemische Behandlungsprinzipien

Im Rahmen eines systemischen Ansatzes fragt man sich, welche Wirkung die Entwicklungsstörung und damit verbundene Anpassungsprobleme des Kindes auf das Familiensystem als Ganzes haben. Der Grundgedanke des „Developmental Systems Approach“ ist, dass die Wirksamkeit der frühen Intervention davon bestimmt wird, ob es gelingt, ein optimales Muster familiärer Interaktion zu gestalten oder wiederherzustellen (Guralnick 2018). Die Familie wird mit Informationen zu Entwicklungsverlauf und Förderung sowie bei der konkreten Lösung von Alltagsproblemen unterstützt.

Eine Entwicklungsstörung kann eine Familie zeitlich vielfältig beanspruchen und zu zusätzlichen emotionalen Belastungen führen. Das gilt vor allem für Formen von Entwicklungsstörungen, die langfristig wirksam bleiben. Manche Familien neigen zu Schuldgefühlen und Selbstvorwürfen, vor allem wenn sie sich für den Verlauf der Entwicklung ihres Kindes verantwortlich fühlen (Rivard et al. 2014). Die Tatsache einer bestimmten Diagnosestellung – z. B. Intelligenzstörungen, Autismus-Spektrum-Störungen – kann dazu führen, dass sich die Familie sozial isoliert und mögliche Vorurteile Außenstehender und eine Stigmatisierung ihres Kindes fürchtet.

Häufig werden in diesem Zusammenhang Phasen der Bewältigung und Verarbeitung einer anhaltenden chronischen Störung oder möglichen Behinderung herangezogen. Die Phasen starker Verleugnung einer Diagnose und einer vorwurfsvollen Haltung gegenüber Fachpersonen können die Zusammenarbeit mit einer Familie wesentlich erschweren. Gleichzeitig darf man das Thema der Bewältigung nicht als ein universelles ansehen. Es gibt auch Familien, die sich mit dem Entwicklungsalltag ihres stark entwicklungsverzögerten Kindes gut zurechtfinden.

Die Ungewissheit hinsichtlich der Entwicklungsperspektiven des Kindes kann zu vielfältigen Belastungen führen. Manche Eltern entwickeln Schuldgefühle, engagieren sich fast ausschließlich für das betroffene Kind. Dies kann zu emotionalen Krisen und Ausgrenzungen von Familienmitgliedern führen. Für die Bewältigung von Entwicklungsaufgaben in der Lebenssituation mit einem entwicklungsauffälligen Kind sollte man phasenspezifische Themen aufgreifen, die darauf eingehen, wie die Eltern den Entwicklungsverlauf des Kindes verstehen und ihre eigenen Möglichkeiten sehen, die Entwicklung des Kindes zu beeinflussen.

Die eigene Haltung und Philosophie gegenüber der Störung können die Alltagsinteraktion und die Mitarbeit bei der Förderung wesentlich beeinflussen. Erschwerend kann z. B. sein, wenn Familien mit allen Mitteln nach einer Heilung und spezifisch wirksamen Therapie suchen. Manche Familienmitglieder können sich für die Therapie jahrelang aufopfern, in einer späteren Entwicklungsphase des Kindes aber in eine resignierte und passive Haltung zurückfallen.

Das Verständnis der Entwicklungsstörung kann sich auf die Familie positiv auswirken, z. B. weil man sich in die Entwicklungsthematik intensiv hineindenkt, weil die Familie versucht, mehr zusammenzuhalten und sich kontinuierlich zu unterstützen. Geschwister können ein besonderes Maß an Einfühlung und Zuneigung zu dem Kind mit einer Entwicklungsstörung entwickeln. Gleichzeitig muss man auch destruktive Kräfte verstehen lernen und versuchen, gegen diese Einflüsse zu wirken.

Im Rahmen des „Developmental Systems Approach" ist für Guralnick (2018) das Thema der Beziehung zwischen Kind und Eltern von zentraler Bedeutung. Von den Eltern initiierte gemeinsame Aktivitäten und die elterliche Responsivität auf kommunikative Äußerungen des Kindes sind wichtige Voraussetzungen für die soziale und sprachliche Anregung. Guralnick sieht drei wesentliche Grundprinzipien der frühen Intervention. Diese Prinzipien für die Frühtherapie und Frühförderung betreffen die Ebene der Beziehung, der umfassenden Begleitung und der Kontinuität. Betont wird stets die prägende Wirkung des familiären Umfelds auf die Entwicklung eines Kindes.

Bezogen auf die aktuelle Entwicklungsphase eines Kindes stellt sich die Frage, welche Entwicklungsthemen im Vordergrund stehen und welche **Entwicklungsaufgaben** ein Kind als nächstes bewältigen muss. Wichtig für die Förderplanung ist das Verständnis für phasenspezifische Lernprozesse, in denen das Kind eine besondere Aufnahmefähigkeit zeigt. Dies ist sowohl für die Beratung der Eltern als auch für die Auswahl der Förderziele wichtig.

Therapiemodelle zielen darauf ab, dem Kind einzelne Fertigkeiten im Bereich der Sprache, der kognitiven Entwicklung, der Motorik oder Wahrnehmung zu vermitteln. Den Eltern sollte dabei immer wieder auch vor Augen geführt werden, wie wichtig es für ein Kind ist, bestimmte Aufgaben zu bewältigen und eigene Kompetenzen zu erfahren. Viele Fertigkeiten werden im sozialen Rahmen gelernt, es ist also wichtig, auf interaktive Fähigkeiten des Kindes besonderen Wert zu legen. Die Förderung verfolgt Ziele vor allem auf der funktionellen Ebene, befasst sich also damit, wie man einzelne Kompetenzen oder Fertigkeiten vermitteln kann. Die Annahme, bestimmte Basisfähigkeiten zu vermitteln, ist plausibel. In den Studien zur Bewertung der Wirksamkeit solcher Programme fanden sich aber nur begrenzte Belege (Kavale 2006, Hammill/Larsen 1978). Insgesamt sollte man Therapieziele immer wieder neu abstimmen und stets eine kritische Haltung zur Wirksamkeit des angewendeten Therapiekonzepts behalten.

Zwischen den Entwicklungsprozessen auf Seiten des Kindes und dem sozialen Verhalten und Erziehungsverhalten der Eltern bestehen vielfältige Wechselwirkungen. Für Eltern, die sich schwertun, den Entwicklungsstand ihres Kindes einzuschätzen, kann es schwierig sein, die eigenen Anregungen angemessen abzustimmen. Dies kann zu einer Überstimulation des Kindes, aber auch zu einer relativen sozialen oder sprachlichen Deprivation führen, wenn man dem Kind wenig zutraut. Auf hemmende oder fördernde Einflüsse im Elternverhalten sollten therapeutische Fachkräfte kontinuierlich achten. Für die Stimulation eines Kindes dürfte responsives Verhalten, das auf die Interessen und sozialen Fähigkeiten eines Kindes abgestimmt ist, eine wesentliche Bedeutung haben (Landry et al. 2008).

Für die diagnostischen und therapeutischen Empfehlungen benötigt man die regelmäßige Mitarbeit der Eltern und ihre Bereitschaft, sich an das vereinbarte Behandlungsprogramm zu halten (compliance). Sind die Ziele, welche die Eltern anstreben, realistisch? Weichen sie auf alternative oder esoterische Behandlungsformen aus? Akzeptieren die Eltern die Grenzen von Therapien und pädagogischen Maßnahmen? Wenn Eltern die Diagnosestellung akzeptieren und sich realistisch auf die Entwicklung ihres Kindes einstellen, hat dies deutliche Auswirkungen auf die soziale und emotionale Anpassung und die Wirksamkeit einzelner Fördermaßnahmen (Di Renzo et al. 2020).

Im Rahmen der beziehungsorientierten Förderung verfolgt man vor allem das Thema des responsiven Verhaltens der Eltern innerhalb der Eltern-Kind-Beziehung und die Wirkung dieses Verhaltens auf die Entwicklungsfortschritte beim Kind. Interaktives Verhalten, das diese Responsivität erreichen hilft, wird z. B. in den Modellen von MacDonald (1985) im Rahmen des ECO-Modells oder von Greenspan / Wieder (1997) im Rahmen des DIR-Floor-Time-Konzepts beschrieben. Mahoney (2009) beschreibt eine Reihe von Prinzipien, die diesem responsiven Interaktionsverhalten zugrunde liegen.

- Wechselseitigkeit (Reziprozität): Die Interaktionen zwischen Kind und Erwachsenen erfolgen wechselseitig, es gibt ein Gleichgewicht darin, wie oft jeder Interaktionspartner an die Reihe kommt.
- Kontingentes Verhalten: Der Erwachsene reagiert unmittelbar auf das vorhergegangene Verhalten des Kindes und greift damit Handlungen, Absichten und das kommunikative Verhalten des Kindes auf.
- Gemeinsame Kontrolle: Handlungen und kommunikatives Verhalten, die das Kind initiiert, werden aufgenommen und erweitert. Eigene Interessen und Spielideen des Kindes werden kontinuierlich aufgegriffen.

Der emotionale Austausch mit dem Kind ist durch Freude und innere Anteilnahme gekennzeichnet. Es findet eine lebendige und positive emotionale Kommunikation statt. Interaktionen und Anregungen werden auf das Entwicklungsniveau des Kindes, seine Interessen, seine Verhaltenseigenheiten oder sein Temperament abgestimmt (Mahoney 2009, McDonald 1989, MacDonald/Carroll 1992).

Ziel ist es dabei, dass die Eltern diese Strategien in die alltägliche Interaktion mit ihrem Kind übertragen und erkennen, welche Wirkung dieses Interaktionsverhalten auf das Kind hat. Diese Interaktionsmuster sollen Teil vieler Alltagsroutinen sein und vielfältige Möglichkeiten bieten, ein Kind anzuregen. Dabei wurde immer wieder gezeigt, dass manche Eltern dies sehr gut umsetzen können, andere sich überaus schwertun, einen solchen interaktiven Stil anzunehmen und dazu neigen, z.B. in ein stärker direktives Verhalten zurückzufallen (Mahoney et al. 2006).

In dem Buch von Mahoney/MacDonald (2007) werden eine Vielzahl von Strategien zum responsiven Verhalten aufgelistet und anschaulich anhand von Beispielen dargestellt. Sie listen eine Reihe von wesentlichen **Entwicklungsaufgaben** oder Verhaltensmerkmalen auf, die im Rahmen des responsiven Unterrichts und der responsiven Interaktion aufgegriffen werden. Man erkennt, dass einige Themen eher global angesprochen werden und man erst alterstypische Aufgaben zusammenstellen müsste, die den Entwicklungsbereich abbilden.

- Im Gegensatz zu einem Modell der pädagogischen Frühförderung oder der Einzelförderung im Rahmen von Therapien, die durch Fachleute durchgeführt werden, betont Mahoney (2009) die vorrangige Rolle der Eltern in der Alltagsförderung ihres Kindes und die Idee, dass eine responsive Interaktion die Entwicklung des Kindes unmittelbar beeinflussen kann. Auch die Wirksamkeit therapeutischer oder pädagogischer Maßnahmen wird verstärkt, wenn die Eltern im Alltag einem responsiven Interaktionsstil folgen. Hinter diesen Ideen verbirgt sich die Vorstellung des Paradigmenwechsels für die frühe Förderung, den Dunst und seine Mitarbeiter immer wieder angeregt haben. Betont wird die zentrale Rolle der Eltern und der responsiven Interaktion in der Entwicklungsförderung des Kindes mit einer Entwicklungsstörung oder Behinderung (Dunst/Trivette 2009).
- Das Behandlungskonzept in der Frühtherapie sollte diagnose- und problembezogen sein, d.h. die Therapie des Kindes, die Beratung und Begleitung der Eltern und die soziale Integration und Teilhabe des Kindes müssen in gleicher Weise berücksichtigt werden. Das Entwicklungsmodell hat besondere Relevanz bei unklaren Diagnosen (unklarer Prognose und nicht geklärter Ätiologie) und für Eltern, die sich durch die Diagnose und die Konsequenzen für die

weitere Entwicklung des Kindes und der Familie massiv überfordert fühlen. Dabei ist ein früher Beginn der Förderung wünschenswert, auch wenn die Diagnose noch nicht eindeutig gestellt werden kann. Die Empfehlung, erst einmal abzuwarten, sollte man öfters kritisch hinterfragen.

Für die therapeutischen Fachkräfte kann das Entwicklungsmodell hilfreich sein, wenn man mit Misserfolg und Stagnation der Therapie umgehen muss. Man wird in der Frühtherapie oft genug mit umstrittenen Methoden oder methodischen Ansätzen konfrontiert, die sehr hohe Erwartungen wecken und die Grenzen der eigenen Therapiemethode nicht explizit diskutieren.

McWilliam (2000) betont, dass ein wichtiger Zugang die Beschreibung von Alltagsroutinen ist. Dies erlaubt es, die Perspektive der Eltern und des Kindes zu verstehen und die konkreten Interessen und Aufgaben des Kindes zu analysieren. McWilliam definiert drei Grundprinzipien des kindlichen Lernens. Diese umfassen das aktive Engagement des Kindes, die Unabhängigkeit oder Selbstständigkeit bei bestimmten Aktivitäten im Spiel und in Alltagsaufgaben und die Qualität der sozialen Beziehung.

Das Engagement des Kindes lässt sich an seinen Interessen im Spiel und in Alltagsaufgaben ablesen. Der Erwachsene sollte auch in scheinbar stereotypem oder wenig differenziert wirkenden Verhalten die intrinsische Bedeutung für das Kind lesen. Kleine Kinder explorieren Gegenstände mit dem Mund, nicht weil sie an einem stereotypen Muster hängengeblieben sind, sondern weil sie auf diese Weise neue Sinneserfahrungen machen. Kinder mit Autismus-Spektrum-Störungen ordnen Gegenstände in einer Reihe an, sie folgen damit eigenen Ordnungsprinzipien und dem Interesse für die ausgewählten Gegenstände.

Die Spielebene des Kindes lässt sich anhand von selbstgewählten Aktivitäten beobachten. Bei Entwicklungsstörungen kann ein charakteristisches Merkmal das Stagnieren auf einer Spielebene bzw. das Festhalten an vertrauten Spielroutinen sein. Ein 3 ½-jähriges Kind mit einer schweren Sprachentwicklungsstörung hält an seinem bevorzugten Spiel mit Spielzeugautos fest und beschäftigt sich damit, diese nach einem eigenen System aufzustellen. Ein fünfjähriges Kind mit einer Autismus-Spektrum-Störung wählt nur ausgewählte Funktionsspiele mit einigen Spielgegenständen aus, meidet symbolische Spielhandlungen aber vollständig. Responsives Verhalten des Erwachsenen kann damit beginnen, dass der Erwachsene Spielverhalten des Kindes imitiert, sich auf der Spielebene des Kindes bewegt oder nur geringfügige Änderungen im Spielablauf anregt.

Um die Indikation einer Behandlung oder spezieller Fördermaßnahmen im Vorschulalter zu begründen, bezieht man sich auf verschiedene Informationen. Zunächst versucht man die Ausprägung und Breite der Störung zu beschreiben. Wie viele Funktionsbereiche sind betroffen, wie groß sind die Entwicklungsrückstände in Monaten in einzelnen Bereichen? Gibt es spezifische qualitative Symptome, die eine Behandlung begründen?

Die Einschätzung des Schweregrades ist dabei überaus schwierig. Ohne Zweifel gibt es leichte Entwicklungsrückstände z. B. in Sprache und Motorik, aus denen das Kind spontan herauswächst. Geht man von einem leichten Störungsbild aus, so kann man den Verlauf der Entwicklung nochmals über 3 bis 6 Monate beobachten, ohne konkrete Fördermaßnahmen einzuleiten. In jede Entscheidung sollte man bekannte **Risikofaktoren** und **Schutzfaktoren** miteinbeziehen. Sind mehrere Risikofaktoren dokumentiert, sollten auch bei einem leichtgradig ausgeprägten Störungsbild Fördermaßnahmen eingeleitet werden, z. B. bei Kindern mit niedrigem Geburtsgewicht oder Zustand nach extremer Frühgeburtlichkeit, bei denen weitere Risikofaktoren im sozialen Umfeld bekannt sind. Bei einem höheren Schweregrad der Störung, zusätzlichen Anpassungsproblemen sowie bekannten Risikofaktoren im sozialen Umfeld, sollte man frühzeitig eine teilstationäre Förderung in einem gut strukturierten Integrationskindergarten oder einer heilpädagogischen Tagesstätte anstreben. Dies kann auch sehr wichtig sein, wenn die Eltern bei der Förderung nicht in dem gewünschten Sinne mitarbeiten können oder starke familiäre Belastungen bestehen.

In die Therapieindikation werden oft weitere Fragen mit einbezogen. Wie gut lassen sich einzelne Entwicklungsfunktionen stimulieren und lässt sich das Kind auf eine gezielte Förderung ein? Wie lässt sich die langfristige Entwicklungsprognose bewerten und welche Bedeutung hat dies für die ausgewählten Maßnahmen? Welche Ressourcen und mögliche Belastungen sind in der Familie bekannt? Welche allgemeinen Ziele sind bei dem Kind sinnvoll und welche speziellen methodischen Ansätze sind für diese Zielsetzung geeignet? Wie werden die Wirkungen der Förderung und Therapie konkret überprüft? Wie lassen sich die Wirkungen der Therapie erklären? Welche Voraussetzungen auf Seiten des Kindes und der Eltern sind notwendig?

Bei Entwicklungsstörungen sollte man spezifische Aspekte des Entwicklungsprozesses beachten. Dazu gehören Phasen der Stagnation oder geringer Stimulierbarkeit in der Entwicklung, während derer man die Förderstrategien anpassen wird. Umgekehrt nutzt man Phasen erhöhter Aufnahmefähigkeit und sensible Phasen. Besonders beachten muss man sekundäre Anpassungsprobleme als Folge der Entwicklungsstörung. Diese Anpassungsprobleme können aus der familiären Interaktion herrühren, aber auch durch eine geringe soziale Akzeptanz durch Gleichaltrige begründet sein.

Wünschenswert ist ein modulares Vorgehen, also ein Kombinieren und Variieren der Methode. Wenn ein Kind Aufgaben kaum umsetzt und nur wenig auf die spezifische Behandlungsstrategie reagiert, ist es wichtig, alternative Behandlungsmethoden einzusetzen oder sich auch über die Möglichkeiten der Gruppenförderung z. B. in einer teilstationären Einrichtung Gedanken zu machen. Die Elternberatung und die familiäre Begleitung haben mindestens das gleiche Gewicht wie die Einzeltherapie.

> **!**
>
> Entwicklungsstörungen entwickeln sich in einer eigenen Dynamik und können qualitative Unterschiede zur normalen Entwicklung zeigen.
> Für die Förderplanung ist das Verständnis von aktuellen Entwicklungsaufgaben und Entwicklungsthemen des Kindes von wesentlicher Bedeutung.
> Therapie und Behandlungsansätze sind langfristig wirksam, wenn die Eltern eng in die Alltagsförderung und das Verständnis für die Entwicklung ihres Kindes eingebunden werden.

12 Anhang

In der folgenden Tabelle werden entwicklungsdiagnostische Verfahren systematisch zusammengestellt, die für die frühe Diagnostik bis sechs Jahre Anwendung finden.

Tab. 28: Ausgewählte Testverfahren zur Entwicklungs-/Intelligenzdiagnostik und Verhaltensdiagnostik

Entwicklungs-und Intelligenztests	
Abkürzung	Testverfahren
BAYLEY-III	Bayley, N. (2016): Bayley Scales of Infant and Toddler Development Third Edition (Bayley-III), von Nancy Bayley, 1. Auflage, Deutsche Bearbeitung von Reuner, G., Rosenkrantz, M., Pearson Verlag, Frankfurt
BRIEF-P	Daseking, M., Petermann, F. (2013): Verhaltensinventar zur Beurteilung exekutiver Funktionen für das Kindergartenalter (BRIEF-P) , Deutschsprachige Adaptation des Behavior Rating Inventory of Executive Function® - Preschool Version (BRIEF® -P) Hogrefe, Göttingen
BUEVA-III	Esser, G., Wyschkon, A. (2016): Basisdiagnostik Umschriebener Entwicklungsstörungen im Vorschulalter – Version III (BUEVA-III), 1. Auflage Hogrefe, Göttingen
CFT1-R	Weiß, R.H., Osterland, J. (2012): CFT1-R Grundintelligenztest Skala 1 - Revision - 1. Auflage Hogrefe, Göttingen
ET6-6-R	Petermann, F., Macha, T. (2016): Entwicklungstest für Kinder von 6 Monaten bis 6 Jahren – Revision (ET6-6 R), 2. korr. Auflage Pearson, Frankfurt
IDS	Grob, A., Reimann, G., Gut, J., Frischknecht-Brunner, M.C. (2013): Intelligence and Development Scales – Preschool (IDS-P), Huber, Bern
IDS-P	Grob, A., Hagmann-von Arx, F. (2018): Intelligence and Development Scales (IDS-2), 1. Auflage, Hogrefe, Göttingen

KABC-II	Melchers, P., Melchers, M. (2015): Kaufman Assessment Battery for Children-II (KABC-II), von Kaufman, A.S., Kaufman, N.L., Kaufman, A., Deutsche Bearbeitung, 1. Auflage, Pearson Verlag, Frankfurt
MFED 2-3	Hellbrügge, T. (1994): Münchener Funktionelle Entwicklungsdiagnostik, 4., korrigierte und erweiterte Auflage 1994 Hogrefe, Göttingen
MFED 1-4	Mall, V., Esser, G. Schmid, R., Fuschlberger, T., Voigt, F. (in Vorbereitung): Münchener Funktionelle Entwicklungsdiagnostik 1. bis 4. Lebensjahr, überarbeitete und neustandardisierte Fassung
SON 2-8	Tellegen, P.J., Laros, J.A., Petermann, F. (2018): SON 2-8 Non-verbaler Intelligenztest, 1. Auflage, Hogrefe, Göttingen
	Uzgiris, I., Hunt, J.McV. (1987): Ordinalskalen zur sensomotorischen Entwicklung, Beltz Test, Weinheim, Übersetzung K. Sarimski
WNV	Petermann, F. (Hrsg.) (2014): Wechsler Nonverbal Scale of Ability von Wechsler, D., Naglieri, J.A., Deutsche Bearbeitung Petermann, F., 1. Auflage, Pearson, Frankfurt
WPPSI-IV	Petermann, F., Daseking, M. (2018): Wechsler Preschool and Primary Scale of Intelligence – Fourth Edition (WPPSI-IV) von Wechsler, D., Deutsche Bearbeitung, 1. Auflage, Pearson, Frankfurt
Spezifische Entwickungstests Motorik / Wahrnehmung	
BEERY VMI	Beery, K.E., Buktenica, N.A., Beery, N.A. (2022): Beery-Buktenica Entwicklungstest zur visuomotorischen Integration, Sixth Edition, Pearson Verlag, Frankfurt
BOT-2	Bruininks, R.H., Bruininks, B.D. (2014): Bruininks-Oseretzky Test der motorischen Fähigkeiten – 2. Ausgabe, 1. Auflage, deutsche Bearbeitung Blank, R., Jewnetzky, E., Vincon, S., Hogrefe, Göttingen
FEW-3	Büttner, G., Dacheneder, W., Müller, C., Schneider, W., Hasselhorn, W. (2021): Frostigs Entwicklungstest der visuellen Wahrnehmung (FEW-3) Deutsche Fassung des Developmental Test of Visual Perception, Second Edition (DTVP-2) von Hammill, D.D., Pearson, N.A., Voress, J.K., Hogrefe, Göttingen

DCDQ-G	Kennedy-Behr, A., Wilson, B.N., Rodger, S., Mickan, S. (2013): Cross-Cultural Adaptation of the Developmental Coordination Disorder Questionnaire 2007 for German-Speaking Countries: DCDQ-G. Neuropediatrics 44(05), 245-251
LoMo3-6	Jascenoka, J., Petermann, F. (2018): Leistungsinventar zur objektiven Überprüfung der Motorik von 3- bis 6-Jährigen 1. Auflage, Hogrefe, Göttingen
M-ABC-2	Henderson, S.E., Sugden, D.A., Barnett, A.L. (2015): Movement Assessment Battery for Children – Second Edition, Deutsche Bearbeitung von Petermann, F., Bös, K., Kastner, J., 4. Auflage, Hogrefe, Göttingen
MOVE4-8	Wyschkon, A., Jurisch, K., Bott, H., Esser, G. (2018): Motorische Entwicklung im Vor- und Grundschulalter, ein Motoriktest für 4- bis 8-jährige Kinder, Hogrefe, Göttingen
Spezifische Entwicklungstests Sprache	
ELFRA-R	Grimm, H., Doil, H., Aktas, M., Frevert, S. (2019): Elternfragebögen für die Früherkennung von Risikokindern, 3., überarbeitete Auflage, Hogrefe, Göttingen
ETS4-8	Angermaier, M.J.W. (2008): Entwicklungstest Sprache für Kinder von 4 bis 8 Jahren, Harcourt Services, New York.
FRAKIS / FRAKIS-K	Szagun, G., Stumper, B., Schramm, S.A. (2014): Fragebogen zur frühkindlichen Sprachentwicklung, FRAKIS (Standardform) / FRAKIS-K (Kurzform), 2., korrigierte Auflage, Hogrefe, Göttingen
HASE	Schöler, H., Brunner, M. (2008): HASE - Heidelberger Auditives Screening in der Einschulungsuntersuchung, 2., überarbeitete und erweiterte Auflage, Hogrefe, Göttingen
P-ITPA	Esser, G., Wyschkon. A. (2010): Potsdam-Illinois Test für Psycholinguistische Fähigkeiten, deutsche Bearbeitung von Hammill, D.D., Mather, N., Roberts, R. (2001): Illinois Test of Psycholinguistic Abilities, 3rd.ed., Hogrefe, Göttingen
SETK2	Grimm, H. (2016): Sprachentwicklungstest für zweijährige Kinder (SETK2), 2. Auflage Hogrefe, Göttingen
SETK3-5	Grimm, H. (2015): Sprachentwicklungstest für drei- bis fünfjährige Kinder (3;0-5;11 Jahre) (SETK3-5), 3. Auflage, Hogrefe, Göttingen
SET3-5	Petermann, F. (2018): Sprachstandserhebung für Kinder zwischen 3 und 5 Jahren (SET 3-5), 1. Auflage, Hogrefe, Göttingen

SET5-10	Petermann, F. (2013): Sprachstandserhebung für Kinder im Alter zwischen 5 und 10 Jahren (SET5-10), 3. Auflage, Hogrefe, Göttingen
Verfahren zur Bewertung des Verhaltens	
BRIEF-P	Daseking, M., Petermann, F. (2013): Verhaltensinventar zur Beurteilung exekutiver Funktionen für das Kindergartenalter (BRIEF-P), Deutschsprachige Adaptation des Behavior Rating Inventory of Executive Function® - Preschool Version (BRIEF®-P), Hogrefe, Göttingen
CBCL 1 ½ - 5	Achenbach, T.M. (2000): Child Behavior Checklist 1 ½–5 Deutsche Fassung Elternfragebogen für Klein- und Vorschulkinder. Hogrefe, Göttingen
CONNERS EC	Harbarth, S., Steinmayr, R., Neidhardt, E., Christiansen, H. (2018): Conners Skalen zu Aufmerksamkeit, Verhalten und Entwicklungsmeilensteinen im Vorschulalter, Deutschsprachige Adaptation der Conners Early Childhood (Conners EC™) von Conners, C.K., Hogrefe, Göttingen
DYSYS-III FBB-ADHS-V	Döpfner, M., Görtz-Dorten, A. (2017): Diagnostik-System für psychische Störungen nach ICD-10 und DSM-5 für Kinder und Jugendliche – III, Hogrefe, Göttingen
EBI	Tröster, H. (2019): Eltern-Belastungs-Inventar, Deutsche Version des Parenting Stress Index (PSI) von Abidin, R.R., 1. Auflage, Hogrefe, Göttingen
MEF	Esser G., Laucht, M. (2006): Mannheimer Elternfragebogen MEF für die U7a. In: BVKJ (Hrsg.) Gesundheitscheckheft für Kinder- und Jugendliche, BVKJ, Köln
SDQ	Koglin, U., Barquero, B., Mayer, H., Scheithauer, H., Petermann, F. (2007): Deutsche Version des Strengths and Difficulties Questionnaire (SDQ-Deu), Psychometrische Qualität der Lehrer-/Erzieherversion für Kindergartenkinder. Diagnostica 53, 175-183
SEN	Hoekman, J., Miedema, A., Otten, B., Gielen, J. (2012): Skala zur Einschätzung des Sozial-Emotionalen Entwicklungsniveaus 1. Auflage, Hogrefe, Göttingen
VBK	Döpfner, M., Berner, W., Breuer, D., Fleischmann, T. Schmidt, M. (2018): Verhaltensbeurteilungsbogen für Vorschulkinder, 2., überarbeitete Auflage, Hogrefe, Göttingen

VSMS-3	Sparrow, S.S., Cicchetti, D.V., Saulnier, C.A. (2016): Vineland Adaptive Behavior Scales, Third Edition (Vineland-3), Pearson Assessment, London
Autismus spezifische Testverfahren	
ADI-R	Bölte, S., Poustka, F., Rühl, D., Schmötzer, G. (2006): Diagnostisches Interview für Autismus – Revidiert, Deutsche Fassung des Autism Diagnostic Interview - Revised von Rutter, M. Le Couteur, A. und Lord, C., Hogrefe, Göttingen
ADOS-2	Poustka, L., Rühl, D., Feineis-Matthews, S., Bölte, S., Poustka, F., Hartung, M (2015, 2. Auflage 2018): ADOS-2. Diagnostische Beobachtungsskala für Autistische Störungen 2: Deutschsprachige Fassung der Autism Diagnostic Observation Schedule – 2 von Lord, C., Rutter, M., Dilavore, P.C., Risi, S., Gotham, K. und Bishop, S.L. (Module 1-4) bzw. Lord, C., Luyster, R.J., Gotham, K., Guthrie, W. (Toddler Modul), Huber, Bern
CARS	Schopler, E., Van Bourgondien, M.B. (2010): (CARS™-2) Childhood Autism Rating Scale™, (CARS™-2), (Second Edition, Western Psychological Services
DCL-ASKS aus DYSYPS-III	Döpfner, M., Görtz-Dorten, A. (2017): Diagnostik-System für psychische Störungen nach ICD-10 und DSM-5 für Kinder und Jugendliche - III /DISYPS-III), Hogrefe, Göttingen Diagnose Checkliste Autismus-Spektrum- und Soziale Kommunikations-Störungen
CSBS	Wetherby, A.M. , Prizant, B. (2001): Communication and Symbolic Behavior Scales™ (CSBS™), Paul H. Brookes, Baltimore
FSK	Bölte, S., Poustka, F. (2006): Fragebogen zur Sozialen Kommunikation – Autismus-Screening, Deutsche Fassung des Social Communication Questionnaire (SCQ) von Rutter, M., Bailey, A., Lord, C., Hogrefe, Göttingen
MBAS	Kamp-Becker, I., Remschmidt, H. (2005): Marburger Beurteilungsskala zum Asperger-Syndrom©, MBAS, Klinik für Psychiatrie und Psychotherapie des Kindes- und Jugendalters der Universität Marburg, https://www.kinderohneangst.de/
MCHAT-R	Modified Checklist for Autism in Toddlers (M-CHAT-R) (Robins, Fein & Barton, 2009), https://mchatscreen.com, 28.04.2021
SEAS-M	Kraijer, D., Melchers, P. (2003): Skala zur Erfassung von Autismusspektrumsstörungen bei Minderbegabten (SEAS-M) 1. Auflage, Hogrefe, Göttingen

SRS	Bölte, S., Poustka, F. (2007): Skala zur Erfassung sozialer Reaktivität – Dimensionale Autismus-Diagnostik, Deutsche Fassung der Social Responsiveness Scale (SRS) von Constantino, J.N., Gruber, C.P., Huber, Bern

Glossar

Altersbezogene Beschreibung
Charakteristisch für die Beschreibung der kindlichen Entwicklung ist die Auflistung von spezifischen Fertigkeiten der sozialen, sprachlichen und kognitiven Entwicklung bezogen auf das chronologische Lebensalter. Diese Beschreibung erlaubt es aber nur begrenzt, individuelle Unterschiede zwischen Kindern zu abzubilden.

Äquifinalität
In der frühen Entwicklung können sich trotz unterschiedlicher Ausgangsbedingungen im Laufe der Zeit ähnliche Ergebnisse in Kompetenzen oder im Verhalten zeigen. Dieses Phänomen wurde im Rahmen der Längsschnittstudien zur Entwicklung von psychischen Störungen anschaulich beschrieben (Cicchetti/Rogosch 1996). Kinder mit unterschiedlichen Risikofaktoren und Belastungen in der frühen Entwicklung entwickeln im weiteren Verlauf der Entwicklung die gleiche Symptomatik.

Diskrepanzannahme
Man vergleicht den Entwicklungsstand des Kindes bzw. das Leistungsniveau in einem bestimmten Untersuchungsverfahren mit dem Mittelwert der Altersgruppe. Nur wenn das Kind unter einem bestimmten Vergleichswert liegt, spricht man von spezifischen Entwicklungsauffälligkeiten oder Lernstörungen. Die Aussagekraft im Rahmen der Diskrepanzannahme ist abhängig von der Qualität des verwendeten Messinstruments.

Dissoziierte Entwicklung
Man spricht von einer dissoziierten Entwicklung, wenn sich starke Diskrepanzen zwischen zwei Entwicklungsbereichen finden. Oft bezieht man sich dabei auf die Fortschritte der Sprachentwicklung oder der kognitiven Entwicklung als Bezugsgrößen. Die Beschreibung ist wichtig bei atypischen Entwicklungsverläufen z. B. bei nonverbalen Lernstörungen, bei Autismus-Spektrum-Störungen und bei genetischen Syndromen.

DSM-5

Das Diagnostic and Statistical Manual of Mental Disorders (Diagnostischer und statistischer Leitfaden psychischer Störungen) wird von der Amerikanischen Gesellschaft für Psychiatrie erarbeitet und bildet die Grundlage für die Klassifikation von psychischen Störungen im Kindes- und Jugendalter sowie im Erwachsenalter. Das **DSM-5** wurde 2013 in den USA eingeführt, die deutsche Version im Jahr 2015.

Emotionale Regulation

Die emotionale Regulation wird als ein Kernprozess der Entwicklung angesehen, der Funktionen wie Aufmerksamkeitsverhalten, Umgang mit emotionaler Erregung und das Eingehen auf die soziale Interaktion prägt. Deutliche Defizite der emotionalen Regulation finden sich bei Kindern mit Autismus-Spektrum-Störungen und mit Aktivitäts- und Aufmerksamkeitsstörungen.

Entwicklungsalter

Das Entwicklungsalter (EA) gibt an, zu welchem Zeitpunkt ein Kind in der Normstichprobe bestimmte kognitive, sprachliche oder motorische Aufgaben lösen kann. Die Differenz zwischen Entwicklungsalter und chronologischem Alter erlaubt es, einen Entwicklungsrückstand oder Entwicklungsvorsprung zu definieren. Das Entwicklungsalter erlaubt in der Regel nur eine begrenzte Vorhersage, da Entwicklungstests nicht für eine langfristige Prognose konzipiert sind.

Entwicklungsaufgaben

Eine Entwicklungsaufgabe ist eine Fähigkeit oder Kompetenz, die das Kind in einer spezifischen Entwicklungsphase erwerben muss, damit es in der Entwicklung weitere Fortschritte machen kann. Die wichtigsten Entwicklungsaufgaben beziehen sich auf motorische, sprachliche, soziale oder kognitive Fertigkeiten, die als grundlegend für die körperliche Entwicklung und emotionale Entwicklung/psychische Gesundheit angesehen werden müssen. Entwicklungsaufgaben ergeben sich aus den Fortschritten der körperlichen Reifung, aus kulturellen und sozialen Erwartungen und aus selbstgewählten Zielen und Wertvorstellungen des Individuums.

Entwicklungspfade

Mit dem Begriff Entwicklungspfade beschreibt man eine geordnete Sequenz von spezifischen Entwicklungs- oder Verhaltensmerkmalen. Ziel ist es, den Ablauf einzelner Verhaltensmerkmale oder Entwicklungsmerkmale über die Zeit zu beschreiben. In der Psychopathologie wird häufig als anschauliches Beispiel zitiert, dass Kinder und Jugendliche drei verschiedene Entwicklungspfade bis zum Entstehen von dissozialem Verhalten durchlaufen können. Die unterschiedlichen Entwicklungspfade für den Aufbau von kognitiven Kompetenzen und sozialen Fähigkeiten werden noch wenig verstanden.

Entwicklungsprofil
In einem Entwicklungsprofil werden verschiedene Entwicklungsbereiche in einer grafischen Darstellung anschaulich nebeneinandergestellt. Um die Aussagekraft zu erhöhen, sollten möglichst standardisierte Beobachtungen in das Entwicklungsprofil einfließen. Stellt man Entwicklungsprofile im Verlauf von einem oder mehreren Jahren systematisch nebeneinander, so lässt sich verdeutlichen, wo sich Entwicklungsrückstände vergrößert oder aber auch verringert haben.

Entwicklungsquotient
Der Entwicklungsquotient (EQ) beschreibt die Beziehung zwischen Entwicklungsalter und chronologischem Alter (EQ = (EA / CA)x100) in den ersten Lebensjahren. Das Entwicklungsalter kann auch für einzelne Aufgabenbereiche im Entwicklungsprofil ermittelt werden. Der Entwicklungsquotient eignet sich nur begrenzt für die Entwicklungsvorhersage. Er sollte also nicht in Analogie zu einem Intelligenzquotienten verwendet werden, der IQ-Wert bezieht sich auf eine Vergleichsgruppe von gleichaltrigen Kindern.

Entwicklungsrückstand
Ein Entwicklungsrückstand beschreibt einen signifikanten Rückstand beim Erreichen von wichtigen Meilensteinen der Entwicklung. Man spricht von einem Entwicklungsrückstand, solange man die Ausprägung der Entwicklungsauffälligkeiten noch nicht ausreichend quantifizieren kann oder wenn man von einer spontanen Remission ausgeht.

Entwicklungsstörung
Entwicklungsstörungen umfassen Funktionsstörungen, welche die körperliche Entwicklung, die Sprache, die kognitiven Funktionen und das Lernverhalten sowie verschiedene Ebenen des Verhaltens betreffen können. Entwicklungsstörungen zeigen meist einen frühen Beginn und können sich qualitativ und quantitativ im Laufe der Entwicklung über viele Jahre verändern.

Entwicklungsstufen

In den Stadienmodellen der Entwicklungspsychologie wurden charakteristische Entwicklungsstufen der sozialen, emotionalen, kommunikativen und kognitiven Entwicklung beschrieben. Da sich solche Entwicklungsstufen nur sehr schwer empirisch belegen lassen, werden solche Stufenmodelle aktuell selten verwendet. Gleichzeitig sind einige klassische Stufenmodelle nach wie vor in der Praxis im Gebrauch (z. B. Stufen der sensomotorischen Entwicklung nach Piaget).

Exekutive Funktionen

Exekutive Funktionen umfassen übergeordnete kognitive Strategien, die dazu dienen, Ziele zu setzen und zu planen, zielgerichtetes Verhalten zu organisieren und auszuführen. Zu den exekutiven Funktionen zählt man auch Fähigkeiten zur Hemmung von Reaktionen, Kompetenzen zur emotionalen Regulation und Priorisierung von Zielen sowie die Flexibilität beim Verfolgen und Planen von Zielen.

Flynn-Effekt

Mit dem Flynn-Effekt wird die Zunahme von Intelligenzwerten in einer untersuchten Population beschrieben, die man über einen Zeitraum von mehreren Jahrzehnten vergleicht. Als Ursache werden z. B. verbesserte soziale und gesundheitliche Lebensumstände und Fortschritte in der frühen Bildung angenommen. Wegen der möglichen Veränderungen durch den Flynn-Effekt erfolgen aktualisierte Normierungen von Intelligenztests und Entwicklungstests nach spätestens 10 bis 15 Jahren.

Gemeinsame Aufmerksamkeit

Gemeinsames Aufmerksamkeitsverhalten (joint attention) bezieht sich auf ein frühes kommunikatives Verhalten im ersten Lebensjahr, bei dem das Kind den Aufmerksamkeitsfokus zwischen einem Objekt und einer Person hin und her wechseln kann und gleichzeitig darauf achtet, ob die oder der Erwachsene seinem Aufmerksamkeitsfokus folgt. Das Kind kann dabei dem Blick der oder des Erwachsenen folgen, seiner Zeigegeste folgen, etwas herzeigen oder auf einen Gegenstand zeigen.

Geteilte Aufmerksamkeit

Mit dem Begriff der geteilten Aufmerksamkeit verbindet man die Fähigkeit eines Kindes, die Aufmerksamkeit zwischen Aufgaben zu verschieben. Dies ist erforderlich, um zwischen Aufgaben umzuschalten oder sich auf neue Aufgaben einzulassen, die von außen gestellt werden. Vorschulkinder mit Schwierigkeiten in der geteilten Aufmerksamkeit (im Englischen „set shifting“ oder „task switching“) wirken extrem selbstbezogen und können sich auf neue Aufgaben und Veränderungen nur schwer einstellen. Mit dem Begriff des cognitive shifting verbindet man die Fähigkeit, die Aufmerksamkeit bewusst auf eine andere Aufgaben zu verschieben.

Grenzsteine

Grenzsteine sollen wichtige Entwicklungsschritte vor allem in den ersten Lebensjahren abbilden. Als Bezugspunkt werden oft 90 oder 95% Normen genannt, z. B. erreichen 90 oder 95% aller Kinder das freie Laufen mit 18 Monaten. Kritisch wird das Konzept diskutiert, weil für die erhobenen Grenzsteine oft ein standardisiertes Beobachtungsschema fehlt und eine systematische Überprüfung an sorgfältig ausgewählten Stichproben häufig nicht erfolgt ist.

ICD-10 / ICD-11

Die Internationale Klassifikation von Krankheiten (ICD-10) definiert Entwicklungsstörungen unter der Kategorie der psychischen Störungen und Verhaltensstörungen (Kategorie F) und wurde erstmals 1994 eingeführt. Es gibt mehrfache Revisionen und Ergänzungen. Die ICD-11 ist eine systematische Überarbeitung der ICD-10 und wurde international von der WHO Anfang 2022 eingeführt. Wann diese neue Systematik im deutschen Gesundheitssystem praktische Anwendung findet, ist noch nicht bekannt. Ein umfassendes Manual zur klinischen Beschreibung und diagnostischen Klassifikation für Entwicklungsstörungen und psychische Störungen wurde im April 2024 publiziert (WHO 2024).

Komorbidität

Mit Komorbidität bezeichnet man das gleichzeitige Auftreten verschiedener Störungen bzw. Entwicklungssymptome. Die Untersuchung von Komorbiditäten ermöglicht Rückschlüsse auf die Ätiologie von Störungen und mögliche (kausale) Zusammenhänge. Die Komorbidität von Entwicklungsstörungen beeinflusst den Schweregrad einer Störung. Sie spielt eine wichtige Rolle bei der Behandlungsplanung und bei der Frage der langfristigen Prognose.

Kritische Phase der Entwicklung

Der Begriff der kritischen Phase wird vor allem mit dem frühen Spracherwerb in Verbindung gebracht. Man geht davon aus, dass die Hirnreifung den zeitlichen Rahmen vorgibt, indem sich eine Erstsprache mühelos erlernen lässt. Ob es eine solche kritische Periode auch für den Zweitspracherwerb gibt, ist umstritten. Für das Erlernen bestimmter Kompetenzen der Sprache wäre demnach ein bestimmtes Zeitfenster vorgegeben, danach ist ein sehr viel größerer Aufwand und ein intensiveres Training erforderlich.

Mehrdimensionale Bereichsdiagnostik (MBS)
Die Mehrdimensionale Bereichsdiagnostik (MBS) wurde von der Deutschen Gesellschaft für Sozialpädiatrie (DGSPJ) im Rahmen des Altöttinger Papiers systematisch dargestellt (Schmid et al. 2016). Das MBS-System versucht, die Arbeitsweise in sozialpädiatrischen Zentren abzubilden und erfasst insgesamt sechs Ebenen. Erfasst werden soll die Entwicklung und Intelligenz (E), der körperliche und entwicklungsneurologische Befund (K), der psychische Befund (P), das soziale Umfeld, Belastungen und Risiken (S). Diese Ebenen entsprechen den Achsen im Rahmen der multiaxialen Diagnostik, wenn auch in veränderter Reihenfolge. Eine besondere Betonung liegt schließlich auf der Abklärung der Ätiologie (A) und der Bewertung von sozialer Integration und Teilhabe (T). Wie bei allen komplexen Diagnoseschemas erfordert das MBS-System ein hohes Maß an klinischer Expertise.

Meilensteine
Meilensteine der Entwicklung sollen wichtige Entwicklungsschritte abbilden, die alle Kinder durchlaufen müssen. Meist wird auf die 50%-Normen Bezug genommen, also man sagt z.B. 50% aller Kinder sprechen im Alter von 12 bis 14 Monaten 2 bis 3 sinnbezogene Worte. Bei der Überprüfung der Meilensteine in der frühen Entwicklung sollten genaue Beschreibungen der einzelnen Aufgaben verwendet werden. Ob ein Meilenstein als notwendige Voraussetzung für den nächsten Entwicklungsschritt angesehen werden kann, ist aber oft strittig.

Mentales Entwicklungsalter
Mit dem mentalen Entwicklungsalter gibt man den geschätzten oder mit standardisierten Methoden bewerteten Entwicklungsstand der Intelligenz oder der kognitiven Entwicklung an. Diese Vergleiche sind meist nur vorläufig, da sich bei einem Kind mit einer globalen Entwicklungsstörung nicht nur quantitative, sondern auch qualitative Unterschiede im Entwicklungsverlauf zeigen können.

Multiaxiale Diagnostik
Das multiaxiale Klassifikationssystem für psychische Störungen des Kindes- und Jugendalters nach der ICD-10 definiert mehrere Achsen, die es erlauben, verschiedene Diagnoseebenen nebeneinanderzustellen. Die Achsen umfassen

- Achse 1 Psychische Störungen
- Achse 2 Entwicklungsstörungen

- Achse 3 Intelligenzniveau
- Achse 4 Körperliche Befunde/Ursachen
- Achse 5 Zusätzliche Belastungsfaktoren
- Achse 6 Einschränkungen der sozialen Integration und Teilhabe.

Das System eignet sich besonders gut für die Abbildung von psychischen Störungen im Schulalter. Für das Kleinkind- und Vorschulalter sind manche Diagnoseschlüssel nur unvollständig einsetzbar, weil die Diagnosen nur das Vollbild der jeweiligen Störung abbilden. Für die multiaxiale Diagnostik in der ICD-11 gibt es noch keine offizielle Regelung für Deutschland (WHO 2024).

Normalitätsannahme
Im Rahmen der Normalitätsannahme vergleicht man das Leistungsniveau eines Kindes mit dem allgemeinen Entwicklungsniveau erfasst anhand eines Intelligenztests. Dabei geht man davon aus, dass Kinder mit Entwicklungsstörungen qualitativ ähnliche Entwicklungsschritte durchlaufen wie Kinder mit einer normalen Entwicklung.

Prävalenz
Die Prävalenzrate für Entwicklungsstörungen wird berechnet, indem man die Zahl der Kinder mit einer bestimmten Entwicklungsstörung durch die Gesamtzahl der Kinder teilt, die zu einem bestimmten Zeitpunkt in einer definierten Region leben. Unterschiedliche Raten können entstehen, weil man eine bestimmte Altersgruppe auswählt, unterschiedliche Diagnosekriterien zugrunde legt und die Zugänge zur Diagnosestellung (z. B. bei Migrationshintergrund oder niedrigem sozialen Status) variieren.

Regression
Bei einer Entwicklungsregression beobachtet man den Verlust von Entwicklungskompetenzen z. B. in der Sprache, der Kognition, der Motorik. Der Zeitpunkt und der Verlauf der Regression liefern wichtige Hinweise auf die mögliche Ursache. Bei einer Entwicklungsregression im Alter zwischen 18 Monaten und 36 Monaten wird man stets an eine Autismus-spezifische Diagnostik denken. Im Rahmen einer neuropädiatrischen Untersuchung müssen genetische Ursachen, eine Stoffwechselstörung oder eine Epilepsie ausgeschlossen werden.

Resilienz
Wenn sich ein Kind positiv entwickelt und erfolgreich an Alltagsanforderungen anpasst, obwohl es einer Reihe von Risiko- und Belastungsfaktoren ausgesetzt ist, spricht man von Resilienz. Die positiven Ergebnisse führt man einerseits auf

Stärken in der Persönlichkeit und Begabung des Kindes zurück, andererseits auf **Schutzfaktoren** in der sozialen Umwelt, die negative Erfahrungen kompensieren helfen.

Risikofaktoren

Risikofaktoren beziehen sich in der kindlichen Entwicklung auf biologische und soziale Einflüsse, die zu einem erhöhten körperlichen Krankheitsrisiko beitragen, aber auch die Genese von Entwicklungsstörungen und psychischen Störungen beeinflussen können. Meist werden kombinierte Einflüsse von Risikofaktoren beschrieben, die sich wechselseitig verstärken können. Wichtig ist, wie lange ein Risikofaktor wirksam wird und ob die Faktoren gleichzeitig oder nacheinander auftreten (Scheithauer/Petermann 1999).

Schutzfaktoren

Schutzfaktoren tragen dazu bei, dass ein Kind trotz schwieriger Lebensbedingungen einen positiven Entwicklungsverlauf zeigt. Zu den Schutzfaktoren zählt man Eigenschaften des Kindes (z. B. Temperamentsmerkmale), Ressourcen in der Familie (z. B. eine enge Beziehung zu einem Elternteil) und in der sozialen Umgebung (z. B. unterstützende soziale Beziehungen).

Sensible Phasen

In den sensiblen Phasen wird in einer bestimmten Altersspanne eine spezielle Lernbereitschaft oder Aufnahmefähigkeit für bestimmte Erfahrungen und sensorische Einflüsse angenommen. In diesen sensiblen Phasen scheinen Entwicklungsfaktoren optimal zusammenzuwirken, während am Ende der Phase die Beeinflussbarkeit der Entwicklungsprozesse stark zurückgeht. Betont wurden in der Forschung vor allem negative Wirkungen in sensiblen Phasen durch fehlende Stimulation oder mangelnde soziale Ansprache.

Sensitivität und Spezifität

Diagnostische Standardverfahren für Autismus haben oft Sensitivitätswerte von 80 bis 90. Das bedeutet, von 100 Kindern werden 80 bis 90 als auffällig in den qualitativen Merkmalen der sozialen Entwicklung erkannt, 10 bis 20 Kinder werden aber fälschlicherweise als unauffällig eingestuft. Die Spezifitätswerte der Skalen liegen ebenfalls oft über 80. **Sensitivität** und **Spezifität** hängen miteinander zusammen, man kann also nicht den einen Wert auf Kosten des anderen maximal erhöhen. Sensitivitätswerte von > 90 werden als exzellent, Werte von 80-90 als gut bezeichnet. Vor allem bei den verfügbaren Screeningverfahren liegen die Sensitivitätswerte deutlich unter diesen Werten.

Sensomotorische Entwicklung
Jean Piaget hat für die ersten beiden Lebensjahre sechs Stufen der sensomotorischen Entwicklung beschrieben, welche die aktive Auseinandersetzung eines Kleinkindes mit seiner physikalischen und sozialen Umgebung abbilden sollen. Für Piaget erarbeitet und konstruiert sich das Kind systematisch auf der Ebene der Handlungen neue Zusammenhänge und erschließt sich damit neue Problemlösestrategien und innere Vorstellungen.

Sozialpädiatrische Zentren
Sozialpädiatrischen Zentren sind ambulante Facheinrichtungen, die Kinder und Jugendliche mit Entwicklungsstörungen, drohenden und manifesten Behinderungen sowie Verhaltens- oder emotionalen Störungen jeglicher Ätiologie behandeln. Merkmale der Sozialpädiatrie sind interdisziplinäres Arbeiten, frühestmögliche Diagnostik und Förderung von Kindern in ihrem sozialen Umfeld und ein Fokus auf die soziale Integration und Sicherung der Teilhabe von Kindern und Jugendlichen mit Entwicklungsstörungen und Behinderungen. Die Aufgabenbereiche der sozialpädiatrischen Zentren werden im § 119 SGB V definiert.

Spektrum-Störungen
Man spricht von Spektrum-Störungen, um zu dokumentieren, dass Entwicklungsauffälligkeiten sich auf einem Kontinuum bewegen. Diese Beschreibung wurde lange Zeit nur mit der Symptomatik des Autismus verbunden. Inzwischen wird aber in der Entwicklungspädiatrie davon ausgegangen, dass ähnliche Überschneidungen bei verschiedenen Formen von Entwicklungsstörungen zu finden sind.

Stimulierbarkeit
Der Begriff der Stimulierbarkeit wird vor allem im Zusammenhang mit der frühen Sprachförderung, speziell beim Erwerb von bestimmten Sprachlauten bzw. phonologischen Prozessen verwendet. Der Begriff kann auch auf andere Bereiche der kognitiven und sprachlichen Entwicklung übertragen werden und versucht, die aktuelle Lernbereitschaft eines Kindes anhand von klar strukturierten Übungsschritten zu bewerten.

Symbolische Entwicklung
Mit dem Begriff symbolische Funktionen kennzeichnen wir die Fähigkeit, sich Gegenstände, Personen oder Handlungen bildhaft vorzustellen und diese bildhaften Vorstellungen für neue kognitive Aufgaben zu verwenden. Ab 18 bis 24 Monaten werden in der kindlichen Entwicklung verschiedene symbolische

Funktionen ausdifferenziert, dazu gehören das symbolische Spiel, die Sprache, die Verwendung von Gesten und die verzögerte Imitation von Handlungen.

Teilleistungsstörungen
Das Kind zeigt umschriebene Leistungsdefizite in bestimmten Funktionsbereichen. Oft werden Teilleistungsfunktionen durch ein neuropsychologisches Modell veranschaulicht. Teilleistungsstörungen werden zum Beispiel im Bereich der Wahrnehmung, des Gedächtnisses, der Motorik und der kognitiven Verarbeitung beschrieben. Als Bezugsgröße für spezifische Teilfunktionsstörungen dient immer eine altersentsprechende Intelligenz. Hat ein Kind in vielen Bereichen der Entwicklung Rückstände oder besteht eine deutliche Intelligenzminderung im Sinne einer Lernbehinderung oder Intelligenzstörung, so spricht man nicht von Teilleistungsstörungen.

Wahrnehmungsstörung
Der Begriff der Wahrnehmungsstörung wird sowohl zur Beschreibung als auch zur Erklärung von Entwicklungsauffälligkeiten verwendet. Wahrnehmung bezieht sich dabei auf verschiedene Ebenen der Sinnesaufnahme und der weiteren Informationsverarbeitung. In die Diagnosesysteme für Entwicklungsstörungen und psychische Störungen wurde der Begriff bislang nicht aufgenommen, da man sich nicht auf einheitliche Kriterien und Wirkungsfaktoren einigen konnte.

Literatur

AAIDD Ad Hoc Committee on Terminology and Classification. (2010): Intellectual Disability: Definition, Classification, and Systems of Supports (11th ed.). American Association on Intellectual and Developmental Disabilities

Abbeduto, L., Brady, N., Kover, S.E. (2007): Language Development and Fragile X-syndrome: Profiles, Syndrome-Specificity and Within Syndrome Differences. Mental Retardation and Developmental Disabilities Research Review 13, 36–46

Abbeduto, L., McDuffie, A., Thurman, A. (2014): The Fragile X Syndrome-Autism Comorbidity: What do we Really Know? Frontiers in Genetics 5, 1–10

Adolph, K.E., Hoch, J.E. (2019): Motor Development: Embodied, Embedded, Enculturated, and Enabling. Annual Review of Psychology 70 (1), 141–164

Agrawal, S., Rao, S.C., Bulsara, M.K., Patole, S.K. (2018): Prevalence of Autism Spectrum Disorder in Preterm Infants: A Meta-analysis. Pediatrics 142(3), 1–18. e20180134

Almirall, D., Kasari, C., McCaffrey, D.F., Nahum-Shani, I. (2018): Developing Optimized Adaptive Interventions in Education. Journal of Research on Educational Effectiveness 11(1), 27–34

Anderson, S. (2020): Café au Lait Macules and Associated Genetic Syndromes. Journal of Pediatric Health Care 34 (1), 71–81

Angold, A., Costello, E.J., Erkanli, A. (1999): Comorbidity. Journal of Child Psychology and Child Psychiatry 40, 57–87. doi: 10.1016/j.pedhc.2019.05.001

Astle, D. E., Holmes, J., Kievit, R., Gathercole, S. E. (2022): Annual Research Review. The Transdiagnostic Revolution in Neurodevelopmental Disorders. Journal of Child Psychology and Psychiatry 63 (4), 397–417. doi: 10.1111/jcpp.13481

Bachmann, C.J., Gerste, B., Hoffmann, F. (2018): Diagnoses of Autism Spectrum Disorders in Germany: Time Trends in Administrative Prevalence and Diagnostic Stability. Autism 22(3), 283–290. doi: 10.1177/1362361316673977

Baer, D.M., Wolf, M.M., Risley, T.R. (1968): Some Current Dimensions of Applied Behavior Analysis. Journal of Applied Behavior Analysis 1, 91–97. doi: 10.1901/jaba.1968.1–91

Bailey D.B. Jr., Raspa, M., Bishop, E., Holiday, D. (2009): No Change in the Age of Diagnosis for Fragile X-Syndrome: Findings from a National Parent Survey. Pediatrics 124 (2), 527–533. doi: 10.1542/peds.2008-2992

Baker, B., Neece, C., Fenning, R., Crnic, K., Blacher, J. (2010): Mental Disorders in Five-Year-Old Children With or Without Developmental Delay: Focus on ADHD. Journal of Clinical Child and Adolescent Psychology 39, 492–505. 10.1080/15374416.2010.486321

Bal, V.H., Kim, S.H., Cheong, D., Lord, C. (2015): Daily Living Skills in Individuals with Autism Spectrum Disorder from 2 to 21 Years of Age. Autism 19(7), 774–784. doi: 10.1177/1362361315575840

Barkley, R.A. (Ed.) (2018): Attention-Deficit Hyperactivity Disorder, A Handbook for Diagnosis and Therapy. 4th.Edition, Guilford Presss, New York

Baron-Cohen, S., Bolton, P., Wheelwright, S., Scahill, V., Short, L., Mead, G., Smith, A. (1998): Autism Occurs More Often in Families of Physicists, Engineers, and Mathematicians. Autism 2(3), 296–301

Bates, E., Bretherton, I., Snyder, L. (1988): From First Words to Grammar: Individual Differences and Dissociable Mechanisms. Cambridge University Press, New York

Baumgarten, F., Klipker, K., Göbel, K., Janitza, S., Hölling, H. (2018): Der Verlauf psychischer Auffälligkeiten bei Kindern und Jugendlichen – Ergebnisse der KiGGS-Kohorte. Journal of Health Monitoring 3(1), 60–65. doi: 10.17886/RKI-GBE-2018-011

Beitchman, J.H., Wilson, B., Johnson, C.J., Atkinson, L., Young, A., Adlaf, A., Escobar, M., Douglas, L. (2001): Fourteen-Year Follow-up of Speech/Language-Impaired and Control Children: Psychiatric Outcome. Journal of the American Academy of Child and Adolescent Psychiatry 40(1), 75–82

Bélanger S.A., Caron J. (2018): Evaluation of the Child With Global Developmental Delay and Intellectual Disability. Paediatrics and Child Health 23(6), 403–419. doi: 10.1093/pch/pxy093

Belsky, J., Jaffee, S.R. (2006): The Multiple Determinants of Parenting. In: Cicchetti, D., Cohen, D.J. (Eds.): Developmental Psychopathology. Vol. 3. Risk, Disorder, and Adaptation (2nd ed.). Wiley, Hoboken, NJ, 38–85

Biedzio, D., Wakschlag, L. (2019): Developmental Emergence of Disruptive Behavior Beginning in Infancy. In: Zeanah, C. H. (Ed.): Handbook of Infant Mental Health, Fourth Edition, Guilford Press, New York, 407–425

Bilgin, A., Baumann, N., Jaekel, J., Breeman, L.D., Bartmann, P., Bäuml, J.G., Avram, M., Sorg, C., Wolke, D. (2020): Early Crying, Sleeping, and Feeding Problems and Trajectories of Attention Problems From Childhood to Adulthood. Child Development 91(1), e77–e91. doi: 10.1111/cdev.13155

Biotteau, M., Albaret, J.-M., Chaix, Y. (2020): Developmental Coordination Disorder. In: Gallagher, A., Bulteau, C. Cohen, D., Michaud, J.L. (Eds.): Handbook of Clinical Neurology. Volume 174, Elsevier, Amsterdam, 3–20

Bishop, D.V.M. (2017): Why Is It So Hard to Reach Agreement on Terminology? The Case of Developmental Language Disorder (DLD). International Journal of Language and Communication Disorders 52(6), 671–680

Bishop, D.V.M. (2014): Ten Questions about Terminology for Children with Unexplained Language Problems: Terminology for Children with Language Problems. International Journal of Language and Communication Disorders 49, 381–415

Bishop, D.V.M. (2006): What Causes Specific Language Impairment in Children? Current Directions in Psychological Science 15 (5), 217–221

Bishop, D.V.M. (2004): Specific Language Impairment: Diagnostic Dilemmas. In: Verhoeven, L., van Balkom, H. (Eds.): Classification of Developmental Language Disorders. Erlbaum, Mahwah, N.J., 309–326

Bishop, D.V.M. (1997): Cognitive Neuropsychology and Developmental Disorders: Uncomfortable Bedfellows. Quarterly Journal of Experimental Psychology 50A, 899–923

Blank, R. (2012a): Umschriebene Entwicklungsstörungen motorischer Funktionen – Definition, Diagnose, Ätiologie, Verlauf. Kinderärztliche Praxis 83 (1), 14–18

Blank, R. (2012b): Information for Parents and Teachers on the European Academy for Childhood Disability (EACD) Recommendations on Developmental Coordination Disorders. Developmental Medicine and Child Neurology 54 (11), 976–977

Blank, R., Barnett, A.L., Cairney, J. et al. (2019): International Clinical Practice Recommendations on the Definition, Diagnosis, Assessment, Intervention, and Psychosocial Aspects of Developmental Coordination Disorder. Developmental Medicine and Child Neurology 61, 242–285. doi: 10.1111/dmcn.14132

Blank, R., Smits-Engelsman, B., Polatajko, H., Wilson, P. (2012): European Academy for Childhood Disability (EACD): Recommendations on the Definition, Diagnosis and Intervention of Developmental Coordination Disorder (Long Version). Developmental Medicine and Child Neurology 54(1), 54–93. doi: 10.1111/j.1469-8749.2011.04171.x

Blank, R., Vincon, S. (2020): Deutsch-österreichisch-schweizerische (DACH) Versorgungsleitlinie zu Definition, Diagnostik, Behandlung und psychosozialen Aspekten bei Umschriebenen Entwicklungsstörungen motorischer Funktionen (UEMF), Kurzfassung, AWMF-Register Nr. 022/017

Bloom, L., Lahey, M. (1978): Language Development and Language Disorders. Wiley, New York

Bolk, J., Farooqi, A., Hafström, M., Åden, U., Serenius,F. (2018): Developmental Coordination Disorder and Its Association With Developmental Comorbidities at 6.5 Years in Apparently Healthy Children Born Extremely Preterm. Journal of American Medial Association Pediatrics 172(8), 765–774. doi: 10.1001/jamapediatrics.2018.1394

Bornstein, M.H. (2017): The Specificity Principle in Acculturation Science. Perspectives on Psychological Science 12(1), 3–45

Bos, A.F., Roze, E. (2011): Neurodevelopmental Outcome in Preterm Infants. Developmental Medicine and Child Neurology 53, Suppl. 4, 35–39. doi: 10.1111/j.1469-8749.2011.04062.x

Botting, N., Conti-Ramsden, G. (2004): Characteristics of Children with Specific Language Impairment. In: Verhoeven, L., Van Balkom, H. (Eds.): Classification of Developmental Language Disorders. Erlbaum, Mahwah, N.J., 23–38

Boulton, K. A., Hodge, M.-A., Jewell, A., Ong, N., Silove, N., Guastella, A. J. (2023): Diagnostic Delay in Children with Neurodevelopmental Conditions Attending a Publicly Funded Developmental Assessment Service. Findings from the Sydney Child Neurodevelopment Research Registry. British Medical Journal Open 13 (2), e069500, 1–10. doi: 10.1136/bmjopen-2022-069500

Boyle, C.A., Boulet, S., Schieve, L.A., Cohen, R.A., Blumberg, S.J., Yeargin-Allsopp, M., Visser, S., Kogan, M.D. (2011): Trends in the Prevalence of Developmental Disabilities in US Children, 1997–2008. Pediatrics 127(6), 1034–1042. doi: 10.1542/peds.2010-2989

Brady, N., Warren, S.E., Fleming, K., Keller, J., Sterling, A. (2014): Effect of Sustained Maternal Responsivity on Later Vocabulary Development in Children with Fragile X-Syndrome. Journal of Speech, Language and Hearing Research 57, 212–226

Brauner, C.B., Stephens, B.C. (2006): Estimating the Prevalence of Early Childhood Serious Emotional/Behavioral Disorders: Challenges and Recommendations. Public Health Reports 121, 303–310

Bremer, E., Cairney, J. (2016): Fundamental Movement Skills and Health-Related Outcomes: A Narrative Review of Longitudinal and Intervention Studies Targeting Typically Developing Children. American Journal of Lifestyle Medicine 12(2), 148–159. 10.1177/1559827616640196

Brock, J. (2007): Language Abilities in Williams Syndrome: A Critical Review. Development and Psychopathology 19. 97–127. 10.1017/S095457940707006X

Bruner, J.S. (1981): The Social Context of Language Acquisition. Language and Communication 1, 155–178

Burack, J., Cohene, K., Flores, H. (2011): Developmental Models as Frameworks for Early Intervention with Children with Down Syndrome. In: Rondal, J., Perera, J., Spiker, D. (Eds.): Neurocognitive Rehabilitation of Down Syndrome: Early Years. Cambridge University Press, Cambridge, 142–152

Burack, J.R., Hodapp, R., Iarocci, G., Zigler, E. (Eds.) (2012): The Oxford Handbook of Intellectual Disabilities and Development. Oxford University Press, New York, NY

Burack, J.A., Russo, N., Gordon Green, C., Landry, O., Iarocci, G. (2016): Developments in the Developmental Approach to Intellectual Disability. In: Cicchetti, D. (Ed.): Developmental Psychopathology: Vol. 3. Risk, Disorder, & Adaptation. Wiley, New York, 1–67

Buschmann, A. (2012): Frühe Sprachförderung bei Late Talkers. Effektivität des Heidelberger Elterntrainings bei rezeptiv-expressiver Sprachentwicklungsverzögerung. Pädiatrische Praxis 78 (2), 377–389

Calculator, S.N. (2016): Description and Evaluation of a Home-based, Parent-administered Program for Teaching Enhanced Natural Gestures to Individuals with Angelman Syndrome. American Journal of Speech and Language Pathology 25(1),1–13

Camden, C., Wilson, B., Kirby, A., Sugden, D., Missiuna, C. (2014): Best Practice Principles for Management of Children with Developmental Coordination Disorder (DCD): Results of a Scoping Review. Child: Care, Health and Development 41(1), 406–415

Campbell, S. (2002): Behavior Problems in Preschool Children: Clinical and Developmental Issues (2nd ed.). Guilford Press, New York

Campbell, S.B., Breaux, A.M., Ewing, L.J., Szumowski, E.K. (1986): Correlates and Predictors of Hyperactivity and Aggression: A Longitudinal Study of Parent-Referred Problem Preschoolers. Journal of Abnormal Child Psychology 14(2), 217–234

Campbell, S.B., Shaw, D.S., Gilliom, M. (2000): Early Externalizing Behavior Problems: Toddlers and Preschoolers at Risk for Later Maladjustment. Developmental Psychopathology 12(3), 467–488

Catts, H.W., Adlof S.M., Hogan, T.P., Weismer S.E. (2005): Are Specific Language Impairment and Dyslexia Distinct Disorders? Journal of Speech, Language and Hearing Research 48(6), 1378–1396

Chapman, R., Hesketh, L. (2000): Behavioral Phenotype of Individuals with Down Syndrome. Mental Retardation and Developmental Disability Research Reviews 6, 84–95

Charach A., Mohammadzadeh F., Belanger S.A., Easson A., Lipman E.L., McLennan J.D., Parkin P., Szatmari P. (2020): Identification of Preschool Children with Mental Health

Problems in Primary Care: Systematic Review and Meta-analysis. Journal of Canadian Academy of Child and Adolescence Psychiatry 29(2), 76 – 105

Charman, T. (2014): Developmental Approaches to Understanding and Treating Autism. In: Burack, J., Schmidt, L. (Eds.): Cultural and Contextual Perspectives on Developmental Risk and Well-Being. Cambridge University Press, Cambridge, 254 – 286

Chermak, G. (2001): Page Ten: Auditory Processing Disorder: An Overview for the Clinician. The Hearing Journal 54, 10 – 25. 10.1097/01.HJ.0000294109.14504.d8

Cicchetti, D., Rogosch, F.A. (1996): Editorial: Equifinality and Multifinality in Developmental Psychopathology. Developmental Psychopathology, 8, 597 – 600

Chisholm, A.K., Anderson, V.A., Pride, N.A., Malarbi, S., North, K.N., Payne, J.M. (2018): Social Function and Autism Spectrum Disorder in Children and Adults with Neurofibromatosis Type 1: a Systematic Review and Meta-analysis. Neuropsychological Review 28,317 – 340

Clarke, L., Ungerer, J., Chahoud, K., Johnson, S., Stiefel, I. (2002): Attention Deficit Hyperactivity Disorder is Associated with Attachment Insecurity. Journal of Clinical Child Psychology and Psychiatry 7, 179 – 198. 10.1177/1359104502007002918

Colombi, C., Ghaziuddin, M. (2017): Neuropsychological Characteristics of Children with Mixed Autism and ADHD. Autism Research and Treatment 2017, 1 – 5. doi: 10.1155/2017/5781781

Council on Children With Developmental Disabilities (2006): Section on Developmental Behavioral Pediatrics, Bright Futures Steering Committee, Identifying Infants and Young Children With Developmental Disorders in the Medical Home: An Algorithm for Developmental Surveillance and Screening. Pediatrics 118 (1), 405 – 420. doi: 10.1542/peds.2006-1231

Crane, L., Sumner, E., Hill, E. (2017): Emotional and Behavioural Problems in Children with Developmental Coordination Disorder: Exploring Parent and Teacher Reports. Research in Developmental Disabilities 70, 67 – 74

Daley, D., Jones, K., Hutchings, J., Thompson, M. (2009): Attention Deficit Hyperactivity Disorder in Pre-school Children: Current Findings, Recommended Interventions and Future Directions. Child: Care, Health and Development 35(6), 754 – 766

Danielson , M.L., Visser, S.N., Gleason, M.M., Peacock, G., Claussen, A.H., Blumberg, S.J. (2017): A National Profile of Attention-Deficit Hyperactivity Disorder Diagnosis and Treatment Among US Children Aged 2 to 5 Years. Journal of Developmental and Behavioral Pediatrics 38(7), 455 – 464

Darling-Hammond, L., Flook, L. Cook-Harvey, C., Barron, B., Osher, D.(2020): Implications for Educational Practice of the Science of Learning and Development, Applied Developmental Science 24, 2, 97 – 140

Daunhauer, L., Fidler, D.J. (2011): The Down Syndrome Behavioral Phenotype: Implications for Practice and Research in Occupational Therapy. Occupational Therapy in Health Care 25(1), 7 – 25. doi: 10.3109/07380577.2010.535601

Davis, N.O. , Kollins, S.H. (2012): Treatment for Co-occurring Attention Deficit/Hyperactivity Disorder and Autism Spectrum Disorder. Neurotherapeutics 9(3), 518 – 530

DeBonis, D.A. (2015): It Is Time to Rethink Central Auditory Processing Disorder Protocols for School-Aged Children. American Journal of Audiology 24 (2), 124 – 136

De Giambattista, C., Ventura, P., Trerotoli, P., Margari, M., Palumbi, R., Margari, L. (2019): Subtyping the Autism Spectrum Disorder: Comparison of Children with High Functioning Autism and Asperger Syndrome. Journal of Autism and Developmental Disorders 49(1), 138–150. doi: 10.1007/s10803-018-3689-4

De Wit, E., Visser-Bochane, M.I., Steenbergen, B., van Dijk, P., van der Schans, C.P., Luinge, M.R. (2016): Characteristics of Auditory Processing Disorders: A Systematic Review. Journal of Speech, Language, and Hearing Research 59, 384–413

Di Renzo, M., Guerriero, V., Zavattini, G.C., Petrillo, M., Racinaro, L., Bianchi di Castelbianco, F. (2020): Parental Attunement, Insightfulness, and Acceptance of Child Diagnosis in Parents of Children with Autism: Clinical Implications. Frontiers in Psychology 7,11, 1849. doi: 10.3389/fpsyg.2020.01849

Dosman, C., Andrews, D. (2012): Anticipatory Guidance for Cognitive and Social-Emotional Development: Birth to Five Years. Paediatrics and Child Health 17(2), 75–80

Drechsler, R., Brem, S., Brandeis, D., Grünblatt, E., Berger, G., Walitza, S. (2020): ADHD. Current Concepts and Treatments in Children and Adolescents. Neuropediatrics 51 (5), 315–335. doi: 10.1055/s-0040-1701658

Dunlap, G., Strain, P.S., Fox, L. et al. (2006): Prevention and Intervention with Young Children's Challenging Behavior: A Summary and Perspective Regarding Current Knowledge. Behavioral Disorders 32, 29–45

Dunn, W. (2004): A Sensory Approach to Supporting Infant-Caregiver Relationships. In: Sameroff, A.J., McDonough, S.C., Rosenblum, K.L. (Eds.): Treating Parent-Infant Relationship Problems: Strategies for Intervention. Guilford Press, New York, 152–187

Dunst, C.J. (2017): Family Systems Early Childhood Intervention. In: Sukkar, H., Dunst, C.J., Kirkby, J. (Eds.): Early Childhood Intervention: Working with Families of Young Children with Special Needs. Routledge, Abingdon, 38–60

Dunst C.J. (1990): Sensorimotor Development of Infants with Down Syndrome. In: Cicchetti, D., Beeghly, M. (Eds.): Children with Down Syndrome: A Developmental Perspective. Cambridge University Press, New York, 180–230

Dunst, C.J., Bruder, M.B., Trivette, C.M., Hamby, D.W. (2005): Young Children's Natural Environments: Contrasting Approaches to Early Childhood Intervention Indicate Differential Learning Opportunities. Psychological Reports 96, 231–234

Dunst, C.J., Trivette, C.M. (2009): Capacity-building Family-systems Intervention Practices. Journal of Family Social Work 12, 119–143

Dunst, C.J., Valentine, A., Raab, M., Hamby, D.W. (2013): Everyday Activities as Sources of Language Learning Opportunities for Infants, Toddlers, and Preschoolers. Everyday Child Language Learning Reports 6, 1–10. http://www.puckett.org/CECLL/ECLLReport_6_Everyday.pdf, 28.04.2021

Dunst, C.J., McWilliam, R.A. (1988): Cognitive Assessment of Multiply Handicapped Young Children. In: Wachs, T.D., Sheehan, R. (Eds.): Assessment of Developmentally Disabled Children. Plenum Press, New York, 213–238

Durand, V.M. (2012): Functional Communication Training to Reduce Challenging Behavior. In: Prelock, P., McCauley, R. (Eds.): Treatment of Autism Spectrum Disorders: Evidence-based Intervention Strategies for Communication & Social Interaction. Paul H. Brookes, Baltimore, 107–138

Durand, V., Moskowitz, L. (2015): Functional Communication Training: Thirty Years of Treating Challenging Behavior. Topics in Early Childhood Special Education 35, 116–126. 10.1177/0271121415569509

Dykens, E.M. (1995): Measuring Behavioral Phenotypes: Provocations from the "New Genetics." American Journal on Mental Retardation 99(5), 522–532

Dykens, E.M., Hodapp, R.M. (1997): Treatment Issues in Genetic Mental Retardation Syndromes. Professional Psychology: Research and Practice 28(3), 263–270

Egger H.L., Angold A. (2006): Common Emotional and Behavioral Disorders in Preschool Children: Presentation, Nosology, and Epidemiology. Journal of Child Psychology and Psychiatry 47(3–4), 313–337

Eisenberg, S. (2013): Grammar Intervention: Content and Procedures for Facilitating Children's Language Development. Topics in Language Disorders 33, 165–178

Eisenberg, S. (2004): Structured Communicative Play Therapy for Targeting Language in Young Children. Communication Disorders Quarterly 26, 29–35

Ellis N.C. (2015): Implicit and Explicit Knowledge About Language. In: Cenoz, J., Gorter, D., May, S. (Eds.): Language Awareness and Multilingualism. Encyclopedia of Language and Education (3rd ed.). Springer, Cham

Ellis, E.M., Thal, D.J. (2008): Early Language Delay and Risk for Language Impairment. Perspectives in Language Learning and Education 15(3), 93–100

Emerson, E. (2012): Deprivation, Ethnicity and the Prevalence of Intellectual and Developmental Disabilities, Journal of Epidemiology and Community Health 66, 218–224. doi: 10.1136/jech.2010.111773

Emerson, E. (2004): Poverty and Children with Intellectual Disabilities in the World's Richer Countries. Journal of Intellectual and Developmental Disabilities 9(4), 319–333

Esser, G., Wyschkon, A. (2008) : Umschriebene Entwicklungsstörungen. In: Esser, G. (Hrsg.): Lehrbuch der klinischen Psychologie und Psychotherapie. Thieme Verlag, Stuttgart, 159–181

Falkai, P., Wittchen, H.-U. (2015): (Hrsg.) Diagnostisches und statistisches Manual psychischer Störungen. DSM-5. Hogrefe, Göttingen

Fein, D., Barton, M., Eigsti, I. et al. (2013): Optimal Outcome in Individuals with a History of Autism. Journal of Child Psychology and Psychiatry 54(2), 195–205

Fein, D., Dixon, P., Paul, J., Levin, H. (2005). Brief Report: Pervasive Developmental Disorder Can Resolve into ADHD: Case Illustrations. Journal of Autism and Developmental Disorders 35, 525–534

Ferguson, G.D., Jelsma, D., Jelsma, J., Smits-Engelsman, B.C.M. (2013): The Efficacy of Two Task-oriented Interventions for Children with Developmental Coordination Disorder: Neuromotor Task Training and Nintendo Wii Fit Training. Research in Developmental Disabilities 34, 2449–2461

Fey, M.E., Long, S.H., Finestack, L.-H. (2003): Ten Principles of Grammar Facilitation for Children with Specific Language Impairments. American Journal of Speech-Language Pathology 12(1), 3–15

Fidler, D.J., Hepburn, S.L., Most, D.E., Philofsky, A., Rogers, S.J. (2007): Emotional Responsivity in Young Children with Williams Syndrome. American Journal on Mental Retardation 112(3), 194–206 [PubMed: 17542656]

Fidler, D., Most, D., Philofsky, A. (2009): The Down Syndrome Behavioural Phenotype : Taking a Developmental Approach. Down Syndrome Research and Practice 12(3), 37–44

Fischer, K.W. (1980): A Theory of Cognitive Development: The Control and Construction of Hierarchies of Skills. Psychological Review 87, 477–531

Fox, N.A. (2004): Temperament and Early Experience From Social Behavior. Annals New York Academy of Sciences 1038, 171–178

Fox-Boyer, A. (2014) (Hrsg.): Handbuch Spracherwerb und Sprachentwicklungsstörungen, Kindergartenphase, Urban & Fischer/Elsevier, München

French, W.P. (2015): Assessment and Treatment of Attention-deficit/Hyperactivity Disorder: Part 1. Pediatric Annals 44(3), 114–120. doi: 10.3928/00904481-20150313-13

Gabis, L.V., Hochberg, O., Leon Attia, O., Banet-Levi, Y., Topf, D., Shefer, S. (2018): Prolonged Time Lag to Final Diagnosis of Fragile X Syndrome. Journal of Pediatrics 193, 217–221. doi: 10.1016/j.jpeds.2017.10.008

Gaebel, W., Salveridou-Hof, E., Kresse, A., Kadakia, R. F., Reed, G. M. (2024): Development and Current Status of ICD-11 Mental, Behavioral, or Neurodevelopmental Disorders. In: Fiorillo, A., Falkai, P,. Gorwood, P. (Hrsg.): Mental Health Research and Practice. From Evidence to Experience. Cambridge University Press, Cambridge, 293–316

Gardner, F., Shaw, D.S. (2009): Behavioral Problems of Infancy and Preschool Children (0–5). In: Rutter, M., Bishop,D., Pine, D., Scott, S., Stevenson, J., Taylor, E., Thapar, A. (Eds.): Rutter's Child and Adolescent Psychiatry, Fifth edition (5 ed.). Blackwell, Malden, MA, 882–893

GBA (Gemeinsamer Bundesausschuss) (2020): Richtlinie des Gemeinsamen Bundesausschusses über die Früherkennung von Krankheiten bei Kindern (Kinder-Richtlinie), zuletzt geändert am 14. Mai 2020, veröffentlicht im Bundesanzeiger AT 29.05.2020 B6 in Kraft getreten am 25. März 2020

Geldof, C.J.A., van Wassenaer, A.G., de Kieviet, J.F., Kok, J.H., Oosterlaan, J. (2012): Visual Perception and Visual-motor Integration in Very Preterm and/or Very Low Birth Weight Children: a Meta-analysis. Research in Developmental Disabilities 33, 726–736

Genovese, A. C., Butler, M. G. (2024): Behavioral and Psychiatric Disorders in Syndromic Autism. Brain Science 14 (4), 343, 1–33. doi: 10.3390/brainsci14040343

Gerber, R.J., Wilks, T., Erdie-Lalena, C. (2010): Developmental Milestones: Motor Development. Pediatrics in Review 31(7), 267–277. doi: 10.1542/pir.31-7-267

Gerenser, J. (2009): Language Disorders in Children with Autism, In: Schwartz, R.G. (Ed.): Handbook of Child Language Disorders. Psychology Press, New York, N.Y., 67–89

Germanò, E., Gagliano, A., Curatolo, P. (2010): Comorbidity of ADHD and Dyslexia. Developmental Neuropsychology 35(5),475–493. doi: 10.1080/87565641.2010

Geuze, R.H. (2005): Motor Impairment in DCD and Activities of Daily Living. In: Sugden D., Chambers, M. (Eds.): Children with Developmental Coordination Disorder. Whurr, London, 19–46

Gillberg, C. (2014): ADHD and Its Many Associated Problems. Oxford University Press, Oxford

Gillberg, C. (2010): The ESSENCE in Child Psychiatry: Early Symptomatic Syndromes Eliciting Neurodevelopmental Clinical Examinations. Research in Developmental Disabilities 31(6), 1543–1551

Gillberg, C. (2003): Deficits in Attention, Motor Control, and Perception: a Brief Review. Archive of Disorders in Children 88, 904–910

Gillberg, C., Santosh, P.J., Brown, T.E. (2009): ADHD with Autism Spectrum Disorders. In: Brown, T.E. (Ed.): ADHD Comorbidities, Handbook for ADHD Complications in Children and Adults. American Psychatric Publishers, Wasghington, D.C., 265–278

Glascoe, F.P. (2005): Screening for Developmental and Behavioral Problems. Mental Retardation and Developmental Disabilities Research Reviews 11, 173–179

Gotham, K., Pickles, A., Lord, C. (2012): Trajectories of Autism Severity in Children Using Standardized ADOS Scores. Pediatrics 130, e1278–e1284

Goulardins, J.B., Rigoli, D., Licari, M., Piek, J.P., Hasue, R. H., Oosterlaan, J., Oliveira, J.A. (2015): Attention Deficit Hyperactivity Disorder and Developmental Coordination Disorder: Two Separate Disorders or Do They Share a Common Etiology. Behavior and Brain Research 292, 484–492. doi: 10.1016/j.bbr.2015.07.009

Granic, I., Patterson, G.R. (2006): Toward a Comprehensive Model of Antisocial Development: A Dynamic Systems Approach. Psychological Review 113(1), 101–131

Greenspan, S.I., Wieder, S. (1997): Developmental Patterns and Outcomes in Infants and Children with Disorders in Relating and Communicating: A Chart Review of 200 Cases of Children with Autistic Spectrum Diagnoses. Journal of Developmental and Learning Disorders 1, 87–141

Grissmer, D., Grimm, K., Aiyer, S., Murrah, W., Steele, J. (2010): Fine Motor Skills and Early Comprehension of the World: Two New School Readiness Indicators. Developmental Psychology 46, 1008–1017. 10.1037/a0020104

Guralnick, M.J. (2017): Early Intervention for Children with Intellectual Disabilities: An Update. Journal of Applied Research in Intellectual Disabilities, 30, 211–229

Guralnick, M.J. (2018): Effective Early Intervention: The Developmental Systems Approach, Paul H. Brookes, Baltimore

Haebig, E., Sterling, A., Hoover, J. (2016): Examining the Language Phenotype in Children With Typical Development, Specific Language Impairment, and Fragile X Syndrome. Journal of Speech, Language, and Hearing Research 59(5), 1046–1058. doi: 10.1044/2016_JSLHR-L-15-0185, 28.04.2021

Hagerman, R.J., Berry-Kravis, E., Hazlett, H.C. et al. (2017): Fragile-X Syndrome. Nature Review of Disorders Primers, 3, 17065

Hammill, D.D., Larsen, S.C. (1978): The Effectiveness of Psycholinguistic Training: a Reaffirmation of Position. Exceptional Children 44(6), 402–14. doi: 10.1177/001440297804400602

Hansen, S.N., Schendel, D.E., Francis, R.W. et al. (2019): Recurrence Risk of Autism in Siblings and Cousins: A Multinational Population-Based Study. Journal of the American Academy of Child and Adolescence Psychiatry 58(9), 866–875. doi: 10.1016/j.jaac.2018.11.017

Harris, J.C., Greenspan, S. (2016): Definition and Nature of Intellectual Disability. In: Singh, N.N. (Ed.): Handbook of Evidence-based Practices in Intellectual and Developmental Disabilities. Springer International, Genf, 70–124

Harrison, L.J., McLeod, S. (2010): Risk and Protective Factors Associated with Speech and Language Impairment in a Nationally Representative Sample of 4- to 5-year-old Children. Journal of Speech Language and Hearing Research 53(2), 508–529. doi: 10.1044/1092-4388(2009/08-0086)

Hauser-Cram, P., Cannarella, A., Tillinger, M., Woodman, A. (2013): Disabilities and Development. In: Lerner, R.M., Easterbrooks, A., Mistry, J. (Eds.): Developmental Psychology (Handbook of Psychology 2nd ed.) Vol. 6. Wiley, Hoboken, 547–569

Hawa, V.V., Spanoudis, G. (2014): Toddlers with Delayed Expressive Language: an Overview of the Characteristics, Risk Factors and Language Outcomes. Research in Developmental Disabilities 35(2), 400–407. doi: 10.1016/j.ridd.2013.10.027

Helt, M., Kelley, E., Kinsbourne, M., Pandey, J., Boorstein, H., Herbert, M., Fein, D. (2008): Can Children with Autism Recover? If so, how? Neuropsychology Review 18 (4), 339–366

Hemmi, M.H., Wolke, D., Schneider, S. (2011): Associations Between Problems with Crying, Sleeping and/or Feeding in Infancy and Long-term Behavioural Outcomes in Childhood: A Meta-analysis. Archives of Disease in Childhood 96, 622–629

Hepburn S.L. (2003): Clinical Implications of Temperamental Characteristics in Young Children with Developmental Disabilities. Infants and Young Children 16(1), 59–76 [PubMed: 26213445]

Hepburn S.L., Moody, E.J. (2011): Diagnosing Autism in Individuals with Known Genetic Syndromes: Clinical Considerations and Implications for Intervention. International Review of Research in Developmental Disabilities 40, 229–259. doi: 10.1016/B978-0-12-374478-4.00009-5

Heubrock, D., Petermann, F. (2000): Lehrbuch der Klinischen Kinderneuropsychologie: Grundlagen, Syndrome, Diagnostik und Intervention. Hogrefe, Göttingen

Hill-Briggs, F., Dial, J.G., Morere, D.A., Joyce, A. (2007): Neuropsychological Assessment of Persons with Physical Disability, Visual Impairment or Blindness, and Hearing Impairment or Deafness. Archives of Clinical Neuropsychology 22(3), 389–404. doi: 10.1016/j.acn.2007.01.013

Hodapp, R.M., Burack, J.A., Zigler, E. (1990): The Developmental Perspective in the Field of Mental Retardation. In: Hodapp, R.M., Burack, J.A., Zigler, E. (Eds.): Issues in the Developmental Approach to Mental Retardation. Cambridge University Press, Cambridge, 3–26

Hodapp, R.M., Burack, J.A. (2016): Developmental Approaches to Children with Mental Retardation: A Second Generation. In: Cicchetti, D., Cohen, D.J. (Eds): Developmental Psychopathology. Wiley & Sons, New York, 235–267

Hodapp, R., Dankner, N., Dykens, E. (2016): Behavioral Phenotypes/Genetic Syndromes. In: Hemmings, C., Bouras, N. (Eds.): Psychiatric and Behavioral Disorders in Intellectual and Developmental Disabilities. Cambridge University Press, Cambridge, 196–206

Hyman, S.L., Levy, S.E., Myers, S.M., AAP COUNCIL ON CHILDREN WITH DISABILITIES, SECTION ON DEVELOPMENTAL AND BEHAVIORAL PEDIATRICS (2020): Identification, Evaluation, and Management of Children With Autism Spectrum Disorder. Pediatrics 45(1), 1–64. e20193447

Iliadou, V., Ptok, M., Grech, H. et al. (2017): A European Perspective on Auditory Processing Disorder – Current Knowledge and Future Research Focus. Frontiers in Neurology 8, 622, 1–7. doi: 10.3389/fneur.2017.00622

International Test Commission (2001): International Guidelines for Test Use. International Journal of Testing 1, 93–114

Iverson, J.M. (2010): Developing Language in a Developing Body: the Relationship between Motor Development and Language Development. Journal of Child Language 37(2), 229–261

Jaarsma, P., Welin, S. (2011): Autism as a Natural Human Variation: Reflections on the Claims of the Neurodiversity Movement. Health Care Analysis 20(1), 20–30. doi: 10.1007/s10728-011-0169-9

Jenni, O. (2021): Die kindliche Entwicklung verstehen. Praxiswissen über Phasen und Störungen. Springer, Berlin/Heidelberg

Kaiser, A.P., Trent, J.A. (2007): Communication Intervention for Young Children with Disabilities: Naturalistic Approaches to Promoting Development. In: Odom, S.L., Horner, R.H., Snell, M.E., Blacher, J.B. (Eds.): Handbook of Developmental Disabilities, Guilford Press, New York, 224–246

Karch, D. (2017): Qualitätspapier zur Wahrnehmung und zentralen Verarbeitung von Sinnesreizen (einschließlich der Wahrnehmungsstörungen), Deutsche Gesellschaft für Sozialpädiatrie (DGSPJ)

Karmiloff-Smith, A. (1998): Development Itself is the Key to Understanding Developmental Disorders. Trends in Cognitive Science 2(10), 389–398

Kasari, C., Sturm, A., Shih, W. (2018): SMARTer Approach to Personalizing Intervention for Children With Autism Spectrum Disorder. Journal of Speech, Language, and Hearing Research 61(11), 2629–2640. doi: 10.1044/2018

Kavale, K. (2006): A Meta-Analytic Evaluation of the Frostig Test and Training Program. The Exceptional Child 31, 134–141. 10.1080/0156655840310207

Keen, D., Meadan, H., Brad, N.C., Halle, J.W. (Eds.) (2016): Prelinguistic and Minimally Verbal Communication on the Autism Spectrum, Springer Science Media: Singapore

Keenan K., Shaw, D. (1997): Developmental and Social Influences on Young Girls' Early Problem Behavior. Psychological Bulletin 121 (1), 95–113 [PubMed: 9000893]

Kennedy-Behr, A., Wilson, B.N., Rodger, S., Mickan, S. (2013): Cross-Cultural Adaptation of the Developmental Coordination Disorder Questionnaire 2007 for German-Speaking Countries: DCDQ-G. Neuropediatrics 44(5), 245–251. doi: 10.1055/s-0033-1347936

Klein-Tasman, B.P., Phillips, K.D., Lord, C., Mervis, C.B., Gallo, F.J. (2009): Overlap with the Autism Spectrum in Young Children with Williams Syndrome. Journal of Developmental and Behavioral Pediatrics 30(4), 289–299

Klein-Tasman, B. P., van der Fluit, F., Mervis, C. B. (2018): Autism Spectrum Symptomatology in Children with Williams Syndrome who Have Phrase Speech or Fluent Language. Journal of Autism and Developmental Disorders 48 (9), 3037–3050. doi: 10.1007/s10803-018-3555-4

Kleinert J.O. (2017): Pediatric Feeding Disorders and Severe Developmental Disabilities. Seminars in Speech and Language Disorders 38(2), 116–125. doi: 10.1055/s-0037-1599109

Klem, M., Melby-Lervåg, M., Hagtvet, B., Lyster, S.A., Gustafsson, J.E., Hulme, C. (2015): Sentence Repetition is a Measure of Children's Language Skills Rather than Working Memory Limitations. Developmental Science 18(1), 146–154. doi: 10.1111/desc.12202

Kochanska, G., Boldt, L.J., Goffin, K.C. (2019): Early Relational Experience: A Foundation for the Unfolding Dynamics of Parent-Child Socialization. Child Development Perspectives 13(1), 41–47. doi: 10.1111/cdep.12308

Koenig, J.L., Barry, R.A., Kochanska, G. (2010): Rearing Difficult Children: Parents' Personality and Children's Proneness to Anger as Predictors of Future Parenting. Parenting: Science and Practice 10, 258–273

Kolesnik, A.M., Jones, E., Garg, S., Green, J., Charman, T., Johnson, M.H., EDEN-BASIS Team+ (2017): Early Development of Infants with Neurofibromatosis Type 1: a Case Series. Molecular Autism 8, 62, 1–13. doi: 10.1186/s13229-017-0178-0

Kover, S.T., McCary, L.M., Ingram, A.M., Hatton, D.D., Roberts, J.E. (2015): Language Development in Infants and Toddlers With Fragile X Syndrome: Change Over Time and the Role of Attention. American Journal of Intellectual and Developmental Disabilties 120(2), 125–144

Kuschner, E.S. (2013): Nonverbal Intelligence. In: Volkmar, F.R. (Eds.): Encyclopedia of Autism Spectrum Disorders. Springer, New York, 2037–2041

KVB (2020): Heilmittel Richtlinie des gemeinsamen Bundesausschusses, Kassenärztliche Bundesvereinigung, Berlin, Deutsches Ärzteblatt, 117 (6), 276–296

Lahey, M.B. (1988): Language Disorders and Language Development. McMillan, New York

Lancaster, H.S., Camarata, S. (2019): Reconceptualizing Developmental Language Disorder as a Spectrum Disorder: Issues and Evidence. International Journal of Language & Communication Disorders 54, 79–94. doi: 10.1111/1460-6984.12433

Landa, R.J. (2011): Developmental Features and Trajectories Associated with Autism Spectrum Disorders in Infants and Toddlers. In: Amaral, D.G., Dawson, G., Geschwind, D.H. (Eds.): Autism Spectrum Disorders. Oxford University Press, Oxford, New York, 213–228

Landa, R.J, Holman, K.C., Garrett-Mayer, E. (2007): Social and Communication Development in Toddlers with Early and Later Diagnosis of Autism Spectrum Disorders. Archives of General Psychiatry 64, 835–864

Landry, S.H., Smith, K.E., Swank, P.R., Guttentag, C. (2008): A Responsive Parenting Intervention: The Optimal Timing across Early Childhood for Impacting Maternal Behaviors and Child Outcomes. Developmental Psychology 44(5), 1335–1353. doi: 10.1037/a0013030

Landy, S. (2009): Pathways to Competence, Encouraging Healthy Social and Emotional Development in Young Children. Paul H. Brookes, Baltimore

Lang, S., Bartl-Pokorny, K., Pokorny, F., Garrido, D., Mani, N., Fox-Boyer, A., Zhang, D., Marschik, P. (2019): Canonical Babbling: A Marker for Earlier Identification of Late Detected Developmental Disorders? Current Developmental Disorders Reports 6, 1–8. 10.1007/s40474-019-00166-w

Lange, S.M.(2018): ADHD and Comorbid Developmental Coordination Disorder: Implications and Recommendations for School Psychologists. Contemporary School Psychology 22, 30–39. doi: 10.1007/s40688-017-0122-5

Law, J., Boyle, J., Harris, F., Harkness, A., Nye, C. (2000): Prevalence and Natural History of Primary Speech and Language Disorders: Findings from a Systematic Review of the Literature. International Journal of Language and Communication Disorders 35(2), 165–188

Law, J., Lee, W., Roulstone, S., Wren, Y., Zeng, B., Lindsay, G. (2012): 'What Works': Interventions for Children and Young People with Speech, Language and Communication Needs. Department for Education, London

Lampert, T., Richter, M. (2013): Armut bei Kindern und Gesundheitsfolgen. In: Holz, G., Richter-Kornweitz, A. (Hrsg.): Kinderarmut und ihre Folgen. Wie kann Prävention gelingen? Ernst Reinhardt, München, 55–65

Leonard, L.B. (2009): Is Expressive Language Disorder an Accurate Diagnostic Category? American Journal of Speech and Language Pathology 18(2), 115–123. doi: 10.1044/1058-0360(2008/08-0064)

Leung, M.P., Thompson, B., Black, J., Dai, S., Alsweiler, J.M. (2018): The Effects of Preterm Birth on Visual Development. Clinical Experimental Optomology 101(1), 4–12. doi: 10.1111/cxo.12578

Levy , Y. (2018): 'Developmental Delay' Reconsidered: The Critical Role of Age-Dependent, Co-variant Development. Frontiers in Psychology 9, 503, 1–10. doi: 10.3389/fpsyg.2018.00503

Li, Q., Li, Y., Zheng, J., Yan, X., Huan, J., Xu, Y., Zeng, X., Shen, T., Xing, X., Chen, Q., Yang, W. (2023): Prevalence and Trends of Developmental Disabilities among US Children and Adolescents Aged 3 to 17 Years, 2018–2021. Science Report 13 (1), 17254. doi: 10.1038/s41598-023-44472-1

Lieberman, A.F. (2004): Child-Parent Psychotherapy: A Relationship-Based Approach to the Treatment of Mental Health Disorders in Infancy and Early Childhood. In: Sameroff, A.J., McDonough, S.C., Rosenblum, K.L. (Eds.): Treating Parent-Infant Relationship Problems: Strategies for intervention. The Guilford Press, 97–122

Lingam, R., Hunt, L., Golding, J., Jongmans, M., Emond, A. (2009): Prevalence of Developmental Coordination Disorder Using the DSM-IV at 7 Years of Age: a UK Population-based Study. Pediatrics 123(4), e693-700. doi: 10.1542/peds.2008-1770. PMID: 19336359.

Lindsay G., Dockrell, J.E. (2012): Longitudinal Patterns of Behavioral, Emotional and Social Difficulties and Self-concepts in Adolescents with a History of Specific Language Impairment. Language, Speech and Hearing Services in the Schools 43(4), 445–460

Lindsay, G., Strand, S. (2016): Children with Language Impairment: Prevalence, Associated Difficulties, and Ethnic Disproportionality in an English population. Frontiers in Education 1, 2.1–6. doi: 10.3389/feduc.2016.00002

Lipkin, P.H., Macias, M.M., Council on Children with Disabilities (2020): Promoting Optimal Development: Identifying Infants and Young children with Developmental Disorders through Developmental Surveillance and Screening. Pediatrics 145(1), e20193449

Lord, C., Charman, T., Havdahl, A. et al. (2021): The Lancet Commission on the Future of Care and Clinical Research in Autism. Lancet 399 (10321), 271–334. doi: 10.1016/S0140-6736(21)01541-5

Lubetsky, M.J., Handen, B.L., McGonigle, J.J. (Eds.) (2011): Autism Spectrum Disorder, Pittsburgh Pocket Psychiatry Series, Oxford University Press, New York

Lum, J.A., Conti-Ramsden, G., Page, D., Ullman, M.T. (2012): Working, Declarative and Procedural Memory in Specific Language Impairment. Cortex 48(9), 1138–1154

MacDonald, J.R. (1989): Becoming Partners with Children: From Play to Conversation. Special Press, San Antonio

MacDonald, J.R. (1985): Language through Conversation: A Model for Intervention with Language Delayed Persons, in: Warren, S., Rogers-Warren, A. (Eds.): Teaching functional language: Generalization and maintenance of language skills, University Park Press, Baltimore, 89–122

MacDonald, J.R., Carroll, J.Y. (1992): Communicating With Young Children. An Ecological Model for Clinicians, Parents, and Collaborative Professionals. American Journal of Speech and Language Pathology 1(4), 39–48. doi: 10.1044/1058-0360.0104.39

Mahone, E.M., Denckla, M.B. (2017): Attention-Deficit/Hyperactivity Disorder: A Historical Neuropsychological Perspective. Journal of the International Neuropsychological Society 23, 9–10, 916–929. doi: 10.1017/S1355617717000807

Mahone, E.M., Pritchard, A.E. (2014): Neuropsychological Assessment of ADHD in Preschoolers: Performance-based Measures, Rating scales, and Structured Interviews. In: Ghuman, J., Ghuman, H. (Eds.): ADHD in Preschool Children: Assessment and Treatment. Oxford University Press, New York, 42–65

Mahoney, G. (2009): Relationship Focused Intervention (RFI): Enhancing the Role of Parents in Children's Developmental Intervention, International Journal of Early Childhood Special Education (INT-JECSE), 1(1), 79–94

Mahoney, G., MacDonald, J. (2007): Autism and Developmental Delays in Young Children: The Responsive Teaching Curriculum for Parents and Professionals. Austin, TX: PRO-ED

Mahoney, G., Perales, F., Wiggers, B., Herman, B. (2006): Responsive Teaching: Early Intervention for Children with Down Syndrome and Other Disabilities. Down Syndrome Research and Practice, 11(1), 18–28. doi: 10.3104/perspectives.311

Masten, A.S., Cicchetti, D. (2010): Developmental Cascades. Development and Psychopathology 22, 491–495. doi: 10.1017/S0954579410000222

Mayes, S.D., Calhoun, S.L., Mayes, R.D., Molitoris, S. (2012): Autism and ADHD: Overlapping and Discriminating Symptoms, Research in Autism Spectrum Disorders 6(1), 277–285

McCormick, C., Hepburn, S., Young, G.S., Rogers, S.J. (2016): Sensory Symptoms in Children with Autism Spectrum Disorder, Other Developmental Disorders and Typical Development: A Longitudinal Study. Autism 20(5), 572–579. doi: 10.1177/1362361315599755

McGregor, K.K., Goffmann, L., Van Horne, O., Hogan, T.P., Finestack, L.H. (2020): Developmental Language Disorder: Applications for Advocacy, Research, and Clinical Service, Perspectives of the ASHA Special Interest Groups. Vol. 5, 38–46. https://pubs.asha.org 91.16.237.71 on 08/18/2020

McKean, C., Wraith, D., Eadie, P., Cook, F., Mensah, F., Reilly, S. (2017): Subgroups in Language Trajectories From 4 to 11 Years: the Nature and Predictors of Stable, Improving and Decreasing Language Trajectory Groups. Journal of Child Psychology and Psychiatry 58 (10), 1081–1091

McMahon, R. J., Kotler, J. S. (2008): Evidence-Based Therapies for Oppositional Behavior in Young Children. In: Steele, R.G., Elkin, T.D., Roberts, M.C. (Eds.): Handbook of Evidence-Based Therapies for Children and Adolescents. Issues in Clinical Child Psychology. Springer, Boston

McWilliam, R.A. (2000): It's Only Natural ... to Have Early Intervention in the Environments Where It's Needed. In: Sandall, S., Ostrosky, M. (Eds.): Young Exceptional Children Monograph Series No. 2: Natural environments and inclusion. Sopris West, Longmont, CO, 17–26

Michelson, D.J., Ashwal, S. (2003): Global Developmental Delay and Developmental Regression. In: Bradley, W.G., Daroff, R.B., Fenichel, G.M., Jankovic, J. (Eds.): Neurology in Clinical Practice: Principles of Diagnosis and Management, 4th ed., Butterworth-Heinemann, Oxford

Mickley, M., Renner, G. (2019): Auswahl, Anwendung und Interpretation deutschsprachiger Intelligenztests für Kinder und Jugendliche auf Grundlage der CHC-Theorie: Update, Erweiterung und kritische Bewertung. Praxis der Kinderpsychologie und Kinderpsychiatrie 68, 323–343

Miller, L.J., Anzalone, M.E., Lane, S.J., Cermak, S.A., Osten, E.T. (2007): Concept Evolution in Sensory Integration: a Proposed Nosology for Diagnosis. American Journal of Occupational Therapy 61(2), 135–140

Mithyantha, R., Kneen, R., McCann, E., Gladstone, M. (2017): Current Evidence-Based Recommendations on Investigating Children with Global Developmental Delay, Archives of Disorders in Children 102, 1071–1076

Miyahara, M., Hillier, S.L., Pridham, L., Nakagawa, S. (2017): Task-oriented Interventions for Children with Developmental Co-ordination Disorder. Cochrane Database of Systematic Reviews Issue 7. Art. No.: CD010914. doi: 10.1002/14651858.CD010914.pub2

Moeschler, J.B., Shevell, M., Committee on Genetics. (2014): Comprehensive Evaluation of the Child with Intellectual Disability or Global Developmental Delays. Pediatrics, 134(3), e903–e918. doi: 10.1542/peds.2014-1839

Montagna, A., Nosar, C. (2016): Socio-emotional Development Following Very Preterm Birth: Pathways to Psychopathology. Frontiers in Psychology 7, 80, 1–23

Morelli, D.L., Pati, S., Butler, A., Blum, N.J., Gerdes, M., Pinto-Martin, J., Guevara, J.P. (2014): Challenges to Implementation of Developmental Screening in Urban Primary Care: a Mixed Methods Study. BMC Pediatrics 14,16, 1–11. doi: 10.1186/1471-2431-14-16

Morgan, A., Eecen Kerry, T., Pezic, A., Brommeyer, K., Mei, C. Eadie, P., Reilly, S., Dodd, B. (2017): Who to Refer for Speech Therapy at 4 Years of Age Versus Who to "Watch and Wait"? The Journal of Pediatrics 185, 200–204. 10.1016/j.jpeds.2017.02.059

Morris, C.A., Braddock, S.R., COUNCIL ON GENETICS. (2020): Health Care Supervision for Children With Williams Syndrome. Pediatrics 145(2), 1–14. doi: 10.1542/peds.2019-3761

Moss, J., Howlin, P. (2009): Autism Spectrum Disorders in Genetic Syndromes: Implications for Diagnosis, Intervention and Understanding the Wider Autism Spectrum Disorder Population. Journal of Intellectual Disabilities Research 53(10), 852–873. doi: 10.1111/j.1365-2788.2009.01197.x

Neidert, P., Dozier, C., Iwata, B., Hafen, M. (2010): Behavior Analysis in Intellectual and Developmental Disabilities. Psychological Services 7. 103–113. 10.1037/a0018791

Nippold, M.A. (2016): Language Disorders in Adolescents: Current Needs and Future Directions. Seminars in Speech and Language 37(4), 274–279. doi: 10.1055/s-0036-1587705

Nisbett, R.E., Aronson, J., Blair, C., Dickens, W., Flynn, J. Halpern, D.E., Turkheimer, E. (2012): Intelligence: New Findings and Theoretical Developments. American Psychologist 47, 130–159

Norbury, C. (2011): Developmental Language Disorders: Overview. In: Howlin, P. A., Charman, T., Ghaziuddin, M. (Eds.): The SAGE Handbook of Developmental Disorders. SAGE Publications, Los Angeles, 329–348

Norbury, C.F., Gooch, D., Wray, C., Baird, G., Charman, T., Simonoff, E., Vambakas, G., Pickles, A. (2016): The Impact of Nonverbal Ability on Prevalence and Clinical Presentation of Language Disorder: Evidence from a Population Study. Journal of Child Psychology and Psychiatry 57(11), 1247–1257

Norbury C.F., Sparks, A. (2013): Difference or Disorder? Cultural Issues in Understanding Neurodevelopmental Disorders. Developmental Psychology 49, 45–58 [PubMed: 22390668]

Oberman L.M. , Kaufmann, W.E. (2020): Autism Spectrum Disorder Versus Autism Spectrum Disorders: Terminology, Concepts, and Clinical Practice. Frontiers in Psychiatry 11, 484. doi: 10.3389/fpsyt.2020.00484

Odom, S.L., Horner, R.H., Snell, M.F., Blacher, J. (2007): The Construct of Developmental Disabilities. In: Odom, S.L., Horner, R.H., Snell, M.F., Blacher, J. (Eds.): Handbook of Developmental Disabilities. Guilford Press, New York, 3–14

Odom, S.L., Morin, K., Savage, M., Tomaszewski, B. (2019): Behavioral and Educational Interventions. In: Volkmar, F. R. (Ed.): Autism and Pervasive Developmental Disorders. Cambridge University Press, Cambridge, 176–190

Ogundele, M.O. (2018): Behavioural and Emotional Disorders in Childhood: A Brief Overview for Paediatricians. World Journal of Clinical Pediatrics 7(1), 9–26

Palm, S.M.E., Sawrikar, V., Schollar-Root, O., Moss, A., Hawes, D.J., Dadds, M.R. (2019): Parents' Spontaneous Attributions about their Problem Child: Associations with Parental Mental Health and Child Conduct Problems. Journal of Abnormal Child Psychology 47(9), 1455–1466

Paquet, A., Olliac, B., Golse, B., Vaivre-Douret, L. (2016): Current Knowledge on Motor Disorders in Children with Autism Spectrum Disorder (ASD). Child Neuropsychology 22, 763–794. doi: 10.1080/09297049.2015.1085501

Parisse, C., Maillart, C. (2009): Specific Language Impairment as Systemic Developmental Disorders. Journal of Neurolinguistics 22, 109–122

Parner, E.T., Schendel, D.E., Thorsen, P. (2008): Autism Prevalence Trends over Time in Denmark: Changes in Prevalence and Age at Diagnosis. Archives of Pediatrics & Adolescent Medicine 162(12), 1150–1156

Paterson, S.J., Parish-Morris, J., Hirsh-Pasek, K., Michnick Golinkoff, R. (2016): Considering Development in Developmental Disorders, Journal of Cognition and Development 17 (4), 568–583. doi: 10.1080/15248372.2016.1200047

Patterson, G.R. (2002): The Early Development of Coercive Family Process. In: Reid, J.B., Patterson, G.R., Snyder, J. (Eds.): Antisocial Behavior in Children and Adolescents: A Developmental Analysis and Model for Intervention. American Psychological Association, Washington, 25–44

Paul, R., Norbury, C., Gosse, C. (2018): Language Disorders from Infancy through Adolescence: Listening, Speaking, Reading, Writing, and Communicating (5th ed.). Elsevier/Mosby Maryland Heights MO

Perle, J.G. (2018): Rethinking 'Wait and See' Philosophies for Childhood Disruptive Behaviour: a Guide for Paediatric Medical Providers. Early Child Development and Care 189(13), 2085–2098. doi: 10.1080/03004430.2018.1438424

Petermann, F., Knievel, J., Tischler, L.(2010): Nichtsprachliche Lernstörungen, Hogrefe, Göttingen

Peters, S.U, Goddard-Finegold, J., Beaudet, A.L, Madduri, N., Turcich, M., Bacino, C.A. (2004): Cognitive and Adaptive Behavior Profiles of Children with Angelman Syndrome. American Journal of Medical Genetics A 128A(2), 110–113

Pietz J., Moog, U., Blank, R. (2015): Entwicklungsstörungen und Behinderungen. In: Hoffmann, G., Lentze, M., Spranger, J., Zepp, F. (Hrsg.): Pädiatrie. Springer Reference Medizin. Springer, Berlin, Heidelberg. doi: 10.1007/978-3-642-54671-6_27-1

Polatajko, H.J., Mandich, A.D., Miller, L., Macnab, J. (2001): Cognitive Orientation to Daily Occupational Performance, Part II: the Evidence. Physical and Occupational Therapies in Pediatrics 20(2/3), 83–106

Polyak, A., Kubina, R.M., Girirajan, S. (2015): Comorbidity of Intellectual Disability Confounds Ascertainment of Autism: Implications for Genetic Diagnosis. American Journal of Medical Genetics Part B 9999, 1–9

Posner, K., Melvin, G.A., Murray, D.W. et al. (2007): Clinical Presentation of ADHD in Preschool Children: Preschoolers with ADHD Treatment Study (PATS). Journal of Child and Adolescent Psychopharmacology 17, 547–562

Pottie, C., Ingram, K. (2008): Daily Stress, Coping, and Wellbeing in Parents of Children with Autism: a Multilevel Modeling Approach. Journal of Family Psychology 22, 855–864

Prelock, P.A., Hutchins, T., Glascoe, F.P. (2008): Speech-Language Impairment: How to Identify the Most Common and Least Diagnosed Disability of Childhood. The Medscape Journal of Medicine 10(6), 136, 1–19

Pretis, M. (2020): ICF-basiertes Arbeiten in der Frühförderung. 3. aktualisierte Auflage, Ernst Reinhardt, München

Quill, K. (1998): Developmental Supports to Enhance Social-Communication. Seminars in Speech and Language 19, 407–423

Rapin, I., Allen, D.A. (1983): Developmental Language Disorders: Nosologic Considerations. In: Kirk, U. (Ed.): Neuropsychology of Language, Reading, and Spelling. New York: Academic Press, 155–184

Reilly, C., Atkinson, P., Das, K.B., Chin, R.F., Aylett, S.E., Burch, V., Gillberg, C., Scott, R.C., Neville, B.G.R. (2015): Features of Developmental Coordination Disorder in Active Childhood Epilepsy: a Population-based Study. Developmental Medicine and Child Neurology 57, 829–834

Reiss, A.L. (2009): Childhood Developmental Disorders: an Academic and Clinical Convergence Point for Psychiatry. Neurology, Psychology and Pediatrics, Journal of Child Psychology and Psychiatry 50(1–2), 87–98

Remschmidt, H., Schmidt, M., Poustka, F. (2006): Multiaxiales Klassifikationsschema für psychische Störungen, nach ICD-10 der WHO. 5. Auflage Verlag Hans Huber, Bern

Rescorla, L. (2013): Late-Talking Toddlers. In: Rescorla, L., Dale, P.S. (Eds.): Late Talkers: Language Development, Interventions, and Outcomes. Brookes, Baltimore, MD, 219–240

Rescorla, L. (2011): Late Talkers: Do Good Predictors of Outcome Exist? Developmental Disabilities Research Reviews 17, 141–150. doi: 10.1002/ddrr.1108

Rescorla, L.A., Dale, P.S. (2013): (Eds.) Late Talkers: Language Development, Interventions and Outcomes. Paul H. Brookes, Baltimore

Rice, M.L. (2013): Language Growth and Genetics of Specific Language Impairment. International Journal of Speech-Language Pathology 15(3), 223–233

Rice, M.L., Hoffman L. (2015): Predicting Vocabulary Growth in Children with and without Specific Language Impairment (SLI): A Longitudinal Study from 2 1/2 to 21 Years of Age. Journal of Speech, Language and Hearing Research 58, 345–359

Rice, M., Tomblin, J., Hoffman, L., Richman, W., Marquis, J. (2004): Grammatical Tense Deficits in Children with SLI and Nonspecific Language Impairment. Journal of Speech, Language, and Hearing Research 47, 816–834. 10.1044/1092-4388(2004/061)

Riddle, M.A., Yershova K., Lazzaretto D. et al. (2013): The Preschool Attention-deficit/hyperactivity Disorder Treatment Study (PATS) 6-year Follow-up, Journal of the American Academy of Child and Adolescent Psychiatry 52 (3), 264–278

Rietman, A.B., Oostenbrink, R., Bongers, S., Gaukema, E., Abeelen, S., Hendriksen, J., Looman, C., de Nijs, P., de Wit, M.C. (2017): Motor Problems in Children with Neurofibromatosis type 1. Journal of Neurodevelopmental Disorders 9,19, 2–10. doi: 10.1186/s11689-017-9198-5

Riou, E.M., Ghosh, S., Francoeur, E., Shevell, M.I. (2009): Global Developmental Delay and its Relationship to Cognitive Skills. Developmental Medicine and Child Neurology 51, 600–606. doi: 10.1111/j.1469-8749.2008.03197.x

Rivard, M., Terroux, A., Parent-Boursier, C., Mercier, C. (2014): Determinants of Stress in Parents of Children with Autism Spectrum Disorders. Journal of Autism and Developmental Disorders 44(7), 1609–1620

Robert, C., Pasquier, L., Cohen, D., Fradin, M., Canitano, R., Damaj, L., Odent, S., Tordjman, S. (2017): Role of Genetics in the Etiology of Autistic Spectrum Disorder: Towards a Hierarchical Diagnostic Strategy. International Journal of Molecular Sciences 18(3), 618–648. doi: 10.3390/ijms18030618

Roberts, J.E., McCary, L.M., Shinkareva, S.V. et al. (2016): Infant Development in Fragile X Syndrome: Cross-Syndrome Comparisons. Journal of Autism and Developmental Disorders 46, 2088–2099. doi: 10.1007/s10803-016-2737-1

Rodgers, M., Marshall, D., Simmonds, M., Le Couteur, A., Biswas, M., Wright, K., Rai, D., Palmer, S., Stewart, L., Hodgson, R. (2020): Interventions Based on Early Intensive Applied Behaviour Analysis for Autistic Children: a Systematic Review and Cost-effectiveness Analysis. Health Technology Assessment 24(35), 1–306

Rogers, S.J. (2004): Developmental Regression in Autism Spectrum Disorders. Mental Retardation and Developmental Disability Research Review 10, 139–143

Romski, M., Sevcik, R.A. (2005): Augmentative Communication and Early Intervention: Myths and Realities. Infants and Young Children 18, 174–185

Rosenbaum, S., Simon. P. (2016): Speech and Language Disorders in Children: Implications for the Social Security Administration's Supplemental Security Income Program. National Academic Press, Washington. D.C.

Rourke, B.P. (1995): Syndrome of Nonverbal Learning Disabilities: Neurodevelopmental Manifestations. Guilford Press, New York

Rourke, B.P., Tsatsanis, K.D. (1996): Syndrome of Nonverbal Learning Disabilities: Psycholinguistic Assets and Deficits. Topics in Language Disorders 16, 30–44

Rutter, M. (1982): Syndromes Attributed to "Minimal Brain Dysfunction" in Childhood. American Journal of Psychiatry 139, 21–33

Rutter, M., Andersen-Wood, L., Beckett, C., Bredenkamp, D., Castle, J., Groothues, C. et al. (1999): Quasi-autistic Patterns Following Severe Early Global Privation. Journal of Child Psychology and Psychiatry 40(4), 537–549

S1-Leitlinie AVWS (2019): Auditive Verarbeitungs- und Wahrnehmungsstörungen (AVWS), Herausgegeben von der Deutschen Gesellschaft für Phoniatrie und Pädaudiologie, AWMF-Register-Nr. 049–012

S2k Leitlinie (2017): Visuelle Wahrnehmungsstörungen. AWMF-Registernummer 022/020. In: https://register.awmf.org/de/leitlinien/detail/022-020, 02.07.2024

S2k Leitlinie (2013): Diagnostik von Sprachentwicklungsstörungen (SES) unter Berücksichtigung umschriebener Sprachentwicklungsstörungen (USES). AWMF-Register Nr. 049/006

S3-Leitlinie (2022): Therapie von Sprachentwicklungsstörungen Interdisziplinäre S3-Leitlinie. AWMF-Registernr.: 049-015, Stand 12-2022. In: https://register.awmf.org/de/leitlinien/detail/049-015, 02.07.2024

S3 Leitlinie (2017): Aufmerksamkeitsdefizit-/Hyperaktivitätsstörung (ADHS) im Kindes-, Jugend- und Erwachsenenalter. AWMF-Registernummer 028-045. In: https://register.awmf.org/de/leitlinien/detail/028-045, 02.07.2024

Sachse, S. (2015): Vorhersage der weiteren Entwicklung von Late-Talkern mit besonderer Berücksichtigung von deutschsprachigen Studien. In: Sachse, S. (Hrsg.): Handbuch Spracherwerb und Sprachentwicklungsstörungen. Elsevier, München, 119–128

Sacrey, L.A., Bennett, J.A., Zwaigenbaum, L. (2015): Early Infant Development and Intervention for Autism Spectrum Disorder. Journal of Child Neurology 30(14), 1921–1929. doi: 10.1177/0883073815601500

Sandbank, M., Bottema-Beutel, K., Crowley, S., Cassidy, M., Dunham, K., Feldman, J. I., Crank, J., Albarran, S. A., Raj, S., Mahbub, P., Woynaroski, T. G. (2020): Project AIM. Autism Intervention Meta-Analysis for Studies of Young Children. Psychological Bulletin 146 (1), 1–29. doi: 10.1037/bul0000215

Sanders, M.R. (1996): New Directions in Behavioural Family Intervention. In: Ollendick, T.H., Prinz, R.J. (Eds.): Advances in Clinical Child Psychology. Plenum Press, New York, 283–330

Sanders, M.R., Lawton, J.M. (1993): Discussing Assessment Findings with Families: A Guided Participation Model of Information Transfer. Child and Family Behavior Therapy 15, 5–35

Sanjeevan, T., Rosenbaum, D.A., Miller, C. et al. (2015): Motor Issues in Specific Language Impairment: a Window into the Underlying Impairment. Current Developmental Disorders Report 2, 228–236

Sansavini, A., Guarini, A., Caselli, M.C. (2011): Preterm Birth: Neuropsychological Profiles and Atypical Developmental Pathways. Developmental Disabilities Research Reviews 17, 102–113

Sappok, T. (Hrsg.) (2018): Psychische Gesundheit bei Intellektueller Entwicklungsstörung: Ein Lehrbuch für die Praxis. Kohlhammer, Stuttgart

Sauer, S., Gutner, C., Farchione, T., Boettcher, H., Bullis, J., Barlow, D. (2016): Current Definitions of “Transdiagnostic” in Treatment Development: A Search for Consensus. Behavior Therapy 48, 128–138

Scharf, R.J., Scharf, G.J., Stroustrup, A. (2016): Developmental Milestones. Pediatrics in Review 37(1), 25 – 37

Scharfenaker, S., O'Connor, R., Stackhouse, T. et al. (2002): An Integrated Approach to Intervention. In: Hagerman, R.J., Hagerman, P.J.(Eds.): Fragile X Syndrome: Diagnosis, Treatment, and Research (3rd. ed.). Johns Hopkins University Press, Baltimore, 363 – 427

Scheithauer, H., Petermann, F. (1999): Zur Wirkungsweise von Risiko- und Schutzfaktoren in der Entwicklung von Kindern und Jugendlichen. Kindheit und Entwicklung 8 (1), 3 – 14

Schmid, R. G. (2022): Sozialpädiatrische Behandlung von Kindern und Jugendlichen (IVAN-II-Betaversion). Kinder- und Jugendarzt 53 (9), 565 – 576

Schmid, R., Hollmann, H., Kretzschmar, D. (2016): Qualität in der Sozialpädiatrie, Band 3, Bundesarbeitsgemeinschaft Sozialpädiatrischer Zentren, RS-Verlag Altötting

Schmitz, P., Fox, A.V. (2007): Sprachverstehenstest im Deutschen unter besonderer Berücksichtigung des TROG-D. Forum Logopädie 21 (4), 18 – 25

Schoemaker M.M., Smits-Engelsman B.C.M. (2005): Neuromotor Task Training: a New Approach to Treat Children with DCD. In: Sugden D.A., Chambers, M. (Eds.): Children with Developmental Coordination Disorder, Whurr, London, 212 – 227

Schopler, E., Mesibov, G.B., Hearsey, K. (1995): Structured teaching in the TEACCH System. In: Schopler, E., Mesibov, G. B. (Eds.): Learning and Cognition in Autism. Kluwer Academic / Plenum, New York, 243 – 267

Sharma, M., Purdy, S.C., Humburg, P. (2019): Cluster Analyses Reveals Subgroups of Children With Suspected Auditory Processing Disorders. Frontiers in Psychology 10, 2481, 1 – 14. doi: 10.3389 / fpsyg.2019.02481

Sheldrick, R.C., Maye, M.P., Carter, A.S. (2017): Age at First Identification of Autism Spectrum Disorder: an Analysis of two US Surveys. Journal of the American Academy of Child and Adolescence Psychiatry 56(4), 313 – 320

Sheridan, M.A., McLaughlin, K.A. (2016): Neurobiological Models of the Impact of Adversity on Education. Current Opinion in Behavioral Sciences 10, 108 – 113

Shevell, M., Ashwal, S., Donley, D., Flint, J., Gingold, M., Hirtz, D. et al. (2003): Practice Parameter: Evaluation of the Child with Global Developmental Delay: Report of the Quality Standards Subcommittee of the American Academy of Neurology and The Practice Committee of the Child Neurology Society. Neurology 60, 367 – 380

Shevell, M., Majnemer, A., Platt, R.W., Webster, R., Birnbaum R. (2005): Developmental and Functional Outcomes at School Age of Preschool Children with Global Developmental Delay. Journal of Child Neurology 20, 648 – 54

Shulman, C., Flores, H., Iarocci, G., Burack, J.A. (2011): Intellectual Disability: Concepts, Definitions, and Assessment. In: Howlin, P., Charman, T., Ghaziuddin, M. (Eds.): The Sage Handbook of Developmental Disorders. Sage Publications, London, 365 – 384

Shulman, B. (2018): Pediatric Speech and Language: Perspectives on Interprofessional Practice, An Issue of Pediatric Clinics of North America. Volume 65-1, 1st Edition, Elsevier, New York

Siegmüller, J. (2015): Im Auge des Betrachters: Leitsymptome der Sprachentwicklungsstörung, In: Fox-Boyer, A. (Hrsg.) Handbuch Spracherwerb und Sprachentwicklungsstörungen, Elsevier, Urban & Fischer, München, 117 – 136

Siller, M., Hutman, T., Sigman, M. (2013): A Parent-mediated Intervention to Increase Responsive Parental Behaviors and Child Communication in Children with ASD: A Randomized Clinical Trial. Journal of Autism and Developmental Disorders 43(3), 540–555. doi: 10.1007/s10803 012 1584y

Silver, R.B., Newland, R.P., Hartz, K. et al. (2017): Integrating Early Childhood Screening in Pediatrics: A Longitudinal Qualitative Study of Barriers and Facilitators. Clinical Practice in Pediatric Psychology 5(4), 426–440

Siu, A.L. (2015): Screening for Speech and Language Delay and Disorders in Children Aged 5 Years or Younger: US Preventive Services Task Force Recommendation Statement. Pediatrics 136(2), e474-e481. doi: 10.1542/peds.2015-1711

Smits-Engelsman, B., Vinçon, S., Blank, R., Quadrado, V.H., Polatajko, H., Wilson, P.H. (2018): Evaluating the Evidence for Motor-based Interventions in Developmental Coordination Disorder: A Systematic Review and Meta-analysis. Research in Developmental Disabilities 74, 72–102. doi: 10.1016/j.ridd.2018.01.002

Snyder, J., Patterson, G.R. (1986): The Effects of Consequences on Patterns of Social Interaction: A Quasi-experimental Approach to Reinforcement in Natural Interaction. Child Development 57, 1257–1268

Sokolova, E., Oerlemans, A.M., Rommelse, N.N., Groot, P., Hartman, C.A., Glennon, J.C., Claassen, T., Heskes, T., Buitelaar, J.K. (2017): A Causal and Mediation Analysis of the Comorbidity Between Attention Deficit Hyperactivity Disorder (ADHD) and Autism Spectrum Disorder (ASD). Journal of Autism and Developmental Disorders 47(6), 1595–1604

Sonuga-Barke, E.J. (2003): The Dual Pathway Model of AD/HD: an Elaboration of Neurodevelopmental Characteristics. Neuroscience Biobehavioral Review 27(7), 593–604. doi: 10.1016/j.neubiorev.2003.08.005

Sonuga-Barke, E.J., Halperin, J.M. (2010): Developmental Phenotypes and Causal Pathways in Attention deficit/Hyperactivity Disorder: Potential Targets for Early Intervention? Journal of Child Psychology and Psychiatry 51, 368–389

Straßburg, H.M., Dacheneder, W., Kreß, W. (2018): Entwicklungsstörungen bei Kindern. Praxisleitfaden für die interdisziplinäre Betreuung. Urban & Fischer in Elsevier, München, 6. Auflage

Suchodoletz, W. v., Sachse, S. (2013): Sprachentwicklung von der U7 bis zur U7a bei Kindern mit und ohne Sprachentwicklungsverzögerungen. Klinische Pädiatrie 225, 194–200

Sugden, D.A., Chambers, M.E. (2005): Models of Intervention: Towards an Eco-developmental Approach. In: Sugden, D.A., Chambers, M.E.(Eds.): Children With Developmental Coordination Disorders. Whurr, London, 189–211

Systad, S., Bjørnvold, M., Sørensen, C., Lyster, S.-A. (2019): The Value of Electroencephalogram in Assessing Children With Speech and Language Impairments. Journal of Speech, Language and Hearing Research 62, 1–16

Tait, K. (2017): The First 2 Years of Life: A Developmental Psychology Orientation to Child Development and Play. In: Lynch, S., Pike, D., Beckett, C. (2017): Multidisciplinary Perspectives on Play from Birth and Beyond, Springer Nature, Singapore, 39–59

Talbott, M. R., Miller, M. A. (2020): Future Directions for Infant Identification and Intervention for Autism Spectrum Disorder from a Transdiagnostic Perspective. Journal of Clinical Child and Adolescence Psychology 49 (5), 688–700. doi: 10.1080%2F15374416.2020.1790382

Tamplain, P., Webster, E., Brian, A., Valentini, N. (2019): Assessment of Motor Development in Childhood: Contemporary Issues, Considerations, and Future Directions. Journal of Motor Learning and Development 8, 1–19

Teicher, M.H., Samson, J.A. (2016): Annual Research Review: Enduring Neurobiological Effects of Childhood Abuse and Neglect. Journal of Child Psychology and Psychiatry 57, 241–266

Thal, D.J., Marchman, V.A., Tomblin, J.B. (2013): Late-talking Toddlers: Characterization and Prediction of Continued Delay. In: Rescorla, L.A., Dale, P.S. (Eds.): Late Talkers: Language development, Interventions, and Outcomes. Paul H Brookes, Baltimore, 169–201

Thapar, A., Cooper, M. (2016): Attention Deficit Hyperactivity Disorder. Lancet 387, 1240–1250

Thomas, M.S.C. (2005): Constraints on Language Development: Insights from Developmental Disorders. In: Fletcher, P., Miller, J. (Eds.): Language disorders and developmental theory. John Benjamins, Amsterdam, 11–34

Thomas, M., Karmiloff-Smith, A. (2002): Are Developmental Disorders like Cases of Adult Brain Damage? Implications from Connectionist Modelling. Behavior and Brain Sciences 25(6), 727–787. doi: 10.1017/s0140525x02000134

Thomas, M.S.C., Ojinaga Alfageme, O., D'Souza, H., Prachi A. Patkee, Rutherford, M.A, Mok, K.Y., Hardy, J., Karmiloff-Smith, A. (2020): A Multi-level Developmental Approach to Exploring Individual Differences in Down Syndrome: Genes, Brain, Behaviour, and Environment. Research in Developmental Disabilities 104, 1–18

Thompson, R. A., Simpson, J. A., Berlin, L. J. (2022): Taking Perspective on Attachment Theory and Research. Nine Fundamental Questions. Attachment and Human Development 24 (5), 543–560. In: 10.1080/14616734.2022.2030132

Thurm, A., Farmer, C., Salzman, E., Lord, C., Bishop, S. (2019): State of the Field: Differentiating Intellectual Disability From Autism Spectrum Disorder. Frontiers in Psychiatry 10, 526, 1–10 doi: 10.3389/fpsyt.2019.00526

Tirosh, E. , Jaffe, M. (2011): Global Developmental Delay and Mental Retardation – A Pediatric Perspective. Developmental Disabilities Research Review 17, 85–92. doi: 10.1002/ddrr.1103

Tomas, E., Vissers, C. (2019): Behind the Scenes of Developmental Language Disorder: Time to Call Neuropsychology Back on Stage. Frontiers in Human Neuroscience 12, 517, 1–10. doi: 10.3389/fnhum.2018.00517

Tomblin, J.B., Mueller, K.L. (2012): How Can the Comorbidity with ADHD Aid Understanding of Language and Speech Disorders? Topics in Language Disorders 32(3), 198–206

Tomblin, J.B., Records, N.L., Buckwalter, P., Zhang, X., Smith, E., O'Brien, M. (1997): Prevalence of Specific Language Impairment in Kindergarten Children. Journal of Speech, Language and Hearing Research 40, 1245–1260

Tomlin, D., Dillon, H., Sharma, M., Rance, G. (2015): The Impact of Auditory Processing and Cognitive Abilities in Children. Ear and Hearing 36,527–542. doi: 10.1097/AUD.0000000000000172

Trivette, C.M., Dunst, C.J., Hamby, D.W. (2010): Influences of Family-systems Intervention Practices on Parent-child Interactions and Child Development. Topics in Early Childhood Special Education 30, 3–19

Tuchman, R., Alessandri, M., Cuccaro, M. (2010): Autism Spectrum Disorders and Epilepsy: Moving Towards a Comprehensive Approach to Treatment. Brain & Development 32(9), 719–730

Udwin, O., Yule, W. (1990): Expressive Language of Children with Williams Syndrome. American Journal of Medical Genetics Supplement 6, 108–114

Ukoumunne, O.C., Wake, M., Carlin J., Bavin, E.L., Lum, J., Skeat, J., Williams, J., Conway, L., Cini, E., Reilly, S. (2011): Profiles of Language Development in Pre-school Children: A Longitudinal Latent Class Analysis of Data from the Early Language in Victoria Study. Child: Care, Health and Development 38(3), 341–349 [PubMed: 21434972]

Vaivre-Douret, L. , Lalanne, C. (2019): Specific Impairments and Predictive Markers for Developmental Coordination Disorder Subtypes in Children: The Importance of Multidimensional Developmental Assessments in Cluster Analysis Journal of Translational Science 5(3), 1–13

Van Karnebeek, C.D., Scheper, Y., Abeling, N.G., Alders, M., Barth, P.G., Hoovers, J.M., Koevoets, C., Wanders, R.J., Hennekam, R.C. (2005): Etiology of Mental Retardation in Children Referred to a Tertiary Care Center: A Prospective Study. American Journal of Mental Retardation 110, 253–267

Voigt, F. (2024): Frühdiagnostik und Frühtherapie bei Autismus-Spektrum-Störungen. 2., überarb. Aufl. Ernst Reinhardt Verlag, München

Voigt, F. (2020): Diagnostik und Behandlung von Autismus-Spektrum-Störungen im sozialpädiatrischen Zentrum. In: Mall, V., Voigt, F., Jung, N. (Hrsg.): Sozialpädiatrie: State of the art und Zukunftsperspektiven, Römhild, Lübeck, 58–74

Voigt, F. (2018): Entwicklungsdiagnostik und Behandlungsplanung bei Sprachentwicklungsstörungen im Vorschulalter. In: Mall, V., Voigt, F., Jung, N. (Hrsg.): Sprache, Kommunikation und Musik: Aktuelle Beiträge zur Diagnostik und Therapie, Schmidt-Römhild, Lübeck, 87–111

Voigt, F. (2017): Nachsorge und prospektive Entwicklungsplanung bei globalen Entwicklungsstörungen. In: Mall, V., Voigt, F., Jung, N. (Hrsg.): Entwicklungsstörungen und chronische Erkrankungen, Aktuelle Fragen der Sozialpädiatrie Band 2, Schmidt-Römhild, Lübeck, 61–71

Voigt, R.G., Barbaresi, W.J., Colligan, R.C., Weaver, A.L., Katusic, S.K. (2006): Developmental Dissociation, Deviance, and Delay: Occurrence of Attention-deficit-hyperactivity Disorder in Individuals with and without Borderline-to-mild Intellectual Disability. Developmental Medicine and Child Neurology 48, 831–835. doi: 10.1111/j.1469-8749.2006.tb01231.x

Voigt, R.G. (2018): Making Developmental-behavioral Diagnosis. In: Voigt, R., Macias, M.M., Myers, S.M., Tapia, C.D. (Eds.): Developmental-behavioral Pediatrics. American Academy of Pediatrics, Itaka, Illinois, 187–222

Volkmar, F.R. (Ed.) (2019): Autism and Pervasive Developmental Disorders. Cambridge University Press, Cambridge

Von Stumm, S., Plomin, R. (2015): Socioeconomic Status and the Growth of Intelligence from Infancy through Adolescence. Intelligence 48, 30–36

Vuolo, J., Goffman, L., Zelaznik, H.N. (2017): Deficits in Coordinative Bimanual Timing Precision in Children with Specific Language Impairment. Journal of Speech, Language, and Hearing Research 60, 393–405

Wakschlag, L.S., Briggs-Gowan, M.J., Choi, S.W., Nichols, S.R., Kestler, J., Burns, J.L., Carter, A.S., Henry, D. (2014): Advancing a Multidimensional, Developmental Spectrum Approach to Preschool Disruptive Behavior. Journal of the American Academy of Child and Adolescence Psychiatry 53(1), 82–96. doi: 10.1016/j.jaac.2013.10.011

Wakschlag, L.S., Roberts, M., Flynn, R., Marino, B., Norton, E., Davis, M. (2019): Future Directions for Advancing Earlier Identification and Prevention of Mental Disorders: A "Mental Health, Earlier" Framework. Journal of Clinical Child and Adolescent Psychology 48(3), 539–554. doi: 10.1080/15374416.2018.1561296

Wakschlag, L.S., Tolan, P.H., Leventhal, B.L. (2010): Research Review: 'Ain't misbehavin': Towards a Developmentally-Specified Nosology for Preschool Disruptive Behavior. Journal of Child Psychology and Psychiatry 51(1), 3–22. doi: 10.1111/j.1469-7610.2009.02184.x

Warren, S.F., Brady, N., Fleming, K.K., Hahn, L.J. (2017): The Longitudinal Effects of Parenting on Adaptive Behavior in Children with Fragile X Syndrome. Journal of Autism and Developmental Disorders 47(3), 768–784. doi: 10.1007/s10803-016-2999-7

Weihing, J., Chermak, G.D., Musiek, F.E. (2015): Auditory Training for Central Auditory Processing Disorder. Seminars in Hearing 36(4), 199–215. doi: 10.1055/s-0035-1564458

Weiss, C.E., Lillywhite, H.S. (1981): Communicative Disorders: Prevention and Early Intervention. Mosby, New York

Weisz, J.R., Yeates, K.O. (1981): Cognitive Development in Retarded and Nonretarded Persons: Piagetian Tests of the Similar Structure Hypothesis. Psychological Bulletin 90(1), 153–178

Weisz, J.R., Zigler, E. (1979): Cognitive Development in Retarded and Nonretarded Persons: Piagetian Tests of the Similar Sequence Hypothesis. Psychological Bulletin 86(4), 831–851

Wendlandt, W. (2016): Sprachstörungen im Kindesalter: Materialien zur Früherkennung und Beratung (Forum Logopädie). 8. Aufl. Thieme, Stuttgart

Wessel, L. E., Gao, F., Gutmann, D. H., Dunn, C. M. (2013): Longitudinal Analysis of Developmental Delays in Children with Neurofibromatosis Type 1. Journal of Child Neurology 28 (12), 1689–1693. doi: 10.1177/0883073812462885

Wetherby, A., Woods, J. (2008): Developmental Approaches to Treatment. In: Chawarska, K., Klin, A., Volkmar, F.R. (Eds.): Autism Spectrum Disorders in Infants and Toddlers. Guilford Press, New York, N.Y., 170–206

World Health Organization (WHO) (2024): Clinical Descriptions and Diagnostic Requirements for ICD-11 Mental, Behavioural and Neurodevelopmental Disorders. World Health Organization, Genua. In: https://www.who.int/publications/i/item/9789240077263, 02.07.2024

Wichstrøm, L., Berg-Nielsen, T.S., Angold, A., Egger, H.L., Solheim, E., Sveen, T.H. (2012): Prevalence of Psychiatric Disorders in Preschoolers. J Child Psychol Psychiatry 53(6):695–705

Williams, C.A. (2010): The Behavioral Phenotype of the Angelman Syndrome. American Journal of Medical Genetics C Seminars in Medical Genetics 15, 154c(4), 432–437

Williams, D.M., Lind, S.E. (2013): Comorbidity and Diagnosis of Developmental Disorders. In: Marshall, C.R. (Ed.): Current Issues in Developmental Disorders. Psychology Press, London, 19–48

Williams, J., Lee, K.J., Anderson, P.J. (2010): Prevalence of Motor-skill Impairment in Preterm Children Who do not Develop Cerebral Palsy: a Systematic Review. Developmental Medicine and Child Neurology 52(3), 232–237 doi: 10.1111/j.1469-8749.2009.03544.x

Wishart, J. (1993): Learning the Hard Way: Avoidance Strategies in Young Children with Down's Syndrome. Down Syndrome Research and Practice 1, 47–55

Young, G. (2019): Causality and Development: Neo-Eriksonian Perspectives. Springer, New York

Zablotsky, B., Black, L.I., Maenner, M.J., Schieve, L.A., Danielson, M.L., Bitsko, R.H., Blumberg, S.J., Kogan, M.D., Boyle, C.A. (2019): Prevalence and Trends of Developmental Disabilities among Children in the US: 2009–2017. Pediatrics 144(4):e20190811

Zablotsky, B., Ng, A. E., Black, L. I., Blumberg, S. J. (2023): Diagnosed Developmental Disabilities in Children Aged 3–17 Years: United States, 2019–2021. NCHS Data Brief (473), 1–8

Zeanah, C.H., Gleason, M.M. (2015): Annual research review: Attachment Disorders in Early Childhood-Clinical Presentation- Causes, Correlates, and Treatment. Journal of Child Psychology and Psychiatry 56(3), 207–222. doi: 10.1111/jcpp.12347

Zeschitz, M., Ennöckl, M. (2020): Visuelle Wahrnehmung, Veni – vidi – vici, In: Pletschko, T., Leiss, U., Pal-Handl, K., Proksch, K., Weiler-Wichtl, L. (Hrsg.): Neuropsychologische Therapie bei Kindern und Jugendlichen, Springer, Heidelberg, 153–170

Zhang, X., Tomblin, J.B. (2000): The Association of Intervention Receipt with Speech-Language Profiles and Social-Demographic Variables. American Journal of Speech-Language Pathology 9, 345–357

Zihl, J. (2014): Perceptual Disorders. In: Ochsner, K.N., Kosslyn, S.M. (Eds.): Oxford Library of Psychology. The Oxford Handbook of Cognitive Neuroscience Vol. 1. Core topics. Oxford University Press, Oxford, 193–211

Zihl, J., Dutton, G.N. (2014) : Cerebral Visual Impairment in Children: Visuoperceptive and Visuocognitive Disorders, Springer, New York

Zwaigenbaum, L., Bauman, M.L., Stone, W.L. et al. (2015): Early Identification of Autism Spectrum Disorder: Recommendations for Practice and Research. Pediatrics 136 (suppl X) S10–S40

Register